全国中医药行业高等教育“十三五”创新教材

躯体解剖学

（供中医学、针灸推拿学、针刀医学、康复治疗学等专业用）

主编　邵水金

主审　严振国

中国中医药出版社

·北京·

图书在版编目（CIP）数据

躯体解剖学 / 邵水金主编 .—北京：中国中医药出版社，2017.2
全国中医药行业高等教育“十三五”创新教材
ISBN 978－7－5132－3933－2

Ⅰ.①躯…　Ⅱ.①邵…　Ⅲ.①人体解剖学－中医药院校－教材　Ⅳ.①R322

中国版本图书馆 CIP 数据核字（2016）第 317824 号

中国中医药出版社出版
北京市朝阳区北三环东路 28 号易亨大厦 16 层
邮政编码　100013
传真　010 64405750
保定市中画美凯印刷有限公司印刷
各地新华书店经销

开本 787 × 1092　1/16　印张 17　字数 382 千字
2017 年 2 月第 1 版　2017 年 2 月第 1 次印刷
书号　ISBN 978－7－5132－3933－2

定价　50.00 元
网址　www.cptcm.com

社长热线　010 64405720
购书热线　010 64065415　010 64065413
微信服务号　zgzyycbs

书店网址　csln.net/qksd/
官方微博　http：//e.weibo.com/cptcm

淘宝天猫网址　http：//zgzyycbs.tmall.com

全国中医药行业高等教育“十三五”创新教材

《躯体解剖学》编委会名单

主　编　邵水金

副主编　陶善平　宣守松　胡发辉　罗永宝　陆　卫　卢寿如

编　委（以姓氏笔画为序）

丁金磊　王诗云　王焱林　朱　晶　刘伙生　刘美玲
刘煜棠　牟芳芳　杨镇升　邴兴红　何天峰　宋银花
张黎声　国海东　周丽艳　赵海龙　郝　莉　段希栋
郭春霞　崔涛涛　曾昭强　褚晓彦

主　审　严振国

编写说明

《躯体解剖学》是全国中医药行业高等教育"十三五"创新教材。在20余年教学过程中，本人深深体会到针灸、推拿、针刀、骨伤、康复与解剖的关系尤为密切，而医学院校所讲授的系统解剖学和局部解剖学知识不能完全满足临床需要，因此利用自己在大学和研究生期间所学的中医、针灸、中西医结合等专业知识，并结合解剖教学经验，编写了本创新教材。该教材是以上海市重点图书《实用躯体解剖学》(邵水金主编，上海科学技术文献出版社，2006年12月)为蓝本进行重新编写而成的，为上海中医药大学"严振国名师工作室"研究项目，供中医学、针灸推拿学、针刀医学和康复治疗学等专业用。

《躯体解剖学》是集大体解剖、微观解剖、表面解剖、立体解剖等为一体的，以四肢、头颈、胸腹壁等解剖为主要内容的一门创新解剖学教材。针灸、推拿、针刀、骨伤、康复5门学科与解剖关系尤其密切，同属于精密的体外操作的外治疗法，为了操作得以顺利进行，减少对组织和脏器的损伤，必须掌握好躯体解剖学知识，特别是要掌握好大体解剖、微观解剖、立体解剖、表面解剖等知识，只有这样，临床治疗时才能做到心中有数，才能取得良好的治疗效果，才能有效地避免意外事故的发生。

人体解剖学是研究正常人体形态结构的一门学科，属于生物学中的形态学范畴。根据叙述的方法和研究内容的范围不同，又可将人体解剖学分为大体解剖学、微观解剖学、系统解剖学、局部解剖学、躯体解剖学、内脏解剖学、表面解剖学、动态解剖学、影像解剖学、运动解剖学、腧穴解剖学等不同的门类。**大体解剖学**是用刀剖割和肉眼观察来研究人体形态结构为主要内容的解剖学，一般又分为系统解剖学和局部解剖学。**微观解剖学**是与大体解剖学相对应的，是研究人体组织结构中那些精细入微部分的解剖学，如肌肉的起止点、深筋膜、滑膜囊等。**系统解剖学**是按照人体九大系统来叙述各器官的形态结构的解剖学。**局部解剖学**即立体解剖学，是与系统解剖学相对应的，是按照人体各个局部来叙述各器官结构的层次排列、毗邻关系、血液供应、神经支配等内容的解剖学。**躯体解剖学**是以四肢、头颈、胸腹壁等解剖为主要内容的解剖学。**内脏解剖学**是与躯体解剖学相对应的，是以胸腹腔内脏器官的解剖为主要内容的解剖学。**表面解剖学**是指血管、神经、内脏重要器官的体表投影以及骨、肌和皮肤的体表标志的解剖学。**动态解剖学**是研究非标准体位下，体表与内部的解剖结构位置改变关系的解剖学。**影像解剖学**是应用X线、CT、MRI、超声等来显示人体的某些局部结构内容的解剖学。**运动解剖学**是研究体育运动对形态结构产生的影响和发展规律，探索人体机械运动与体育动作关系的解剖学。**腧穴解剖学**是研究腧穴的层次结构、毗邻结构以及针刺意外与预防的解剖学。

针灸学是中医学的重要组成部分，是运用针刺、艾灸等手段作用于人体腧穴，达到防治疾病的一种外治方法。腧穴的定位多数利用解剖标志进行量取，针刺腧穴同样离不开解剖知识，否则可能会引起意外事故，如出现气胸、血肿或损伤脊髓、延髓、心、肝、脾、肾等重要脏器。**推拿学**是通过推拿手法作用于人体体表的特定部位或腧穴，达到防治疾病的一种外治方法。为了取得推拿疗效，有时使用手法时必须作用于肌腱起止点，有时必须顺着肌肉走行方向操作，有时必须横行弹拨肌腱，有时必须被动运动关节，操作这类手法就一定要掌握好相关的解剖知识，否则可能会引起关节错位或脱位、肌肉拉伤、骨折等意外事故发生。**针刀医学**是采用刀口仅为0.8 mm宽的针刀针刺入人体，并根据需要进行切开、割断、铲剥、分离等操作手法，达到防治疾病的一种外治方法。针刀疗法属于闭合性手术，比开放性手术要求高，在针刀刺入皮肤后，避免损伤重要血管、神经、脏器或脊髓、脑等组织，这就要求医生必须掌握血管神经的走行及其体表投影，注意针刺方向、角度和深度。**骨伤科学**是通过骨折复位手法、脱位复位手法、理筋手法、药物等治疗手段，防治骨关节病及软组织损伤疾病的一门学科。骨伤科在骨关节检查、神经功能检查、关节镜检查、影像学检查以及各种手法的实施方面均离不开解剖学知识，尤其与骨学、关节学、肌学和周围神经关系密切，否则可能会出现诊断疾病有误或者治疗无效，甚至出现意外事故。**康复治疗学**是医学的一个重要分支，是促进病、伤、残者康复的医学。在康复诊断和康复治疗方面，解剖学知识显得尤其重要，运动功能评定和运动功能训练与骨学、关节学、肌学关系密切。康复治疗学的工作方法是由多学科专业人员组成协作组进行的。协作组由康复医师、物理治疗师、作业治疗师、言语治疗师、义肢及矫形器师、心理治疗师、康复护师、医学社会工作者、职业咨询师、中医师、针灸师、按摩师等组成。上述5种疗法同属于外治疗法，均能治疗骨关节病、慢性疾病、软组织损伤等疾病，在诊断和治疗方面均需要躯体解剖学知识，而本教材恰好是为针灸、推拿、针刀、骨伤、康复等专业设置和服务的。

本教材在编写思路上，保持了本学科知识的系统性和完整性，体现了基础教材的科学性和先进性。在编写过程中，力求做到语句精练、层次分明、重点突出、通俗易懂，注意体现特色，密切联系临床，读者面广，具有很强的实用价值。本教材编写和审定过程中，得到了中国中医药出版社单宝枝编审的大力支持，得到了上海中医药大学严振国终身教授的细心审阅，在此一并致以真诚的谢意！由于我们的水平有限，不足之处在所难免，希望在本教材使用过程中能得到相关专业广大师生、临床医师等读者的批评指正，以便再版时修正。

上海中医药大学
邵水金
2016年12月

目　录

绪　论

针灸、针刀、推拿、康复等疗法在临床操作时，需要借助毫针、针刀或直接用手等作用于患者身体施行治疗，尽管这些疗法本身是安全的，但如果医生掌握不当，就可能发生意外事故，轻者可能造成患者一时痛苦，重者则可能导致脏器严重损伤，甚至死亡。因此，掌握人体解剖结构显得尤其重要，特别是针刺操作时，一定要熟悉人体由浅入深的层次结构，有利于提高临床疗效和避免意外事故。人体由浅入深的层次结构主要有皮肤、皮下组织、深筋膜和肌肉等，在皮下至肌肉中还分布有大量血管、淋巴管、神经及神经末梢等结构。

一、皮肤

皮肤被覆于身体表面，在口、鼻、肛门、尿道口及阴道口等处，皮肤移行于体内管腔黏膜。皮肤约占体重的8%，面积为1.2～2 m^2，新生儿约为0.21 m^2，是人体面积最大的器官。皮肤的厚度因个体、性别、年龄和部位不同而有所不同。据初步测定，我国男性皮肤厚度（不包括皮下组织）通常为0.4～5 mm。枕项部、背肩部和臀部皮肤都较厚，约为2.2 mm；臂内侧皮肤较薄，约为0.5 mm；在四肢通常是外侧较厚，内侧较薄；手掌和足跖部皮肤最厚。皮肤由表皮和真皮构成，具有屏障、保护、调节体温及感觉功能。此外，还有由表皮演化而成的附属器，如毛发、皮脂腺、汗腺和指（趾）甲等。

（一）表皮

表皮位于皮肤浅层，由角化的复层扁平上皮构成。其厚度随身体的部位而异，表皮的厚度一般为0.07～0.12 mm；在手掌、足跟最厚，为0.3～1.5 mm。表皮由深至浅可分为基底层、棘层、颗粒层、透明层和角质层5层（图0-1）。

1. **基底层**　位于表皮最深层，是一层低柱状或立方形细胞，称为基底细胞。基底细胞具有活跃的分裂增殖能力，新生细胞向浅层迁移，分化成表皮其余几层的细胞。

2. **棘层**　位于基底层上方，由4～10层多边形细胞组成。胞体较大，胞体向四周伸出许多细小的短棘，故称为棘细胞。

3. **颗粒层**　位于棘层上方，由3～5层梭形细胞组成。胞质内含有许多透明角质颗粒，细胞核和细胞器已退化。

4. **透明层**　位于颗粒层上方，由2～3层扁平细胞组成。细胞呈透明均质状，细胞界

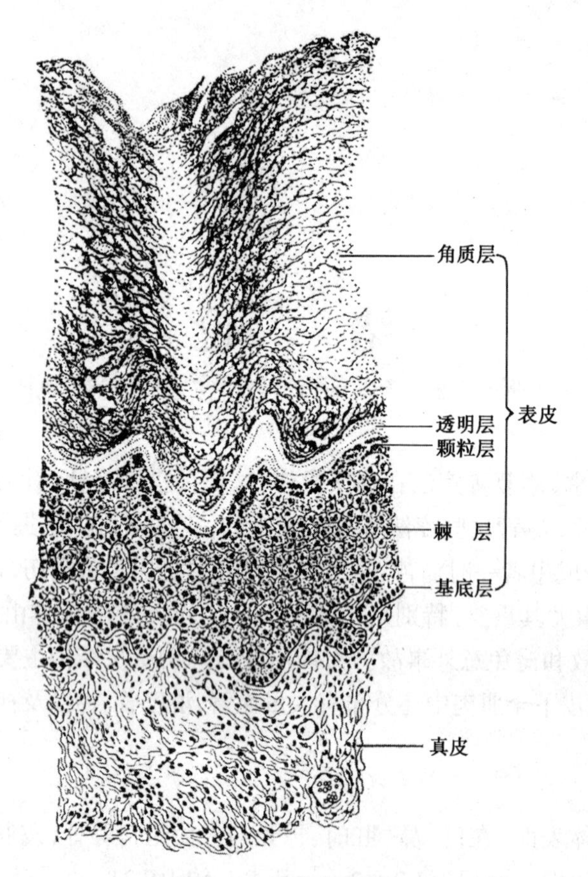

图0-1 手掌皮肤结构

限不清，细胞核和细胞器已消失。

5. *角质层* 位于表皮的最浅层，由多层扁平的角化细胞组成。这些细胞是完全角化的死细胞，无胞核和细胞器，胞质内充满角质蛋白。此层比较坚韧，对水、微生物、物理因素和酸碱等均有一定的防护作用。靠近表面的角化细胞之间连接松散，细胞常呈片脱落成为皮屑。

（二）真皮

真皮位于表皮下面，由胶原纤维、网状纤维、弹性纤维、细胞和基质构成，一般厚度1～2 mm。若真皮中弹性纤维和胶原纤维退化，真皮致密度和弹性就减弱，外在表现为表皮的舒展性和平整性也相应减退，使皮肤出现皱纹和松弛等一系列老化现象。真皮浅面与表皮牢固相连，深面与皮下组织相接，可分为乳头层和网织层。

1. *乳头层* 乳头层是与表皮相连的薄层结缔组织，向表皮底部突出，形成许多乳头状的突起，称为真皮乳头，它使连接面增大，连接紧密，有利于表皮从真皮的血管获取营养。乳头层毛细血管丰富，有许多游离神经末梢，在手指等触觉灵敏的部位常有触觉小体。

2. *网织层* 在乳头层下方，较厚，为真皮的主要部分，与乳头层无明显的分界。网织层由致密结缔组织组成，胶原纤维粗大，交织成网，还有许多弹性纤维，使皮肤有较大的韧性和弹性。此层有许多血管、淋巴管和神经，毛囊、皮脂腺和汗腺也多在此层，还可见环层小体。

二、皮下组织

皮下组织又称**浅筋膜**、**皮下筋膜**，由疏松结缔组织和脂肪组织组成，内有浅静脉、浅动脉、皮神经、浅淋巴管等结构。皮下组织将皮肤与深部的组织连接在一起，使皮肤有一定的可动性。皮下组织的厚度因个体、性别、年龄、部位以及营养状况不同有较大的差别。血管、淋巴管和神经通过皮下组织分布到皮肤，皮肤的毛囊和汗腺也常延伸到此层组织中。人体某些部位皮下组织内缺乏脂肪，如眼睑、耳郭。某些部位的皮下组织分浅深两层：浅层含脂肪较多；深层呈膜状，一般不含脂肪而含有较多弹性组织，如下腹部、阴茎和会阴部。皮下组织有维持体温和保护深部结构的作用。临床皮下注射，即将药液注入此层内。

（一）疏松结缔组织

疏松结缔组织又称**蜂窝组织**，它广泛分布于人体器官、组织和细胞之间，具有连接、营养、防御、保护、修复等作用。疏松结缔组织由细胞、纤维和基质等成分构成，其特点是细胞和纤维的含量较少，排列稀疏，而基质的含量较多（图0-2）。

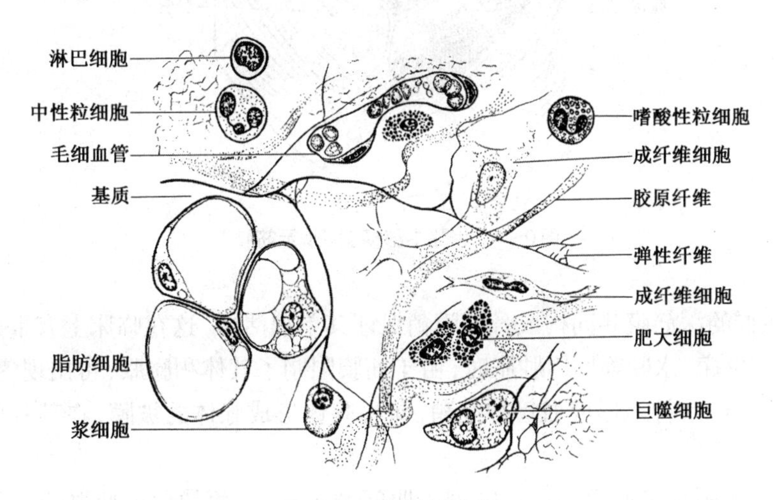

图0-2　疏松结缔组织

（二）脂肪组织

脂肪组织主要由大量密集的脂肪细胞构成，被少量的疏松结缔组织分隔成许多脂肪小叶（图0-3）。主要分布于皮下、肾周围、网膜、系膜和黄骨髓等处，具有贮存脂肪、支持、保护、缓冲机械压力、维持体温和参与脂肪代谢等功能。

三、深筋膜

深筋膜又称**固有筋膜**，位于浅筋膜深面，由致密结缔组织构成，包被体壁、四肢肌和血管神经等。深筋膜与肌的关系非常密切，随肌的分层而分层。在四肢，深筋膜伸入肌群之间，并附着于骨面，构成**肌间隔**（图0-4），将功能、发育过程和神经支配不同的肌群分隔开

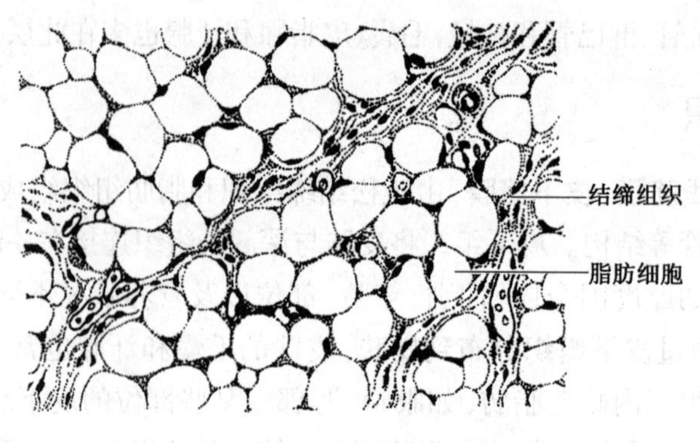

图0-3 脂肪组织

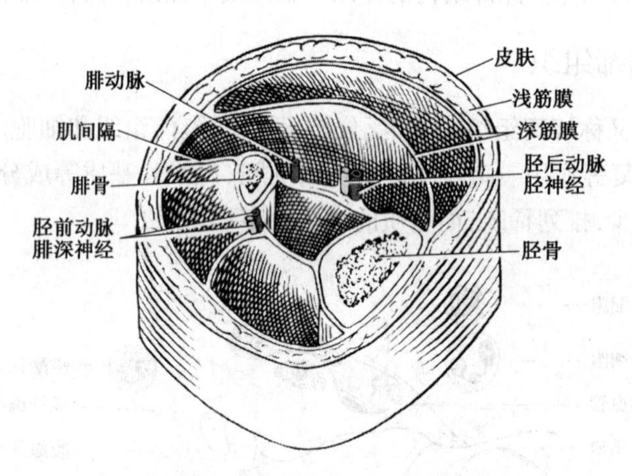

图0-4 小腿中部横切面(示筋膜)

来,与包绕肌群的深筋膜共同构成骨筋膜鞘保证其单独活动,这在临床上有重要意义。当一块肌肉由于炎症、水肿等原因肿胀时,由于筋膜限制了其体积膨胀,可出现疼痛。此外,深筋膜还包绕血管、神经形成**血管神经鞘**,包裹腺体形成腺体的**被膜**,在某些部位增厚形成**韧带**。

深筋膜的作用是多方面的:① 能减少肌间摩擦,保证每块肌或肌群能够单独地进行运动。② 在腕部和踝部,深筋膜显著增厚,形成**支持带**,对深面的肌腱起支持和约束作用。③ 可作为部分肌的附着点,以扩大肌的附着面积。④ 血管神经在深筋膜形成的筋膜鞘内走行,有利于血管扩张。在病理状态下,深筋膜有限制炎性分泌物扩散流动的作用,熟知深筋膜配布状况,还可推测炎性分泌物扩展蔓延的方向。

四、骨骼肌

骨骼肌分布于头颈、躯干和四肢,绝大多数借肌腱附着于骨骼上。关于骨骼肌的构造和形态、起止和作用等内容,详见第三章肌学。骨骼肌主要由肌纤维(肌细胞)组成,肌细胞呈细长圆柱状,长1~40 mm,直径10~100 μm。每个肌细胞内含有几十个甚至几百个细胞核,核呈扁椭圆形,位于肌膜下方。肌浆内含许多与肌纤维长轴平行排列的肌原纤维，呈细丝状，直径1～2 μm（图0-5）。

每条肌原纤维上都有明暗相间的条纹，称为**明带**（light band）和**暗带**（dark band）。相邻肌原纤维的明、暗带排列在同一平面上，使整个肌纤维呈现明暗相间的横纹。在暗带中间色淡的区域称为**H带**，在H带中央有一条深色的线称为**M线**，在明带中央有一条深色的线称为**Z线**。两个相邻Z线之间的一段肌原纤维称为一个**肌节**（图0-6）。每个肌节由1/2明带+1个暗带+1/2明带组成，它是骨骼肌纤维结构和功能的基本单位。骨骼肌的收缩是依据肌丝滑动原理进行的，收缩时，细肌丝滑入粗肌丝之间，明带和H带缩窄，暗带长度不变，肌节缩短，肌纤维收缩。

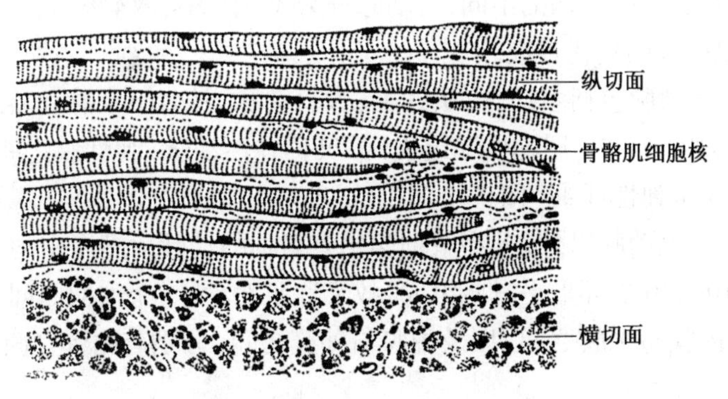

图0-5　骨骼肌纤维（纵、横切面）

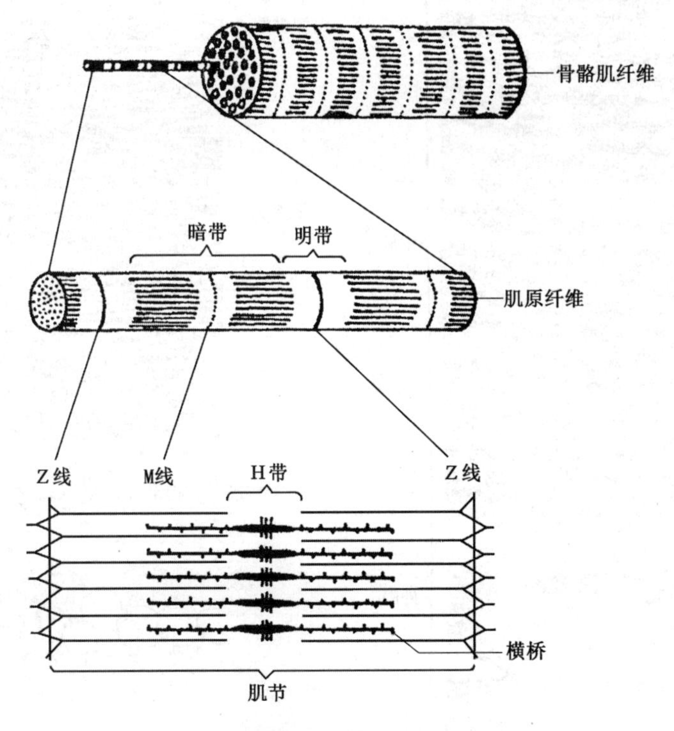

图0-6　骨骼肌结构模式图

五、血管和淋巴管

人体的血管和淋巴管都是循环系统的组成部分。循环系统是一套密闭而连续的管道系统，包括心血管系统和淋巴系统。心血管系统包括心、动脉、毛细血管和静脉。淋巴系统由淋巴管道、淋巴器官和淋巴组织组成。淋巴管道包括毛细淋巴管、淋巴管、淋巴干和淋巴导管。针刺过程中多涉及动脉、静脉、毛细血管、毛细淋巴管、淋巴管，除毛细血管和毛细淋巴管外，其余管壁从腔面向外依次分为内膜、中膜和外膜3层。

（一）动脉

根据管径大小和管壁结构的不同，将动脉分为大、中、小、微4级，它们之间没有明显的分界线，但其中以中膜的变化最大。

1. **大动脉** 大动脉包括主动脉、头臂干、颈总动脉、锁骨下动脉和髂总动脉等。主要特征是中膜最厚，由40～70层弹性膜组成，故又称弹性动脉，弹性膜之间有环形平滑肌、少量胶原纤维和大量弹性纤维（图0-7）。

2. **中动脉** 除大动脉以外，凡在解剖学中有名称的动脉大多属中动脉。主要特征是中膜比较厚，由10～40层环形平滑肌组成，故又称肌性动脉，平滑肌之间有一些弹性纤维和胶原纤维。在内膜与中膜之间，以及中膜与外膜之间，分别有内弹性膜和外弹性膜（图0-8）。

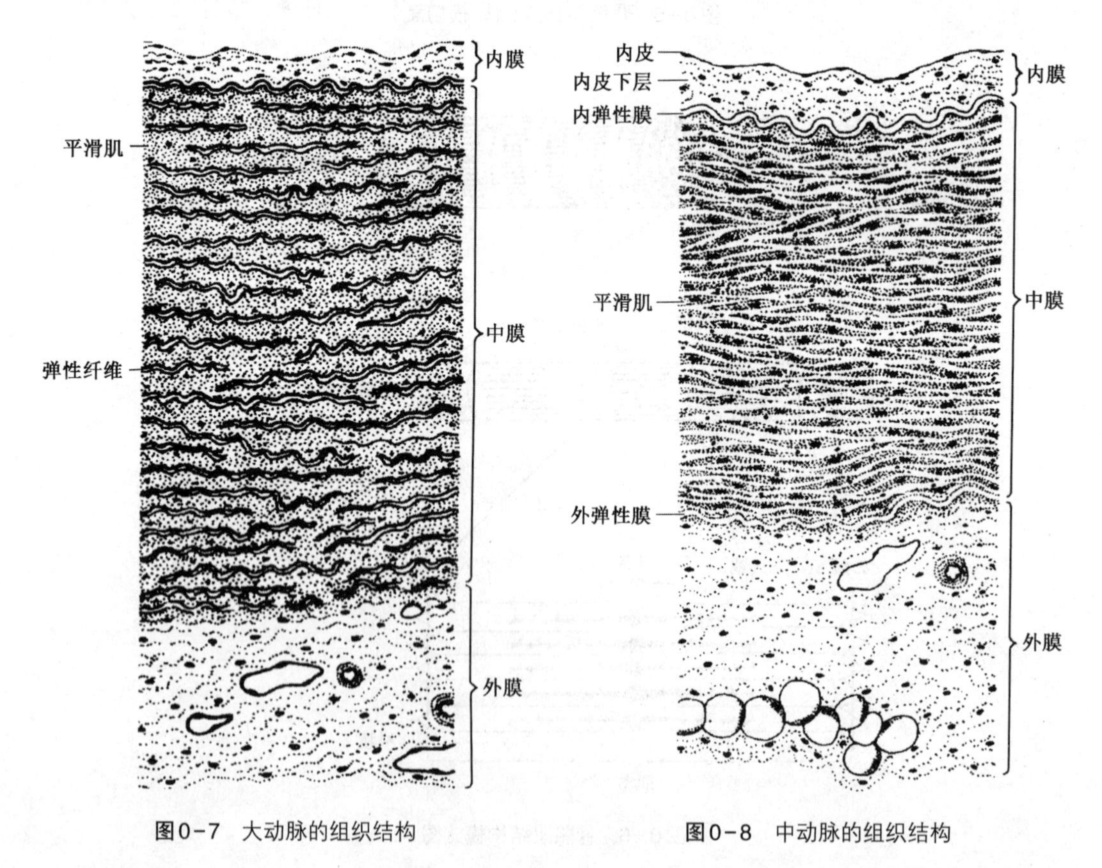

图0-7 大动脉的组织结构

图0-8 中动脉的组织结构

3. **小动脉**　管径在0.3～1 mm之间的动脉称为小动脉。结构与中动脉相似,也属肌性动脉。内弹性膜明显,中膜有几层环形平滑肌,外弹性膜不明显。

4. **微动脉**　管径在0.3 mm以下的动脉称为微动脉。内膜无弹性膜,中膜有1～2层环形平滑肌,外膜较薄。

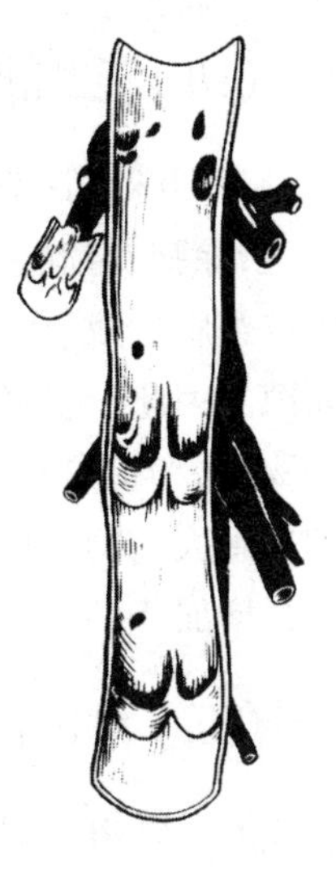

图0-9　静脉瓣

(二)静脉

静脉与伴行的动脉相比,其特点是:① 数量较动脉多,管壁薄,弹性较小,管腔大,在切片中常呈塌陷状。② 根据管径和管壁结构的不同,亦可分大、中、小、微4级,管壁3层结构不如动脉明显,平滑肌和弹性纤维不如动脉丰富,结缔组织成分较多。③ 管壁内有静脉瓣(图0-9),四肢较多,尤以下肢最多,可防止血液逆流,保证血液向心流动。④ 可分浅、深静脉,浅静脉位于皮下,注入深静脉,深静脉一般与同名动脉伴行。

(三)毛细血管

毛细血管是血液与组织之间进行物质交换的主要场所,其分布广泛,并相互吻合成网。管壁薄,由一层内皮细胞和基膜组成;管径小,一般为6～8 μm,血窦可达40 μm。根据毛细血管的超微结构特点,可将其分为以下3种(图0-10)。

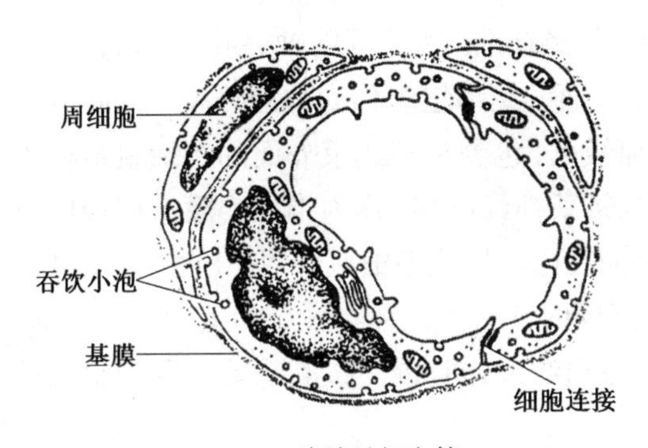

连续毛细血管

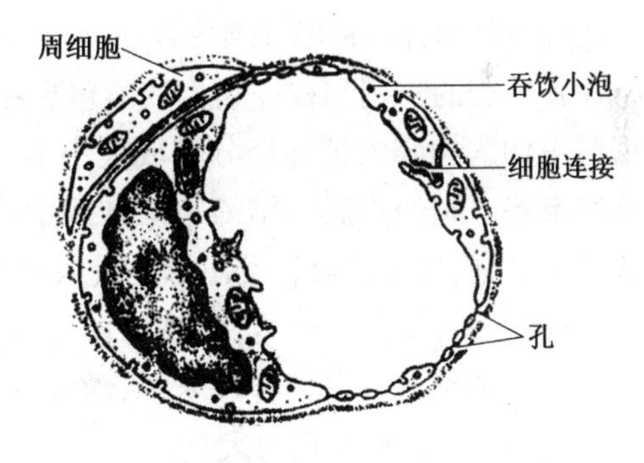

有孔毛细血管

图0-10　毛细血管结构模式图

1. **连续毛细血管**　内皮细胞较薄,胞质内有大量吞饮小泡,相邻内皮细胞间有连接复合体,基膜完整。主要分布于结缔组织、肌组织、肺、脑和脊髓等处。

2. **有孔毛细血管**　内皮细胞很薄,有许多贯通细胞的小孔,小孔上或有隔膜封闭,其通透性较大。主要分布于胃肠黏膜、一些内分泌腺和肾血管球等处。

3. **血窦**　又称**窦状毛细血管**,腔大,壁薄,形态不规则,内皮细胞之间的间隙较大,通透性大。主要分布于肝、脾、红骨髓和一些内分泌腺等处。

（四）毛细淋巴管

毛细淋巴管是淋巴管道的起始段，以膨大的盲端起于组织间隙，彼此吻合成网。分布广泛，除脑、脊髓、上皮、角膜、晶状体、牙釉质和软骨以外，遍布全身各部。管壁薄，由单层内皮细胞构成，无基膜和周细胞，内皮细胞之间多成叠瓦状邻接，细胞间有0.5 μm左右的间隙。因此，毛细淋巴管具有比毛细血管更大的通透性，一些不易透过毛细血管壁的大分子物质，如蛋白质、异物、细菌、癌细胞等较易进入毛细淋巴管。一般毛细淋巴管管径较毛细血管大，为0.01～0.2 mm，并可随功能状态和年龄而变化，小儿或淋巴管生成活跃时其管径增加。

（五）淋巴管

淋巴管由毛细淋巴管汇合而成。其管壁3层结构近似小静脉，具有大量向心方向的瓣膜，可防止淋巴逆流，瓣膜附近管腔略扩大呈窦状，使充盈的淋巴管外观呈串珠状。当淋巴管道局部阻塞时，其远侧的管腔扩大使瓣膜关闭不全，也可造成淋巴的逆流。根据淋巴管所在位置的不同，可分为浅深两种。浅淋巴管行于皮下组织中，多与浅静脉伴行；深淋巴管与深部血管伴行。浅、深淋巴管之间存在广泛的交通吻合支。由于淋巴回流速度缓慢，仅为静脉流速的1/10，因此，浅、深淋巴管的数量及其瓣膜数目可为静脉的数倍，从而维持了淋巴的正常回流。

六、神经和神经末梢

神经是由许多神经纤维集合在一起构成的。神经纤维由神经元的轴突或长突起以及包绕在其外表的髓鞘和神经膜构成。包裹在神经外面的结缔组织称为**神经外膜**。外膜的结缔组织伸入神经内把神经分隔成大小不等的神经束，包裹在神经束外面的结缔组织称为**神经束膜**。神经束膜的结缔组织伸入束内包绕每条神经纤维，称为**神经内膜**。神经内血液供应丰富，外膜的血管发出分支进入束膜，进而在内膜形成毛细血管网，并含有淋巴管。

神经遍布体内各种器官和组织中，多数神经同时含有感觉神经纤维和运动神经纤维。神经纤维的终末部分是神经末梢，终止于体内各组织或器官内。按其功能可分为感觉神经末梢和运动神经末梢两大类。

（一）感觉神经末梢

感觉神经末梢又称**感受器**，分布于皮肤、内脏和肌等处。由感觉神经元周围突的终末部分形成，能接受体内外环境的各种刺激，并转变为神经冲动，传向中枢，产生感觉。常见的感觉神经末梢有游离神经末梢、触觉小体、环层小体和肌梭等（图0-11）。游离神经末梢感受冷、热、疼痛和轻触觉刺激，广泛分布于表皮、角膜、浆膜、骨膜、血管外膜等处；触觉小体感受触觉，分布于皮肤真皮乳头层，多见于口唇和指尖等处；环层小体感受压觉和振动觉，广泛分布于皮下组织、腹膜、系膜、韧带和关节囊等处；肌梭位于骨骼肌内，属本体感受器，主要感受肌纤维的伸缩状态，在调控骨骼肌的活动中起重要作用。

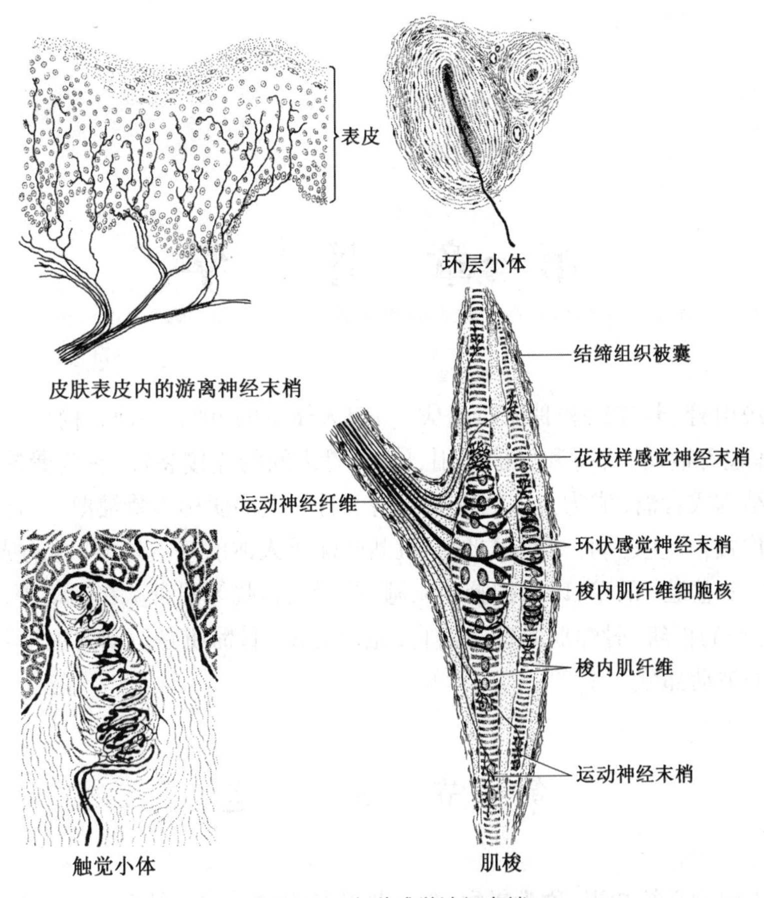

图0-11 各种感觉神经末梢

（二）运动神经末梢

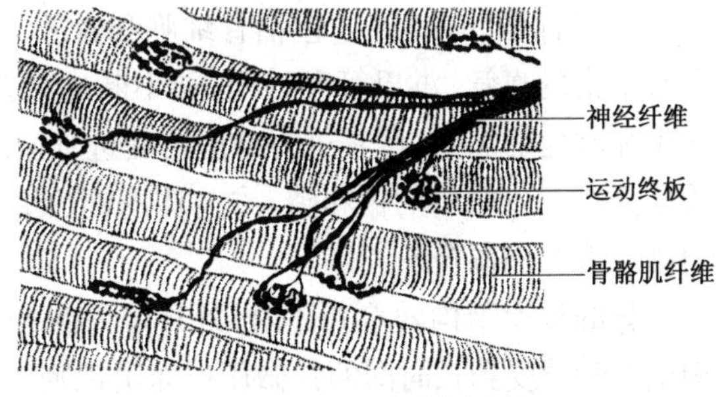

图0-12 运动终板

运动神经末梢是指运动神经元轴突末梢在肌组织和腺体上的终末结构，支配肌纤维的收缩和调节腺体的分泌，又称**效应器**。运动神经末梢又分躯体运动神经末梢和内脏运动神经末梢两大类。躯体运动神经末梢呈葡萄样附于骨骼肌纤维的表面，形成椭圆形板状隆起，称为**运动终板**（图0-12）。一个运动神经元支配多条骨骼肌纤维，而一条骨骼肌纤维通常只接受一个轴突分支的支配。一个运动神经元及其所支配的全部骨骼肌纤维合称为一个**运动单位**。内脏运动神经末梢分布于内脏及血管壁的平滑肌、心肌和腺体等处，轴突终末分支呈串珠状膨大，与肌纤维或腺细胞等表面接触，建立突触连接。

第一章 骨 学

运动系统由骨、骨连结和骨骼肌组成，占成人体重的60%～70%，构成人体的基本轮廓，它对人体起着运动、支持和保护作用。骨与骨之间的连接装置，称为**骨连结**。全身各骨通过骨连结构成骨骼，成为人体的支架。附于骨骼上的肌称为**骨骼肌**。骨骼肌收缩时，牵引骨移动位置，产生运动。骨骼与骨骼肌共同赋予人体的基本外形，并构成体腔（如颅腔、胸腔、腹腔和盆腔）的壁，以保护脑、心、肺、肝、脾、膀胱等器官。在运动中，骨起杠杆作用，关节是运动的枢纽，骨骼肌是动力器官，也就是说，骨骼肌是运动的主动部分，骨和骨连结是运动的被动部分。

第一节 概 述

有关骨方面的系统知识，称为**骨学**，包括骨及其附属结构。骨在成人为206块，按其在身体的位置不同，可分为躯干骨、颅骨、上肢骨和下肢骨四部分（图1-1），其中躯干骨51块，颅骨29块（包括听小骨6块），上肢骨64块，下肢骨62块。骨的重量，在成人约占体重的1/5，而新生儿则占1/7。

每块骨是以骨组织（包括骨细胞和骨质）为主体构成的器官，具有一定的形态结构，含有丰富的血管、淋巴管和神经，能不断进行新陈代谢，有其生长发育过程，并具有修复、再生和改建的能力，经常进行锻炼可促进骨骼的良好发育和结实粗壮，如长期废用则出现骨质疏松。骨质中的钙和磷，参与体内钙、磷代谢且处于不断变化状态。所以，骨还是体内钙和磷的储备仓库。

骨的形态结构随着人体内、外环境的改变而变化。例如，由于脑的不断发育生长，脑周围的骨质受到长时间的轻微压迫而出现脑压迹；由于肌腱、神经、血管等长期压迫，在骨面上产生了相应的沟、窝和切迹等一些形态变化；举重运动员，由于长期举重锻炼，肱骨及股骨体的骨密质一般比田径运动员的厚；不良的劳动姿势和坐立习惯，可使骨骼发生畸形；经常的体力劳动和体育锻炼，可使骨骼结实健壮。

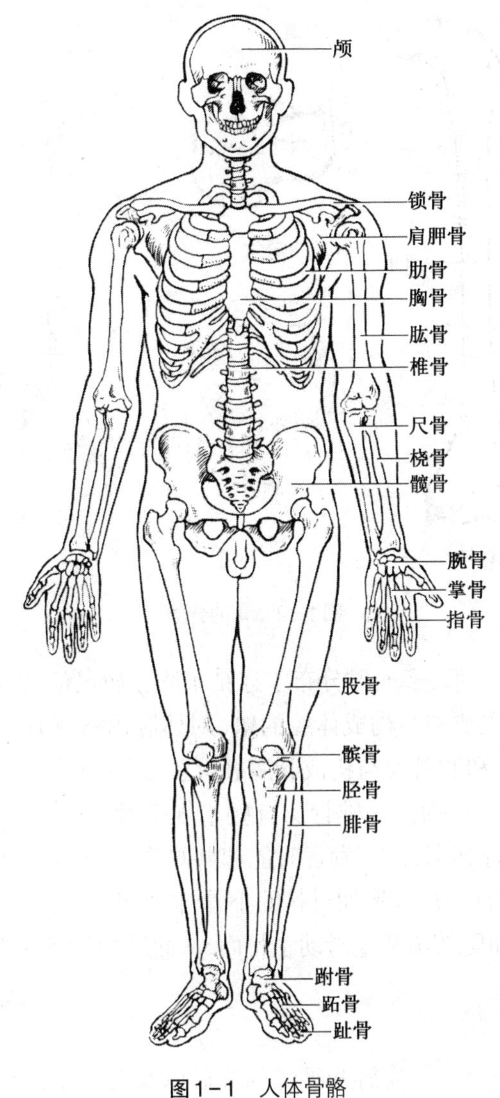

图1-1 人体骨骼

一、骨的分类、表面形态和构造

（一）骨的分类

形态和功能是互相制约的，由于功能的不同，骨的形态亦不同，基本上可分为四大类：即长骨、短骨、扁骨和不规则骨（图1-2）。

1. **长骨** 呈长管状，分为一体两端，分布于四肢，在运动中起杠杆作用。体又名**骨干**，骨质致密，骨干内部管状的空腔称为**骨髓腔**，内含骨髓；在骨干表面有1～2个血管出入的**滋养孔**。两端膨大称为**骺**，有光滑的**关节面**，且有关节软骨覆盖。青少年时期，长骨的骨干与骺之间有一层软骨，称为**骺软骨**。骺软骨能不断增生，又不断骨化，使骨的长度增长。成年后骺软骨骨化，原骺软骨处形成一线状痕迹，称为**骺线**。

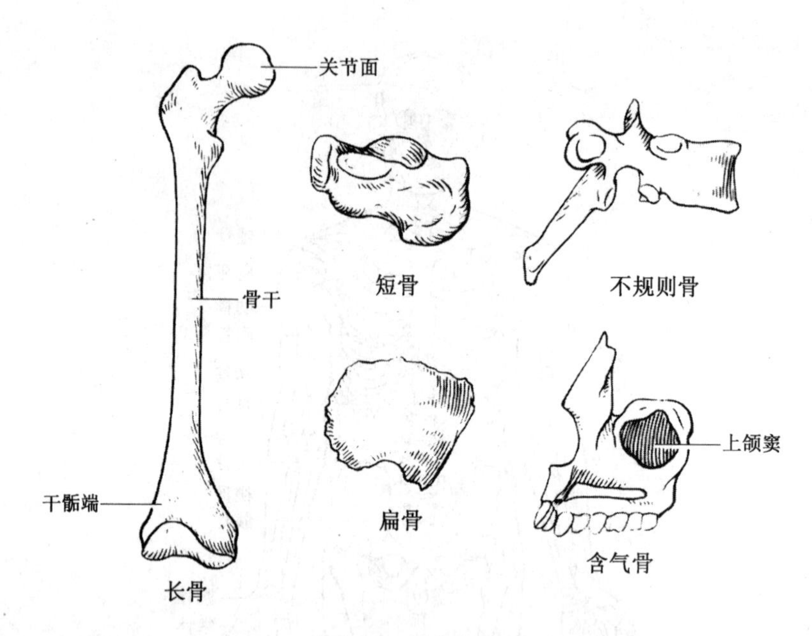

图1-2 骨的分类

2. **短骨** 一般呈立方形，多成群分布于连结牢固且较灵活的部位，如腕骨和跗骨。

3. **扁骨** 呈板状，主要参与构成体腔的壁，对体腔内器官有保护作用，如颅盖骨参与构成颅腔并保护脑，胸骨和肋骨参与构成胸腔并保护心、肺等。

4. **不规则骨** 形态不规则，如椎骨。有些不规则骨，内有含气的空腔，称为含气骨，如位于鼻腔周围的上颌骨和筛骨等，发音时能起共鸣作用，并能减轻骨的重量。

此外，在某些肌腱或韧带内有形如豆状的小骨，称为**籽骨**，多位于手掌和足底着力点，如髌骨。籽骨在运动中使肌腱较灵活地滑动于骨面，从而减少摩擦并改变骨骼肌牵引方向。

（二）骨的表面形态

骨的表面因受肌肉的牵引、血管和神经的穿通以及附近器官的接触等影响，形成了不同的形态。掌握了这些形态，有助于记忆骨的结构。

1. **骨面的突起** 突然高起的称为**突**，较尖的小突起为**棘**。圆形的隆起为**结节**，较小的结节称为**小结节**。基底较宽大的突起为**隆起**，表面粗糙的隆起为**粗隆**，呈角状的圆形隆起为**角**。长形的凸隆为**棱**，细长的锐缘为**嵴**，低而粗涩的为**线**。

2. **骨面的凹陷** 较大的凹陷为**窝**，隐蔽的窝称为**隐窝**。圆形或椭圆形的小凹陷为**凹**，细长的凹陷为**沟**。指压状的凹陷为**压迹**，骨面边缘缺损的凹陷为**切迹**。

3. **骨的空腔** 骨内的腔洞为**腔**或**窦**。形态不规则，并与邻近相通的腔洞称为**房**，群集而互通的小腔洞称为**小房**。长形的管道为**管**或**道**，腔洞的开口为**口**或**孔**，不整齐的口为**裂孔**，两骨或骨面间的裂隙为**裂**。

4. **骨端的膨大** 长骨呈球状膨大的一端称为**头**，另一端较小的称为**小头**，头下略细的部分为**颈**。长骨一端呈椭圆形膨大的部分称为**髁**，髁上的突出部分为**上髁**，接近于足部的髁为**踝**。

5. **骨的表面** 骨面平坦的称为**平面**，呈三角形的称为**三角**，呈弓状弯曲的称为**弓**。骨面或骨端的一部分呈沟状弯曲，两侧微突的称为**滑车**，呈钩状的称为**钩**，骨端周缘平滑的面为**环状面**。

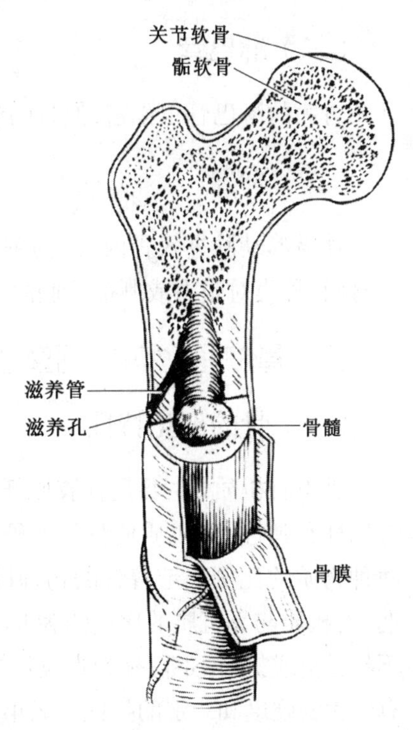

图1-3 长骨的构造

（三）骨的构造

每块骨都由骨质、骨髓和骨膜等构成，并有血管、淋巴管和神经分布（图1-3）。

1. **骨质** 骨质是骨的主要组成部分，分为骨密质和骨松质两种。**骨密质**致密坚硬，构成长骨干以及其他类型骨和长骨骺的外层。**骨松质**由许多片状和杆状的骨小梁交织而成，呈海绵状，骨小梁排列方式与承受的压力和张力方向一致。骨松质分布于长骨骺及其他类型骨的内部。在颅盖骨，骨密质构成**外板**和**内板**；颅盖骨的骨松质在内、外板之间，称为**板障**。

2. **骨膜** 骨膜是由致密结缔组织构成的膜，被覆于除关节面以外的骨面。骨膜内含有丰富的神经和血管，对骨的营养、再生和感觉有重要作用。骨膜内层的成骨细胞和破骨细胞，分别具有产生新骨质和破坏旧骨质的功能，在骨的发生、再生、改建和修复时，它们的功能最为活跃。当骨膜剥离后，骨不易修复，甚至可能坏死，故手术时要尽量保留骨膜。

3. **骨髓** 骨髓充填于长骨骨髓腔及骨松质间隙内，分为红骨髓和黄骨髓。**红骨髓**内含大量不同发育阶段的红细胞和某些白细胞，呈红色，有造血功能；**黄骨髓**含大量脂肪组织，呈黄色，无造血功能。胎儿及幼儿的骨内全是红骨髓，5岁以后，长骨骨髓腔内的红骨髓逐渐被脂肪组织取代，转化为黄骨髓，红骨髓仍保留于各类型骨的松质内。当慢性失血过多或重度贫血时，黄骨髓又能转化为红骨髓，恢复造血功能。临床上需要做骨髓象检查时，常选髂骨的髂前上棘或髂后上棘等处进行骨髓穿刺。

在骨的关节面上，覆盖有由透明软骨构成的关节软骨，可减少摩擦、增加关节运动的灵活性。

二、骨的血管、淋巴管和神经

（一）血管

长骨的动脉包括滋养动脉、干骺端动脉、骺动脉和骨膜动脉。滋养动脉是长骨的主要动脉，一般有1～2支，经骨干的滋养孔进入骨髓腔，分升支和降支达骨端，分支分布于骨密质的内层、骨髓和干骺端。干骺端动脉和骺动脉均发自邻近动脉，从骺软骨附近穿入骨质。不规则骨、扁骨和短骨的动脉来自骨膜动脉或滋养动脉。上述各动脉均有静脉伴行。

（二）淋巴管

骨膜的淋巴管很丰富，但骨的淋巴管是否存在，尚有争论。

（三）神经

伴滋养动脉进入骨内，以内脏传出纤维较多，分布于血管壁；躯体传入纤维则多分布于骨膜，骨膜对张力或撕扯等刺激较为敏感，故骨脓肿和骨折常引起剧痛。

三、骨的理化特性、可塑性和X线解剖

（一）骨的理化特性

骨由有机质（主要是骨胶原纤维）和无机质（主要是碱性磷酸钙）组成。有机质赋予骨韧性和弹性，无机质使骨具有硬度。有机质和无机质的结合，使骨既有弹性又很坚硬。两种物质的比例决定着骨的物理性质，而其比例关系随年龄的增长而不断变化。幼年时期，有机质与无机质的比例约为1∶1，因而骨的弹性大而柔软，易发生变形，在外力作用下不易骨折或折而不断，称为青枝骨折。成年人骨有机质约占1/3，无机质约占2/3，因此骨具有较大的硬度和一定的弹性。老年人的骨含有机质较少，无机质相对较多，而且因为与钙、磷的吸收和沉积相关的激素水平下降，骨组织总量减少，表现为骨质疏松症，此时骨的脆性较大，易发生骨折。

（二）骨的可塑性

骨的基本形态是由遗传因素调控的，但神经、内分泌、营养、疾病、物理、化学等因素对骨的生长发育也有密切影响。神经系统参与调节骨的营养过程，其功能加强时，可促使骨质增生，骨质坚韧粗壮；功能减退时，骨质变得疏松。神经损伤后的瘫痪患者，骨出现脱钙、疏松和骨质吸收，甚至出现自发性骨折。内分泌对骨的发育影响较大，成年之前，若垂体生长激素分泌亢进，长骨会超过正常的生长导致巨人症；若分泌不足，则发育停滞导致侏儒症。成年人，若生长激素分泌亢进，出现肢端肥大症。雌激素减少可使骨细胞功能降低，破骨细胞活动增强，影响骨质的生成，故老年妇女易出现骨质疏松症。维生素A对成骨细胞和破骨细胞的活动具有调节作用，当维生素A严重缺乏时，易导致骨骼生长畸形，如颅骨不能适应大脑的发育；当维生素A超量时，破骨细胞活动增强，骨骼变脆易骨折。维生素D促进肠道对钙磷的吸收，若维生素D缺乏时，体内钙磷减少，骨组织不能钙化，在儿童期可造成佝偻病，在成年人则导致骨质软化。机械因素对骨的生长发育也有重要作用，体育锻炼可使骨得到正常发育；长期对骨的不正常压迫，如儿童的不正确姿势以及肿瘤压迫，可引起骨的变形。

骨折后，折断处有骨痂形成。骨折愈合初期，骨痂不规则，经过一定时间的吸收和改建，骨可基本恢复原有的形态结构。

（三）骨的X线解剖

骨内含有大量的钙盐，X线不易透过，而软组织和软骨却能被X线透过。因此，在X线片上可清楚显示出骨质的阴影（图1-4）。骨密质阴影浓密，密度均匀一致，骨松质阴影较为浅淡，可见互相交错的骨小梁。软骨不显影，只是在软骨骨化时才出现圆形的骨化点。生长期的长骨两端与骨干之间有骺软骨。在X线片上显示一透明区，不可误为骨折。骺软骨骨化后形成的骺线，在X线片上为一致密的线条。在X线片上的关节间隙大于真正的关节腔，这是因为关节软骨不显影的缘故。左右两侧同名关节的关节间隙通常是等宽和对称的。

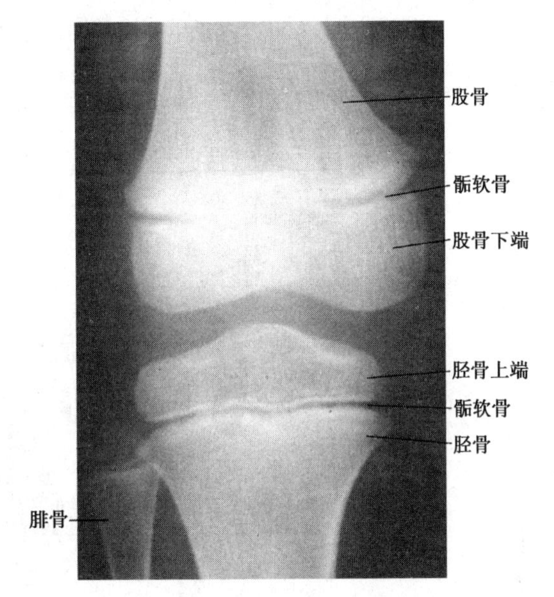

图1-4 儿童膝关节X线片

第二节 颅 骨

颅位于脊柱上端的上方，由23块大小不等、形态各异的颅骨组成，除下颌骨和舌骨外，都借缝或软骨牢固地结合在一起，彼此间不能活动。以眶上缘和外耳门上缘的连线为界，可将颅分为脑颅和面颅两部分。**脑颅**位于颅的后上部，略呈卵圆形，并围成颅腔容纳脑。**面颅**为颅的前下部，形成颜面的基本轮廓，并参与构成口腔、鼻腔和眶。

一、脑颅骨

脑颅骨（图1-5、图1-6、图1-7）共8块，包括额骨、枕骨、蝶骨和筛骨各1块以及顶骨和颞骨各2块。它们共同构成颅腔，可分为颅盖和颅底两部分。颅盖主要由额骨、枕骨和顶骨构成，颅底由中部的蝶骨、后方的枕骨、两侧的颞骨、前方的额骨和筛骨构成。筛骨只有一小部分参与脑颅的组成，其余构成面颅。

（一）额骨

额骨1块，位于颅的前上部，可分为额鳞、眶部和鼻部三部分。额鳞、眶部和鼻部之间的骨内含有空腔，称为**额窦**。

（二）顶骨

顶骨成对，位于颅盖部中线的两侧，介于额骨与枕骨之间。

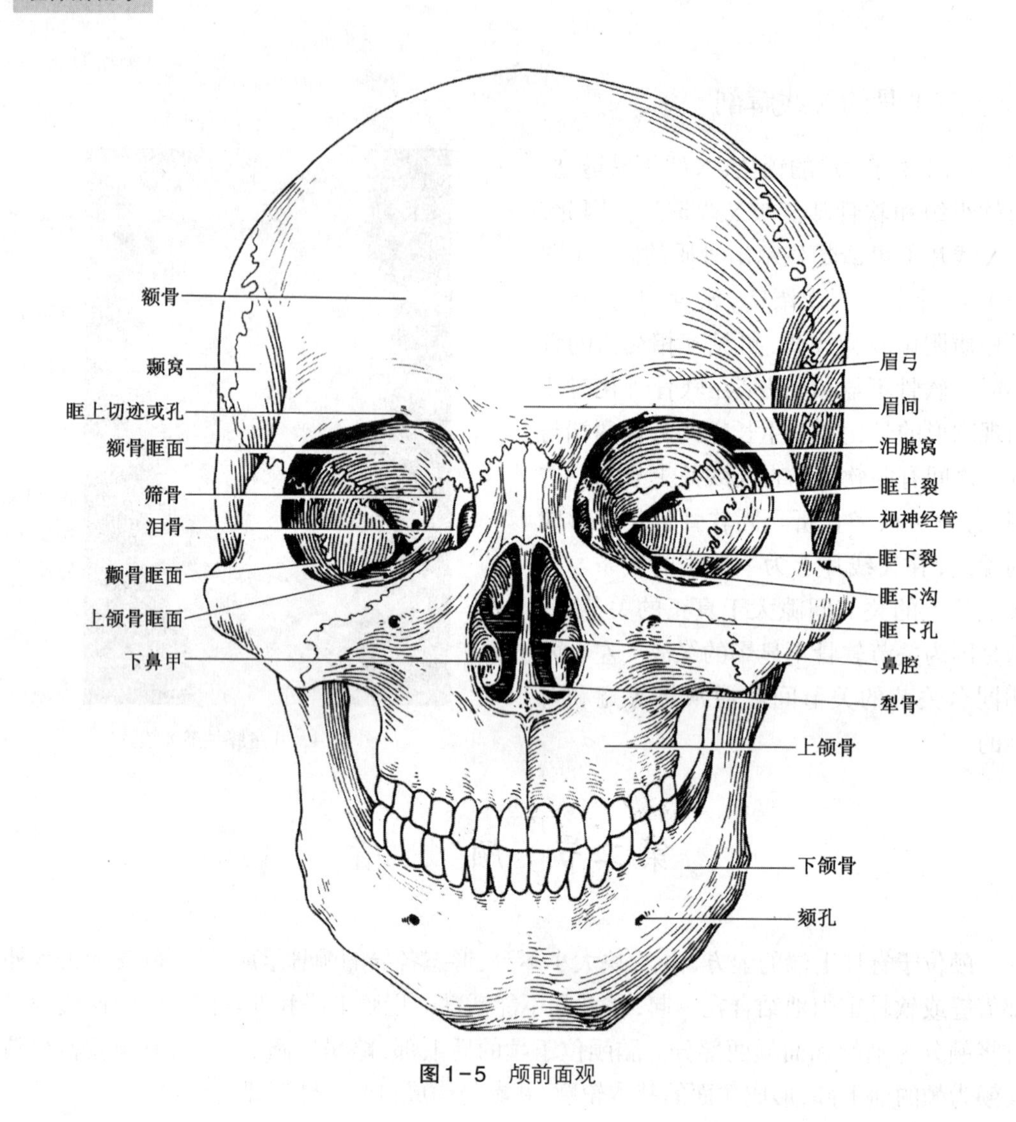

图1-5 颅前面观

（三）枕骨

枕骨1块，位于颅的后下部。前下部有一卵圆形的大孔，称为**枕骨大孔**，为颅腔与椎管的通路。枕骨外面，枕骨大孔的后上方的中部有一隆起，称为**枕外隆凸**；自枕外隆凸向前下方发出一嵴，称为**枕外嵴**，两者均为项韧带的附着部。自枕外隆凸向两侧延伸，有两对弓状线，上方一对称为**最上项线**，为枕肌的附着部；下一对较明显，称为**上项线**，为斜方肌、头夹肌及胸锁乳突肌的附着部。自枕外嵴中点，斜向外下方的弓状线，称为**下项线**，为头后大直肌、头后小直肌和头上斜肌的附着部。上、下项线之间的平面，称为**项平面**，为头半棘肌的附着部。枕骨外面，枕骨大孔的前上方的中部有小结节，称为**咽结节**，为咽缝的附着部。

（四）蝶骨

蝶骨1块，位于颅底中部，枕骨的前方，形似蝴蝶，可分为体、大翼、小翼和翼突四部分。

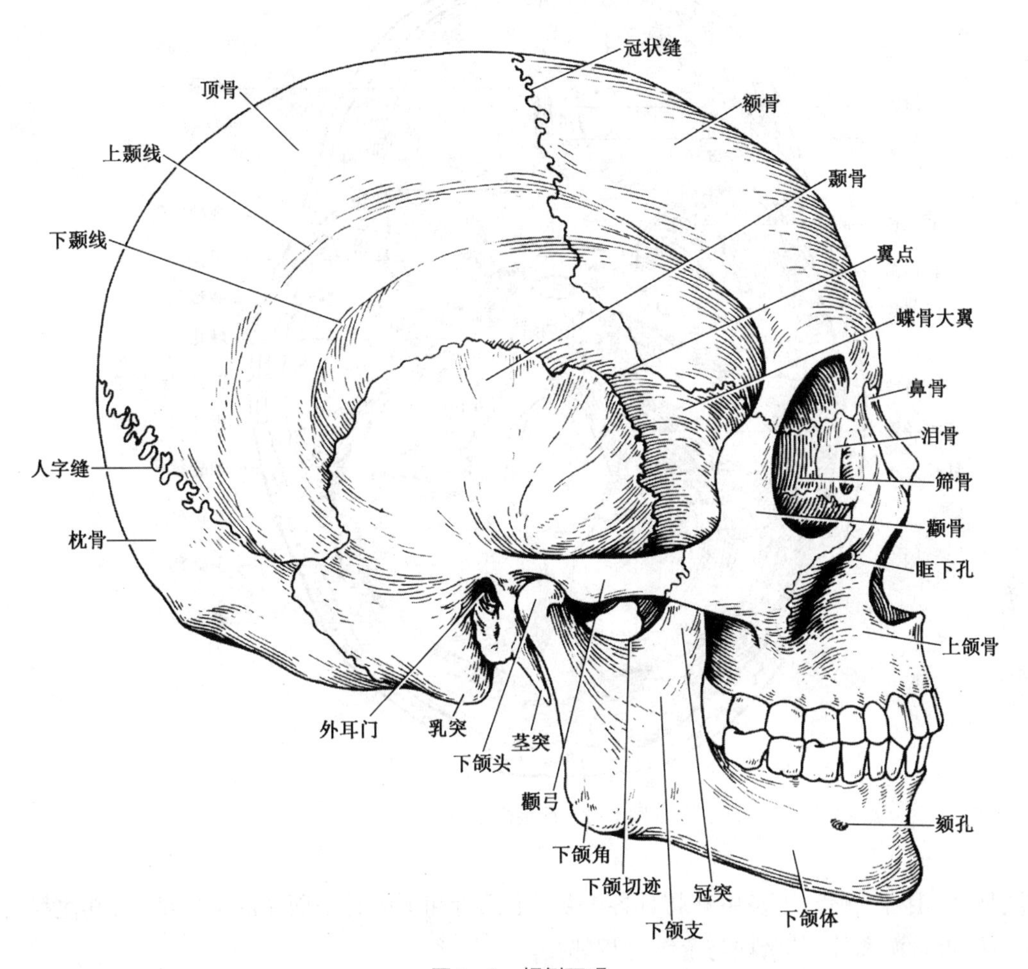

图1-6 颅侧面观

其中央部称为**蝶骨体**,体内的含气空腔,称为**蝶窦**。

（五）筛骨

筛骨1块,为最脆弱的含气骨,位于颅底前部,在蝶骨的前方及左右两眶之间,可分为筛板、垂直板和筛骨迷路三部分。筛骨迷路内侧壁有两个卷曲的小骨片,称为**上鼻甲**和**中鼻甲**;迷路内有若干含气的空腔,称为**筛窦**,又称**筛小房**。筛骨垂直板参与构成骨性鼻中隔。

（六）颞骨

颞骨成对,位于颅的两侧,参与颅底和颅腔侧壁的构成。颞骨参与构成颅底的部分,呈三棱锥形,称为**颞骨岩部**,其内有前庭蜗器。

二、面颅骨

面颅骨（图1-5、图1-6、图1-8）共15块,包括犁骨、下颌骨和舌骨各1块以及上颌

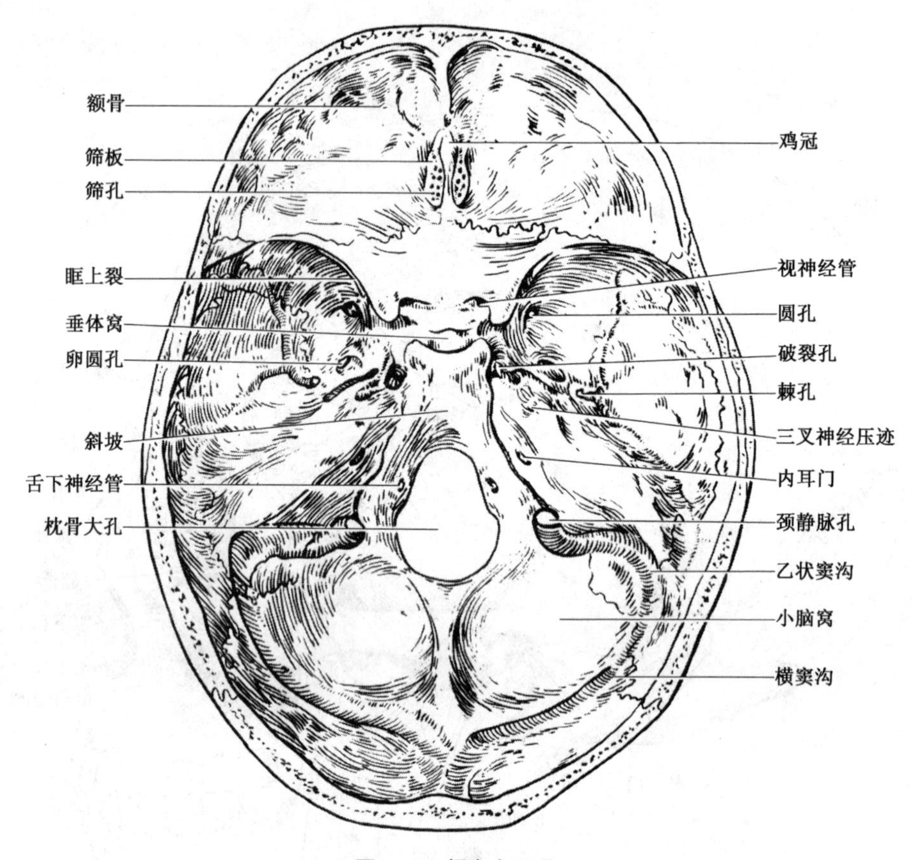

图1-7　颅底内面观

骨、鼻骨、泪骨、颧骨、下鼻甲和腭骨各2块。上颌骨和下颌骨是面颅的主要部分，其他都较小。除舌骨游离外，其余均与上颌骨相邻接。

（一）上颌骨

上颌骨成对，位于面颅中央，分为上颌体、额突、颧突和腭突四部分。上颌体内有一大的含气空腔，称为**上颌窦**。上颌骨下缘游离，有容纳上颌牙根的牙槽。

（二）鼻骨

鼻骨成对，位于额骨的下方，为长条形的小骨片，构成外鼻的骨性基础。

（三）颧骨

颧骨成对，位于上颌骨的外上方，形成面颊部的骨性隆凸，参与颧弓的构成。

（四）泪骨

泪骨成对，位于眶内侧壁的前部，为一小而薄的骨片，参与构成泪囊窝。

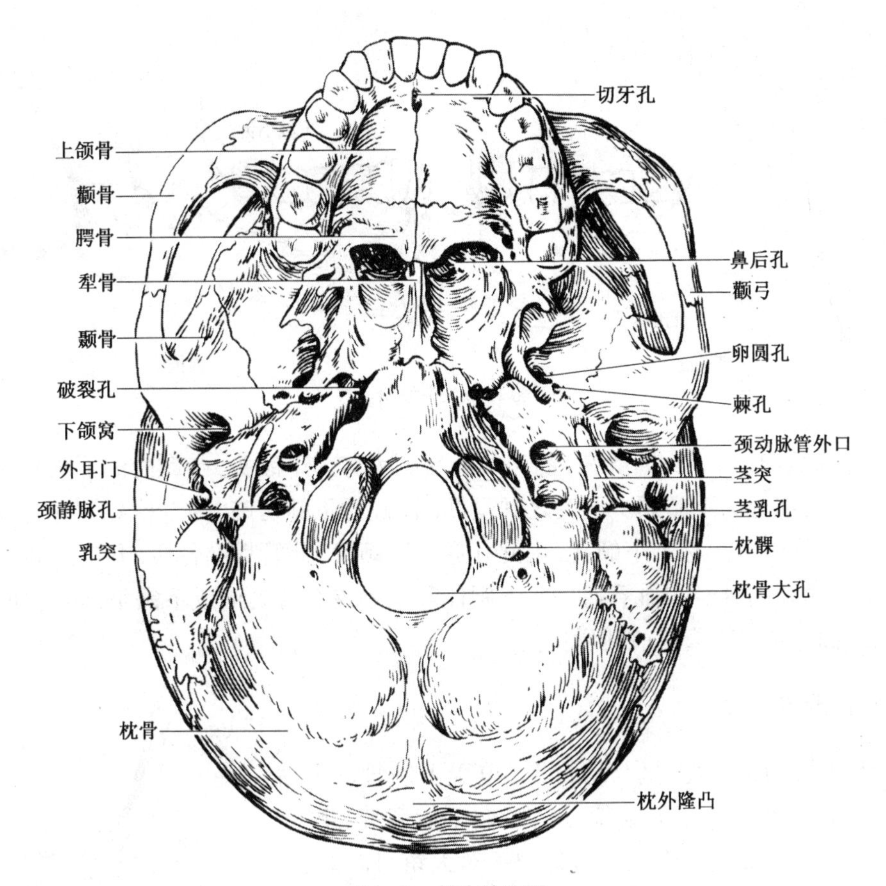

图1-8　颅底外面观

（五）下鼻甲

下鼻甲成对，位于鼻腔的外侧壁下部，薄而卷曲，贴附于上颌骨和腭骨垂直板的内侧面上。

（六）腭骨

腭骨成对，位于上颌骨的后方，分为水平板和垂直板两部分，水平板参与构成鼻腔外侧壁的后部，垂直板参与构成骨腭的后部。

（七）犁骨

犁骨1块，为矢状位呈斜方形的骨板，构成骨性鼻中隔的后下部。

（八）下颌骨

下颌骨（图1-9）1块，居上颌骨的下方，可分为一体和两支。**下颌体**居中央，呈马蹄铁形，其上缘有容纳下颌牙根的牙槽，体的外侧面约对第2前磨牙根处有一孔，称为**颏孔**，为颏神经和血管穿出处。**下颌支**为下颌体后端向上伸出的长方形骨板，其上缘有两个突

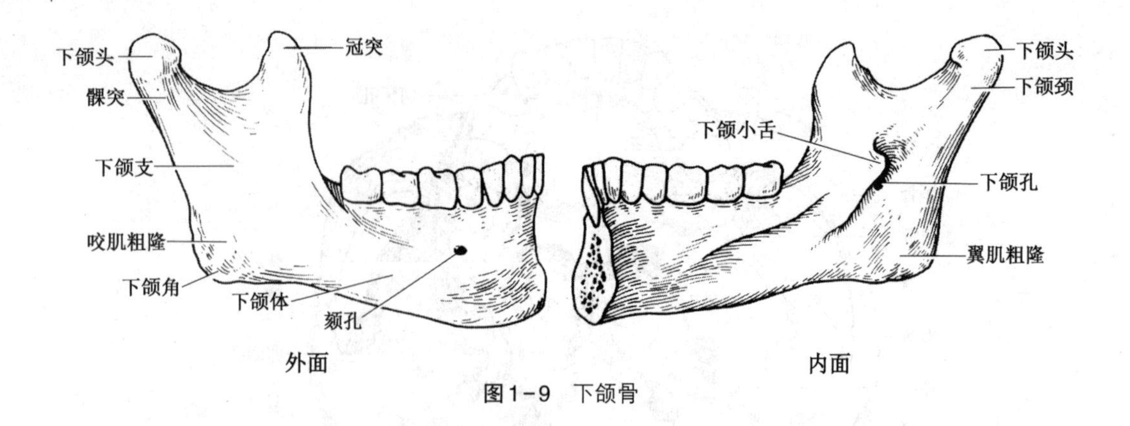

图1-9 下颌骨

起，前突称为**冠突**，后突称为**髁突**，髁突的上端膨大称为**下颌头**，与颞骨的下颌窝相关节。下颌头下方较细处为**下颌颈**。两突之间呈凹陷，称为**下颌切迹**，为“下关穴”的位置。下颌支内面中央有一孔，称为**下颌孔**，由此孔通入**下颌管**，此管贯穿骨质，开口于**颏孔**，管内有分布于下颌牙的神经和血管通过。下颌体和下颌支会合处形成**下颌角**，角的外面有一粗糙骨面，称为**咬肌粗隆**，有咬肌附着。

（九）舌骨

舌骨（图1-10）1块，呈马蹄铁形，位于下颌骨的下后方，向上借韧带和肌连于下颌骨、颞骨，向下借韧带与喉相连。舌骨中央为**体**，自体向后外方伸出一对**大角**，体和大角结合处向上伸出一对**小角**。

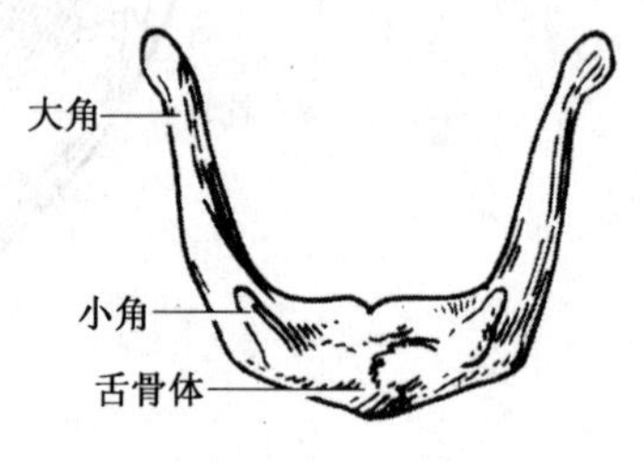

图1-10 舌骨

三、颅的整体观

（一）颅盖

颅盖的前界为眶上缘，向后至上项线，两侧以颞线为界，可分为内面和外面。外面呈卵圆形，有3条缝：额骨与顶骨之间有**冠状缝**，左右顶骨之间有**矢状缝**，顶骨与枕骨之间有**人字缝**。内面凹陷，在中央部有自额嵴至枕内隆凸的**上矢状窦沟**。

（二）颅底

颅底可分为内面和外面。

1. *颅底内面*（图1-7） 颅底内面承托脑。由前向后呈阶梯状排列着3个窝，分别称为颅前窝、颅中窝和颅后窝。各窝内有许多孔、裂和管，它们大多通于颅外。

（1）**颅前窝** 颅前窝中央低凹部分是筛骨的**筛板**，板上有许多**筛孔**，有嗅神经通过。两侧筛板之间向上的突起称为**鸡冠**。

（2）**颅中窝** 颅中窝分为较小的中间部和两侧较大的外侧部。中间部由蝶骨体的上面构成，因其形似马鞍，称为**蝶鞍**。蝶鞍上面的凹陷为**垂体窝**。窝前外侧有**视神经管**，管外侧的裂隙，称为**眶上裂**，均通入眼眶。蝶骨体的两侧，从前内向后外，依次有**圆孔**、**卵圆**

孔和**棘孔**。自棘孔起有**脑膜中动脉沟**行向外上方，很快分为前支和后支。颞骨岩部尖端前面的浅窝，称为**三叉神经压迹**。

（3）**颅后窝** 颅后窝位置最深，中央有**枕骨大孔**。枕骨大孔前有**斜坡**，承托脑干。枕骨大孔的前外缘有**舌下神经管**，孔的后上方有十字形隆起称为**枕内隆凸**。枕内隆凸的两侧有**横窦沟**，横窦沟转向前下内续为**乙状窦沟**，末端终于**颈静脉孔**。在颞骨岩部的后面有**内耳门**，由此通入**内耳道**（内耳道与外耳道不相通）。

2. **颅底外面**（图1-8） 颅底外面前部有上颌骨的牙槽和硬腭的骨板，骨板后缘的上方有被犁骨隔开的2个**鼻后孔**。颅底后部的中央有**枕骨大孔**，它的两侧有椭圆形隆起称为**枕髁**，与寰椎相关节。枕髁根部有一向前外开口的**舌下神经管外口**。枕髁的外侧有**颈静脉孔**，孔的前方有**颈动脉管外口**。颈动脉管外口的后外方，有细长骨突称为**茎突**，茎突的后外方有颞骨的**乳突**。茎突与乳突之间的孔称为**茎乳孔**。茎乳孔前方有大而深的凹陷为**下颌窝**，与下颌头相关节。下颌窝前方的横行隆起，称为**关节结节**。枕骨大孔的后上方有枕外隆凸，其下方为“风府穴”的位置。

上述颅底的孔、管都有血管或神经通过，颅底骨折时往往沿这些孔道断裂，引起严重的血管、神经损伤。

（三）颅的前面

颅的前面（图1-5）由大部分面颅和部分脑颅构成，并共同围成眶、骨性鼻腔和骨性口腔。

1. **眶** 眶容纳眼球及其附属结构，呈四面锥体形，可分为尖、底和四壁。**尖**朝向后内方，经视神经管通入颅腔；**底**朝向前外，它的上、下缘分别称为**眶上缘**和**眶下缘**。眶上缘的中、内1/3交界处为**眶上切迹**（有时为**眶上孔**），内有眶上神经通过；眶下缘中点的下方有**眶下孔**，内有眶下神经通过，该孔正对“四白穴”。

眶的**上壁**薄而光滑，是颅前窝的底；**下壁**是上颌窦的顶，骨面上的沟称为**眶下沟**，向前移行为**眶下管**，通眶下孔；**内侧壁**很薄，主要由泪骨和筛骨眶板构成，邻接筛窦，该壁近前缘处有**泪囊窝**，向下延伸为**鼻泪管**，通鼻腔；**外侧壁**较厚，与眶上、下壁交界处的裂隙分别称为**眶上裂**和**眶下裂**，眶上裂有动眼神经、眼神经和展神经通过，眶下裂有上颌神经通过。

2. **骨性鼻腔**（图1-11、图1-12） 位于面颅的中央，上方以筛板与颅腔相隔，下方以硬腭骨板与口腔分界，两侧邻接筛窦、眶和上颌窦。由筛骨垂直板和犁骨构成的**骨性鼻中隔**，将骨性鼻腔分为左右两半。鼻腔外侧壁有3个卷曲的骨片，分别称为**上鼻甲**、**中鼻甲**和**下鼻甲**。下鼻甲为独立骨块，上、中鼻甲都属于筛骨的一部分。每个鼻甲下方的空隙，相应地称为**上鼻道**、**中鼻道**和**下鼻道**。

3. **鼻旁窦**（图1-11、图1-12、图1-13） 鼻腔周围的颅骨，有些含气的空腔与鼻腔相通，称为**鼻旁窦**。鼻旁窦包括额窦、上颌窦、筛窦和蝶窦，它们皆与鼻腔相通。**额窦**位于额骨内，开口于中鼻道。**上颌窦**最大，位于鼻腔两侧的上颌骨内，开口于中鼻道，由于窦口高于窦底，故在直立位时不易引流。**筛窦**位于筛骨内，由筛骨迷路内许多蜂窝状小房组成，

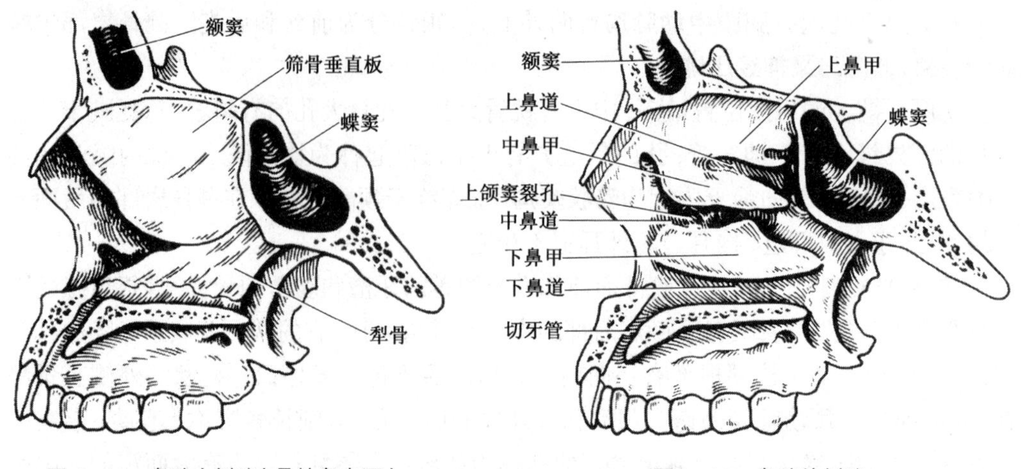

图1-11 鼻腔内侧壁（骨性鼻中隔）

图1-12 鼻腔外侧壁

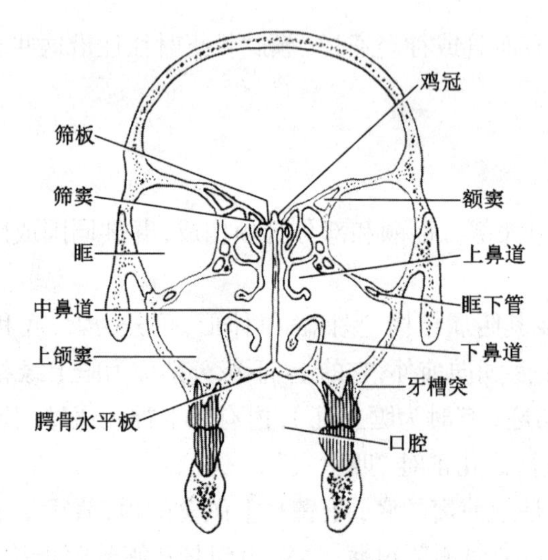

图1-13 颅的冠状切面（通过第3磨牙）

按其所在部位可分为前、中、后三群小房。前、中筛小房开口于中鼻道，后筛小房开口于上鼻道。**蝶窦**位于蝶骨体内，开口于上鼻甲后上方的蝶筛隐窝。

4. **骨性口腔** 由上颌骨、腭骨和下颌骨构成。

（四）颅的侧面

颅的侧面由额骨、蝶骨、顶骨、颞骨及枕骨构成（图1-6），还可见颧骨、上颌骨、下颌骨。在乳突的前方有**外耳门**，向内通入**外耳道**。外耳门前方，有一弓状的骨梁，称为**颧弓**，可在体表摸到。颧弓上方的凹陷，称为**颞窝**，容纳颞肌。在颞窝内，额、顶、颞、蝶4骨的会合处称为**翼点**，此处相当于“太阳穴”的位置。翼点的骨质比较薄弱，其内面有脑膜中动脉的前支经过，翼点处骨折时，容易损伤该动脉，引起颅内血肿。

四、新生儿颅骨

新生儿颅骨与身长的比例相对较大，约占1/4。胎儿时期，由于脑和感觉器官发育较早，而咀嚼和呼吸器官尚不发达，因此，脑颅远大于面颅。新生儿颅顶各骨尚未完全发育，它们之间留有间隙，由结缔组织膜所封闭，称为**颅囟**（图1-14）。最大的颅囟在矢状缝与冠状缝相交处，呈菱形，称为**前囟**（**额囟**），在1岁半左右前囟逐渐骨化闭合。在矢状缝和人字缝相交处，有三角形的**后囟**（**枕囟**），在生后3个月左右即闭合。另外，还有位于顶骨前下角的**蝶囟**和顶骨后下角的**乳突囟**。前囟在临床上常作为婴儿发育和颅内压变化的检查部位之一。

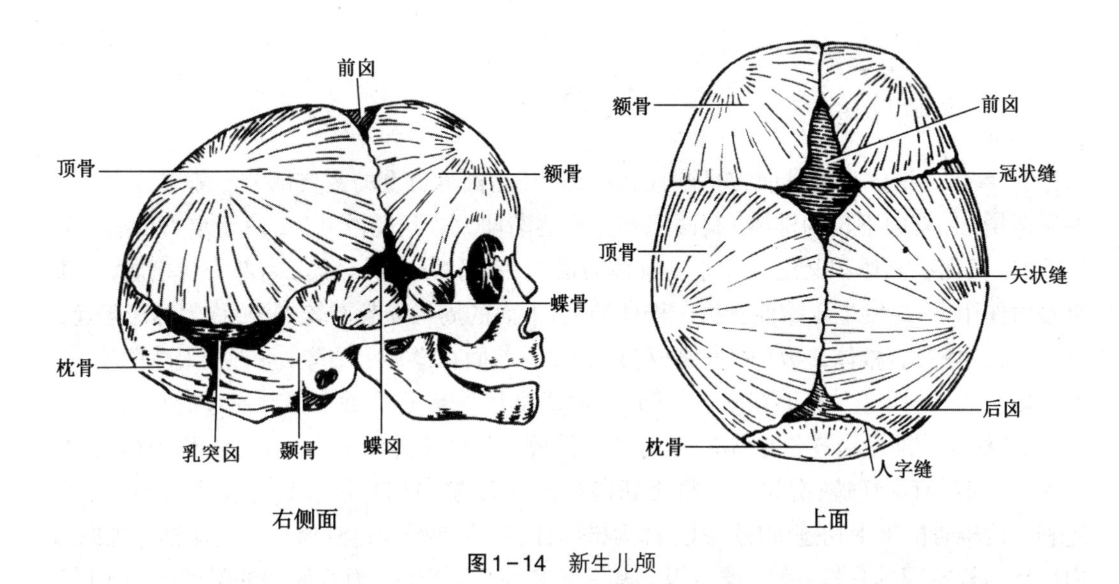

图1-14 新生儿颅

第三节 躯干骨

躯干骨包括椎骨、胸骨和肋。成人躯干骨由24块椎骨、1块骶骨、1块尾骨、1块胸骨和12对肋组成，共51块。

一、椎骨

幼儿时期，椎骨总数一般为33块，根据其所在部位，由上而下依次分为颈椎7块、胸椎12块、腰椎5块、骶椎5块和尾椎4块。至成年，5块骶椎融合成1块骶骨，4块尾椎融合成1块尾骨。因此，成人的椎骨总数一般为26块。

（一）椎骨的一般形态

每个椎骨都由椎体、椎弓构成（图1-15）。

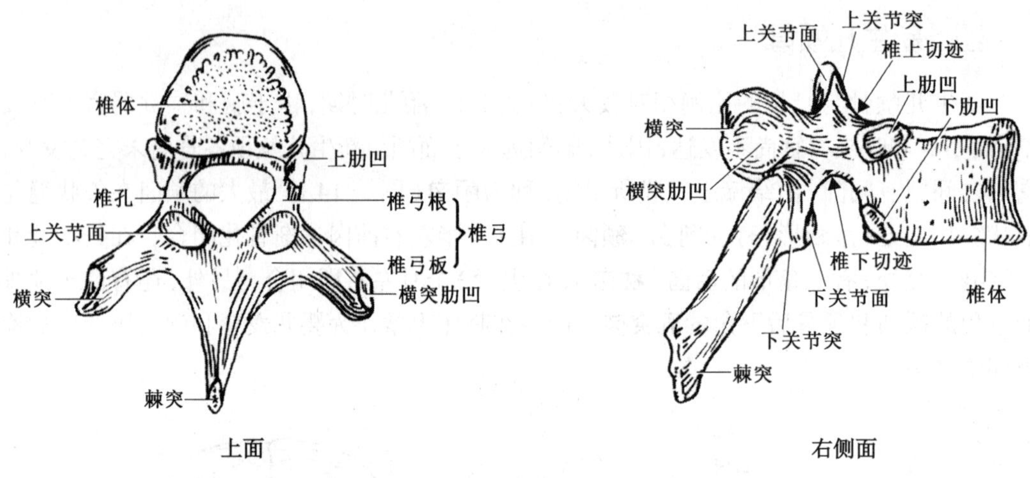

图1-15 胸椎

1. **椎体** 椎体为椎骨前方呈圆柱状的部分，是椎骨负重的主要部分。随着重力传递的逐渐增加，越向下位的椎体，其面积和体积逐渐增大。从骶椎开始，由于重力传递转移到下肢，其面积和体积又逐渐变小。椎体表面为一层较薄的骨密质，内部为骨松质，在垂直暴力作用下，易发生压缩性骨折。椎体的上、下面的周缘隆起而较光滑，称为**环形隆起**；中央部较粗糙，有**椎体终板**（**软骨终板**）附着。其前面在横径上凸隆，垂直径上略凹陷，有数个血管通过的小孔；后面在横径上凹陷，垂直径上平坦，也有数个静脉通过的小孔。

2. **椎弓** 椎弓为连于椎体后方的弓形骨板。与椎体连结的部分较细，称为**椎弓根**。其上、下缘各有一切迹，分别称为**椎上切迹**和**椎下切迹**。椎骨叠连时，上位椎骨的椎下切迹和下位椎骨的椎上切迹围成一孔，称为**椎间孔**，有脊神经及血管通过。两侧椎弓根向后内扩展为较宽阔的骨板，称为**椎弓板**。其上缘和前下面粗糙，为黄韧带的附着部；前上面平滑，构成椎管的后壁，因此临床上可切除椎弓板进入椎管，治疗椎管内的病变。椎弓与椎体围成一孔，称为**椎孔**。全部椎骨的椎孔叠连在一起，形成纵行管道，称为**椎管**，管内容纳脊髓和脊神经根等。由椎弓伸出7个突起：向两侧伸出1对横突，向上伸出1对上关节突，向下伸出1对下关节突，向后伸出1个棘突。

棘突位于椎弓的后面正中部，呈矢状位，突向后下方，为肌与韧带的附着部，对脊柱的伸直及轻微的旋转运动起杠杆作用。上、下关节突均发自椎弓根与椎弓板连结处，**上关节突**向上突起，有一向后方的关节面；**下关节突**向下突起，有一向前方的关节面；相邻椎骨的上、下关节突组成关节突关节。关节突为关节囊及肌的附着部，有防止椎骨向前脱位的作用。**横突**发自椎弓根与椎弓板连结处，略呈冠状位，突向外侧，为肌及韧带的附着部，对脊柱的侧屈及旋转运动起杠杆作用。

（二）各部椎骨的形态

1. **颈椎**（图1-16） 颈椎共有7个。其主要特征是横突上有一圆孔，称为**横突孔**，内有椎动脉、椎静脉及神经通过（第6～1颈椎横突孔）。横突上面有一深沟，称为**脊神经沟**，有脊神经通过。横突末端分为前、后2个结节，称为**前结节**和**后结节**，为肌肉的附着部。第6颈椎的前结节高而粗大，位于颈总动脉的后方，特称为**第6颈椎颈动脉结节**，当头颈部出血时，可在此处按压颈总动脉进行止血。颈椎体小，呈横椭圆形；椎孔较大，呈三角形。椎体上面在横径上凹陷，侧缘向上突起称为**椎体钩**；下面在纵径上凹陷，前缘与椎间盘交叠，两侧缘圆滑，称为**唇缘**，与其上位颈椎的椎体钩相关节。第2～6颈椎的棘突较短，末端分叉；第7颈椎棘突最长，末端不分叉。由于上、下关节突的关节面基本上呈水平位，当颈椎受斜行或横行暴力时，易导致向前、后及左、右脱位。第3～6颈椎属普通颈椎，第1、第2、第7颈椎为特殊颈椎。

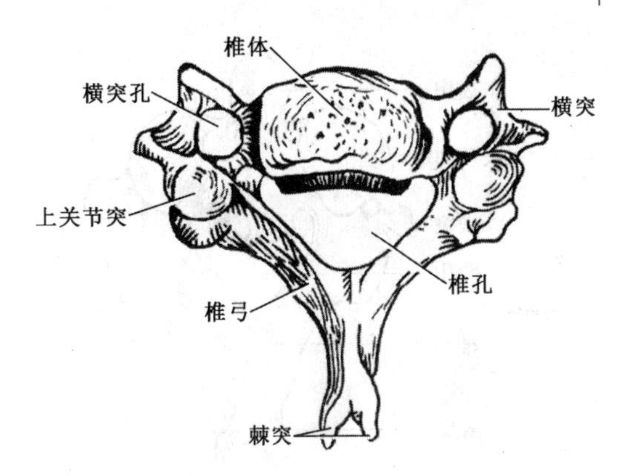

图1－16 颈椎(上面)

第1颈椎：又称**寰椎**(图1－17)，没有椎体、棘突和关节突，形似环形，由**前弓**、**后弓**及2个**侧块**构成。前弓前面凸隆，中央有小结节，称为**前结节**，为颈长肌及前纵韧带的附着部；前弓的后面有一凹陷，称为**齿突凹**，与第2颈椎的齿突相关节；前弓的上、下缘，分别为寰枕前膜及前纵韧带的附着部。后弓后面中部有粗糙的隆起，称为**后结节**，为棘突的遗迹，有项韧带及头后小直肌附着；后弓与侧块连结处的上面，有一深沟，称为**椎动脉沟**，有椎动脉及枕下神经通过，有时此沟被一弓形骨板覆盖，形成一孔或短管；后弓的上缘为寰枕后膜的附着部。侧块的上面有一对上关节凹与枕髁相关节，下面有一对下关节面与第2颈椎的上关节面相关节，内侧面有一粗糙的结节，为寰椎横韧带的附着部。横突为头上斜肌、头下斜肌的附着部。

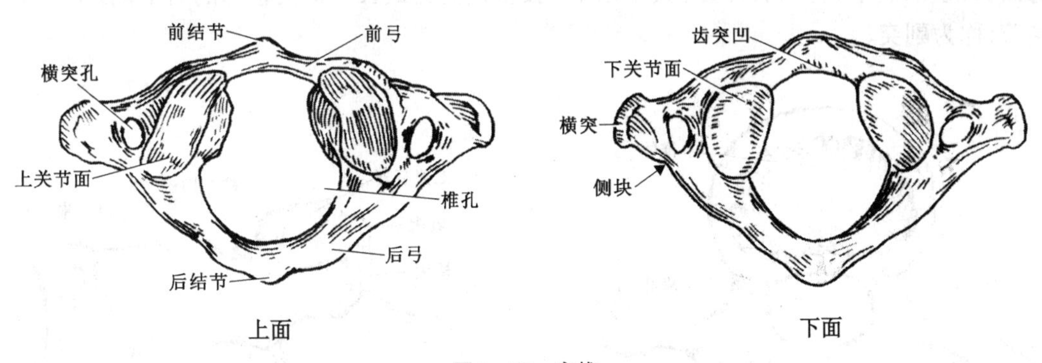

图1－17 寰椎

第2颈椎：又称**枢椎**(图1－18)，为颈椎中最肥厚的，其特点为椎体向上伸出一指状突起，称为**齿突**，与寰椎前弓后面的齿突凹及寰椎横韧带相关节。寰椎和枢椎是动物在陆地生活以后，为适应头部的旋转运动而产生的。

第7颈椎：又称**隆椎**(图1－19)，我国古书上叫大椎，它的棘突特别长，末端变厚且不分叉。当头前屈时，该突特别隆起，皮下易于触及，第7颈椎棘突下凹陷处即“大椎穴”，是

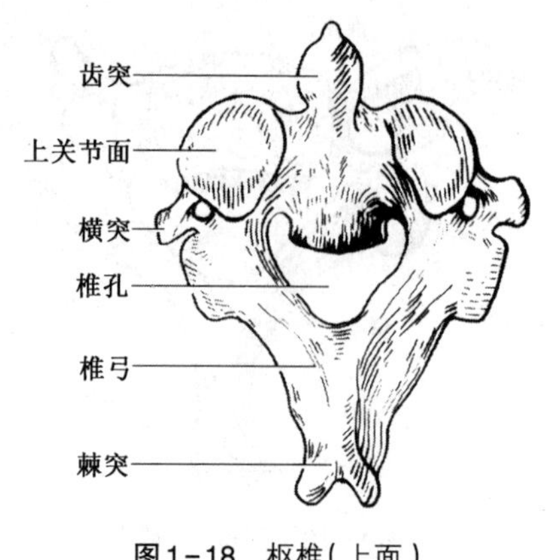

图1-18 枢椎（上面）

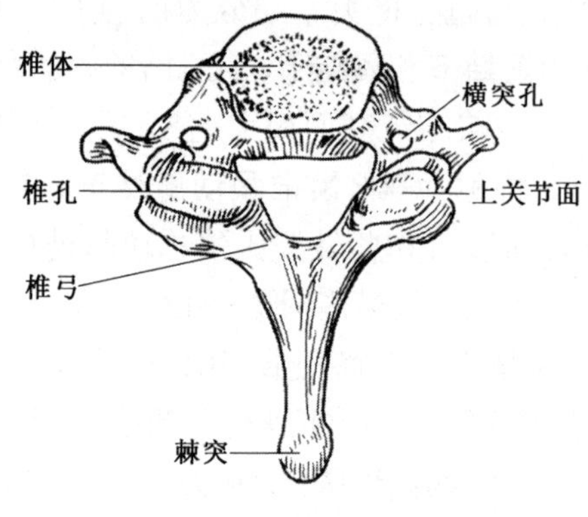

图1-19 隆椎（上面）

临床计数椎骨数目、针灸取穴、针刀定位的标志。该颈椎的横突孔较小，只有椎静脉通过。

2. **胸椎**（图1-15） 胸椎共12个，在椎体两侧面上、下各有一半圆形的浅窝，上者稍大，下者略小，分别称为**上肋凹**和**下肋凹**，上、下位椎骨的肋凹与椎间盘相合构成一个全肋凹，与肋头相关节。横突呈圆柱状，伸向后外侧，尖端的前面有一凹陷，称为**横突肋凹**，与肋结节相关节。胸椎棘突较长，伸向后下方，互相掩盖，呈叠瓦状。胸椎上、下关节突的关节面基本上呈冠状位，故不易发生脱位。

3. **腰椎**（图1-20） 腰椎共5个，为椎骨中最大者。由于承受体重压力较大，故椎体肥厚。棘突呈板状，且水平后伸，棘突间空隙较大，临床上常在此做腰椎穿刺。第2腰椎棘突下可取“命门穴”，第4腰椎棘突下为“腰阳关穴”。腰椎上、下关节突的关节面基本上呈矢状位，而且上、下关节突的位置又是一内一外的关系，因此不易发生单纯性脱位，脱位时，往往合并一侧关节突的骨折。上关节突的后缘，有一卵圆形的隆起，称为**乳突**。横突薄而长，前后扁平，伸向后外方，其中以第3腰椎横突为最长。横突根部的后下侧，有一小结节，称为**副突**。

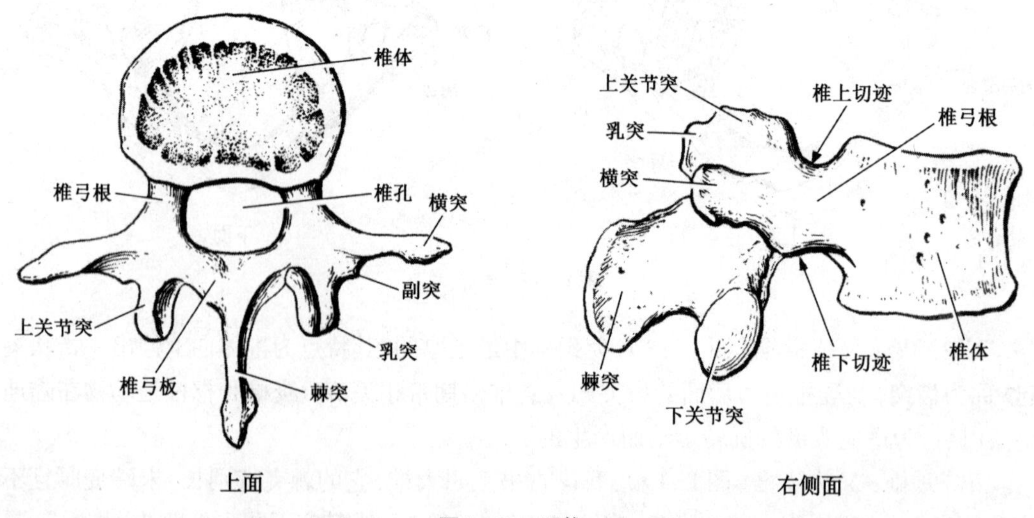

图1-20 腰椎

4. **骶骨**(图1-21) 骶骨略呈三角形,由5个骶椎融合而成。骶骨底向上,与第5腰椎体相接。底的前缘向前突出,称为**岬**,为女性骨盆测量的重要标志。底的后方,呈三角形的大孔,称为**骶管上口**,孔的外上侧有突向上方的上关节突,与第5腰椎的下关节突相关节。骶骨尖向前下,与尾骨相连接。

骶骨的两侧有**耳状面**,与髂骨相关节。耳状面的后方,骨面粗糙而不平,称为**骶粗隆**,为骶棘韧带、骶髂后长韧带和骶髂后短韧带的附着部。耳状面下方的骶骨外侧缘粗糙,有骶棘韧带和骶结节韧带附着;其末端形成一突起,称为**骶骨下外侧角**。

骶骨中央有一纵贯全长的管道,称为**骶管**,向上与椎管连续,向下开口形成**骶管裂孔**。此孔是骶管内硬膜外隙麻醉穿刺的部位,相当于"腰俞穴"的部位。骶管裂孔两侧有向下突出的**骶角**。临床上常以骶角为标志,来确定骶管裂孔的位置。

骶骨前面略凹而平滑,中部有上下并行的4条横线,是各骶椎体融合骨化的痕迹。横线的两侧有4对**骶前孔**与骶管相通,内有骶神经前支及血管通过。骶骨后面凸隆粗糙,正中线上有由棘突愈合形成的**骶正中嵴**;骶正中嵴的外侧有一列不太明显的粗线,称为**骶中间嵴**,为关节突愈合的痕迹。后面还有4对**骶后孔**与骶管相通,内有骶神经后支及血管通过,临床上可经此孔做骶神经的阻滞麻醉。4对骶后孔相当于"八髎穴"的位置,自上而下,分别称为"上髎、次髎、中髎、下髎穴"。骶后孔的外侧,有4个隆起形成一条断续的粗线,称为**骶外侧嵴**,为横突愈合后的遗迹,有肌和韧带附着。

左右第1骶后孔之间的横径约为40 mm;左右第2骶后孔之间的横径约为33 mm;左右第3骶后孔之间的横径约为29 mm;左右第4骶后孔之间的横径约为28 mm。同侧第1

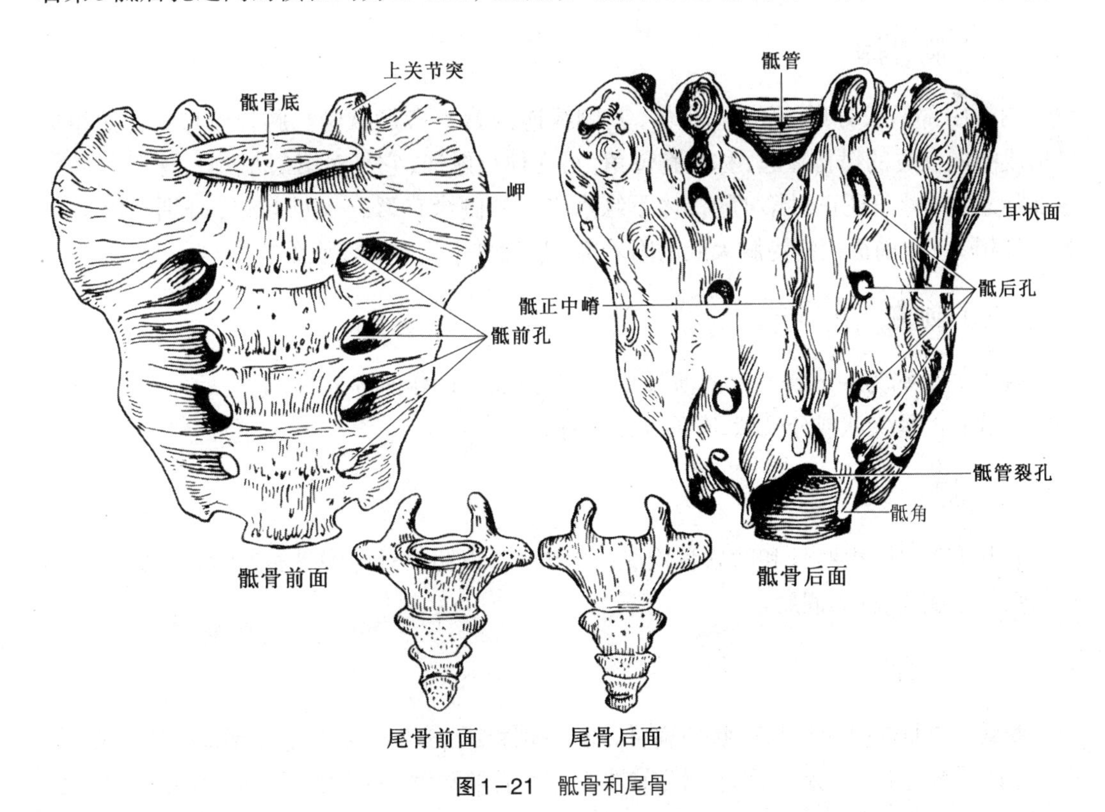

图1-21 骶骨和尾骨

至第2骶后孔之间的纵径约为17 mm；同侧第2至第3骶后孔之间的纵径约为16 mm；同侧第3至第4骶后孔之间的纵径约为13 mm。

5. **尾骨**（图1-21） 尾骨一般由4块退化的尾椎融合而成，略呈三角形。其底朝上，借软骨和韧带与骶骨相连；尖向下，下端游离。因尾骨位于脊柱的下端，故易发生骨折。

二、胸骨

胸骨（图1-22）是一块位于胸前部正中的上宽下窄的扁骨，由上而下分为胸骨柄、胸骨体和剑突三部分。

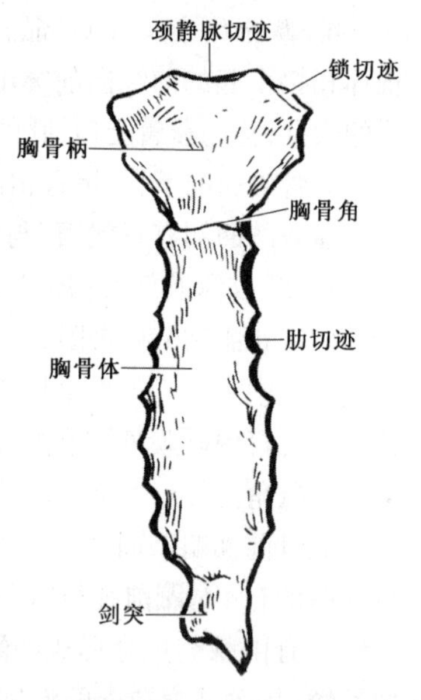

图1-22 胸骨（前面）

（一）胸骨柄

胸骨上部较宽，称为胸骨柄。胸骨柄上缘正中的切迹称为**颈静脉切迹**，是针灸取“天突穴”的骨性标志；上缘两侧有向上后外侧的卵圆形关节面，称为**锁切迹**，与锁骨相关节。外侧缘上部有一切迹，称为**第1肋切迹**，与第1肋软骨相结合；下部有半个切迹与胸骨体外侧缘的半个切迹相合而成**第2肋切迹**，与第2肋软骨相关节。胸骨柄前面平滑而凸隆，两侧为胸大肌和胸锁乳突肌的附着部。后面粗糙而凹陷，两侧有胸骨舌骨肌和胸骨甲状肌附着。

（二）胸骨体

胸骨中部呈长方形，称为胸骨体，其侧缘连接第2～7肋软骨。胸骨体与胸骨柄相接处形成突向前方的横行隆起，称为**胸骨角**，可在体表触知，它平对第2肋软骨，为计数肋的重要标志，胸骨角还正对第4胸椎体下缘水平。外侧缘有第3～6肋切迹，分别与第3～6肋软骨相关节；前面两侧为胸大肌的附着部；后面外下侧有胸横肌附着。

（三）剑突

胸骨的下端为一形状不定的薄骨片，称为剑突。幼年时为软骨，老年后才完全骨化。剑突下端有的呈尖状或分叉状，有的还出现穿孔。

三、肋

肋共有12对，由肋骨和肋软骨构成。上7对肋以肋软骨与胸骨相连，称为**真肋**；下5对与胸骨不相连，称为**假肋**。

（一）肋骨

肋骨（图1-23）为细长弓状的扁骨，富有弹性，可分为普通肋骨与特殊肋骨。第3至第9肋骨属普通肋骨，分为后端、体、前端三部。后端膨大，称为**肋头**，肋头上面有**肋头关**

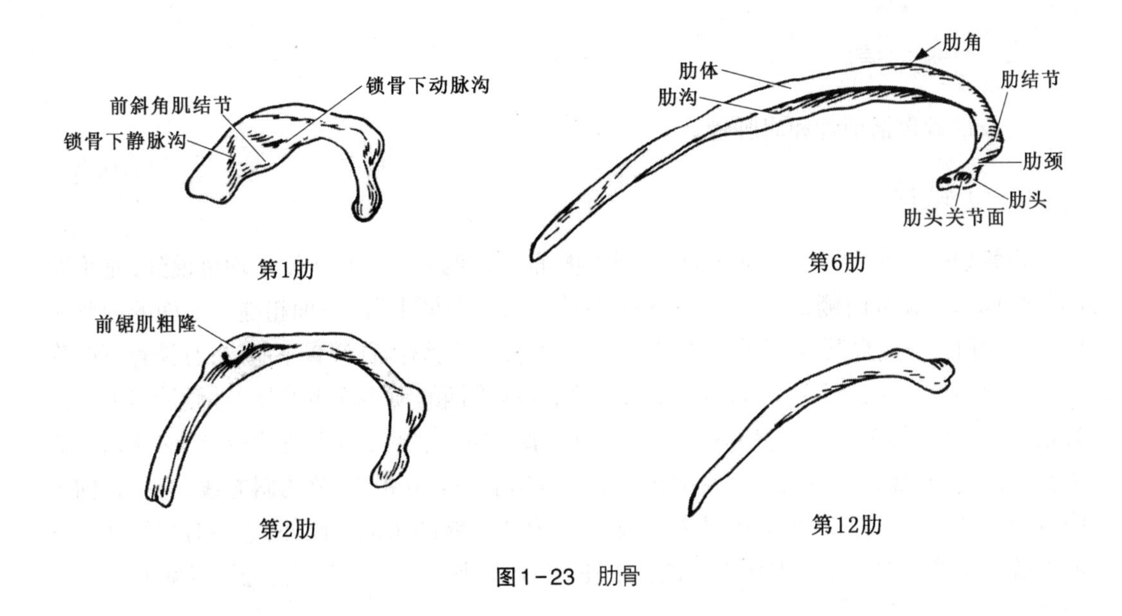

图1-23 肋骨

节面，关节面被一横行的**肋头嵴**分为上大、下小的两部分，分别与胸椎体的上、下肋凹相关节。肋头的外侧稍细部为**肋颈**，其上缘锐薄而粗糙，称为**肋颈嵴**，为肋横突前韧带的附着部。肋颈外侧稍隆起部，称为**肋结节**，上有关节面与胸椎的横突肋凹相关节。肋结节外侧有一弯曲较明显的地方，称为**肋角**。肋体有内外两面及上下两缘。内面近下缘处有**肋沟**，肋间血管和神经沿此沟走行，因此在胸后壁做胸腔穿刺时，应从肋骨上缘刺入，以免损伤血管。肋骨前端接肋软骨。

第1、第2、第10、第11、第12肋骨属特殊肋骨。第1肋骨上下扁而短，无肋角和肋沟，分为上下两面、内外两缘和前后两端。肋体上面稍近内缘处有一结节，称为**前斜角肌结节**，有前斜角肌附着。结节的前、后侧各有一浅沟，分别称为**锁骨下静脉沟**和**锁骨下动脉沟**，分别有锁骨下静脉和锁骨下动脉通过。第2肋骨较第1肋骨长而细，其形态介于第1肋骨与普通肋骨之间。第10肋骨的肋角与肋结节比较显著，两者之间的距离较远。第11肋骨无肋颈和肋结节，前端细小而游离。第12肋骨无肋颈、肋结节和肋沟，前端细小而游离。因第11、第12肋骨前端均游离在腹壁肌层中，故又称为**浮肋**。

（二）肋软骨

肋软骨为透明软骨，呈扁圆形，位于肋骨的前端。上7对肋软骨的内侧端与胸骨相连，第8～10肋软骨的内侧端未达胸骨，各与上位肋软骨的下缘以纤维结缔组织相连。

第四节 上 肢 骨

上肢骨包括上肢带骨和自由上肢骨，自由上肢骨借上肢带骨连于躯干骨，两侧共计64块。

一、上肢带骨

上肢带骨包括锁骨和肩胛骨。

（一）锁骨

锁骨（图1-24）呈“～”形弯曲，位于胸廓前上部两侧。全长于皮下均可摸到，是重要的骨性标志。锁骨内侧2/3凸向前，外侧1/3凸向后。上面平滑，下面粗糙。下面的内侧有卵圆形的粗面称为**肋粗隆**，有肋锁韧带附着；外侧有一浅纵沟称**锁骨下肌沟**，有锁骨下肌附着。内侧端粗大为**胸骨端**，末端有胸骨关节面，与胸骨柄的锁切迹相关节；外侧端扁平为**肩峰端**，末端有肩峰关节面，与肩胛骨的肩峰相关节。外侧端的下面靠近后缘处有一结节，称为**锥状结节**，有喙锁韧带附着。自锥状结节处有向前外方的粗线，称为**斜方线**，有斜方韧带附着。锁骨支撑肩胛骨，使肩胛骨离开胸廓，有利于上肢的运动。此外，它还对行经其下方的上肢大血管和神经起保护作用。锁骨中外1/3交界处较脆弱，易发生骨折，多见于幼儿。

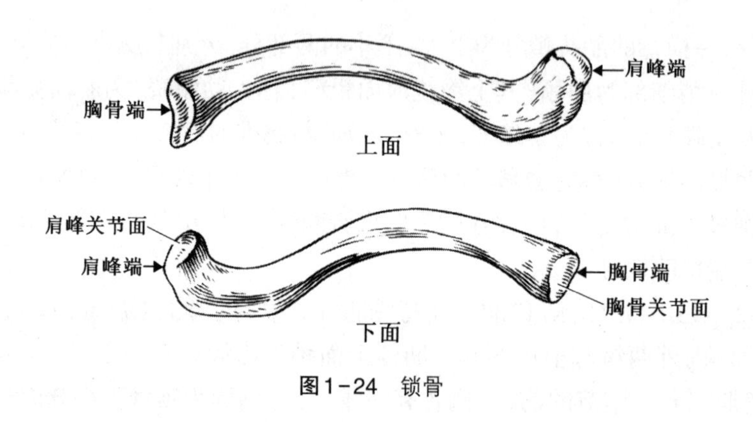

图1-24 锁骨

（二）肩胛骨

肩胛骨（图1-25）是三角形的扁骨，位于胸廓的后外侧，介于第2～7肋骨之间，底部向上，尖部朝下。可分为二面、三缘和三角。

前面为一大的浅窝，朝向肋骨，称为**肩胛下窝**。后面被一横列的**肩胛冈**分成上方的**冈上窝**和下方的**冈下窝**。肩胛冈的外侧端向前外伸展，高耸在关节盂上方称为**肩峰**。肩峰内侧缘有平坦的小关节面，与锁骨相关节。

上缘短而薄，其外侧端有一弯曲的指状突起，称为**喙突**，可在锁骨外1/3的下方摸到它的尖端；上缘近喙突根部有一切迹，称为**肩胛切迹**，有肩胛上神经通过。**内侧缘**薄而长，靠近脊柱，又称**脊柱缘**。**外侧缘**稍肥厚，邻近腋窝，又称**腋缘**。

上角和**下角**分别为内侧缘的上端和下端，分别平对第2肋和第7肋（或第7肋间隙），可作为体表标志。**外侧角**最肥厚，有梨形凹陷关节面，称为**关节盂**，与肱骨头相关节。关节盂的上、下方，各有一粗面，称为**盂上结节**和**盂下结节**，分别为肱二头肌长头和肱三头肌长头的附着部。关节盂的下方较细部分，称为**肩胛颈**。

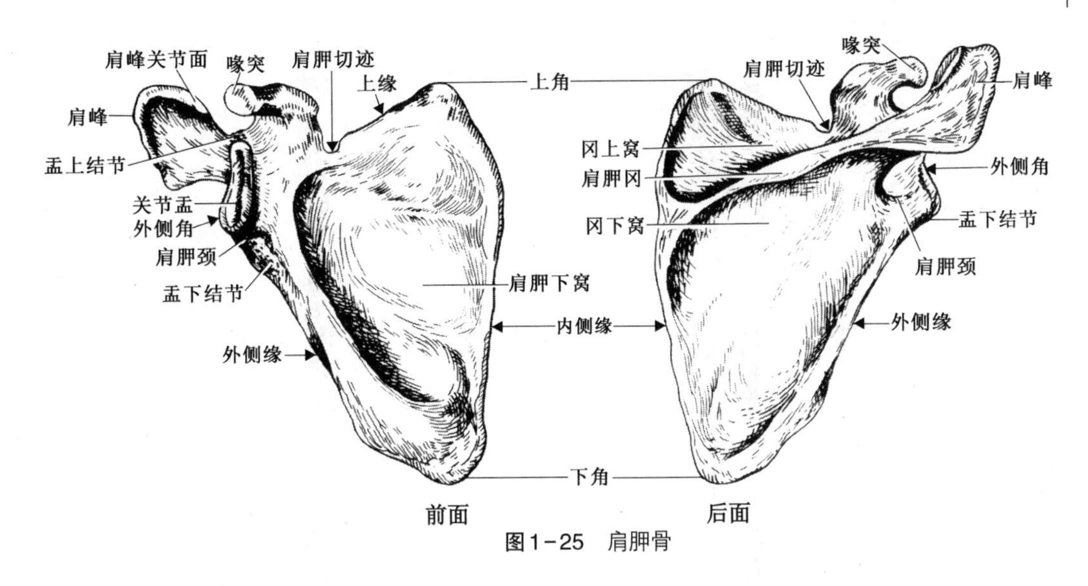

图1-25 肩胛骨

二、自由上肢骨

自由上肢骨包括肱骨、桡骨、尺骨和手骨。除手骨的腕骨外，其余均属长骨。

（一）肱骨

肱骨（图1-26）位于臂部，分为一体和两端。肱骨上端有半球形的**肱骨头**，与肩胛骨的关节盂相关节。肱骨头前下方的突起，称为**小结节**，为肩胛下肌的附着部。小结节外侧的隆起，称为**大结节**，为冈上肌、冈下肌和小圆肌的附着部。大、小结节之间的纵形浅沟称为**结节间沟**，有肱二头肌长头腱通过。两结节向下延长的骨嵴，分别称为**小结节嵴**和**大结节嵴**，前者为大圆肌和背阔肌的附着部，后者为胸大肌的附着部。大、小结节和肱骨头之间的环状沟，称为**解剖颈**，为肩关节囊的附着部。肱骨上端与体交界处稍细，称为**外科颈**，是骨折的易发部位。

肱骨体的中部外侧面有一粗糙呈“V”形的**三角肌粗隆**，为三角肌的附着部。体的后面有由内上斜向外下呈螺旋状的浅沟，称为**桡神经沟**，有桡神经和肱深动脉通过。因此，肱骨中段骨折或不适当应用止血带及全身麻醉后将臂后部紧压于手术台边缘过久时，均可损伤该神经。

肱骨下端前后扁平而略向前卷曲，外侧份有半球形的**肱骨小头**，与桡骨相关节。肱骨小头的上方有一浅窝，称为**桡窝**，当肘关节全屈时，桡骨头的前缘与此窝相接。肱骨下端的内侧份有形如滑车的**肱骨滑车**，与尺骨相关节。在滑车的前上方，有**冠突窝**，当屈肘时，尺骨的冠突嵌入其内。在滑车的后上方有一深窝，称为**鹰嘴窝**，当伸肘时，尺骨鹰嘴嵌入其内。肱骨小头的外上侧和肱骨滑车的内上侧各有一个突起，分别称为**外上髁**和**内上髁**，外上髁为肱桡肌、桡侧腕长伸肌、桡侧腕短伸肌、指伸肌、尺侧腕伸肌、旋后肌和桡侧副韧带的附着部，内上髁为旋前圆肌、桡侧腕屈肌、掌长肌、指浅屈肌、尺侧腕屈肌和尺侧副韧带的附着部。内上髁的后下方有一浅沟，称为**尺神经沟**，有尺神经通过。当肱骨内上髁骨折时，易损伤尺神经。

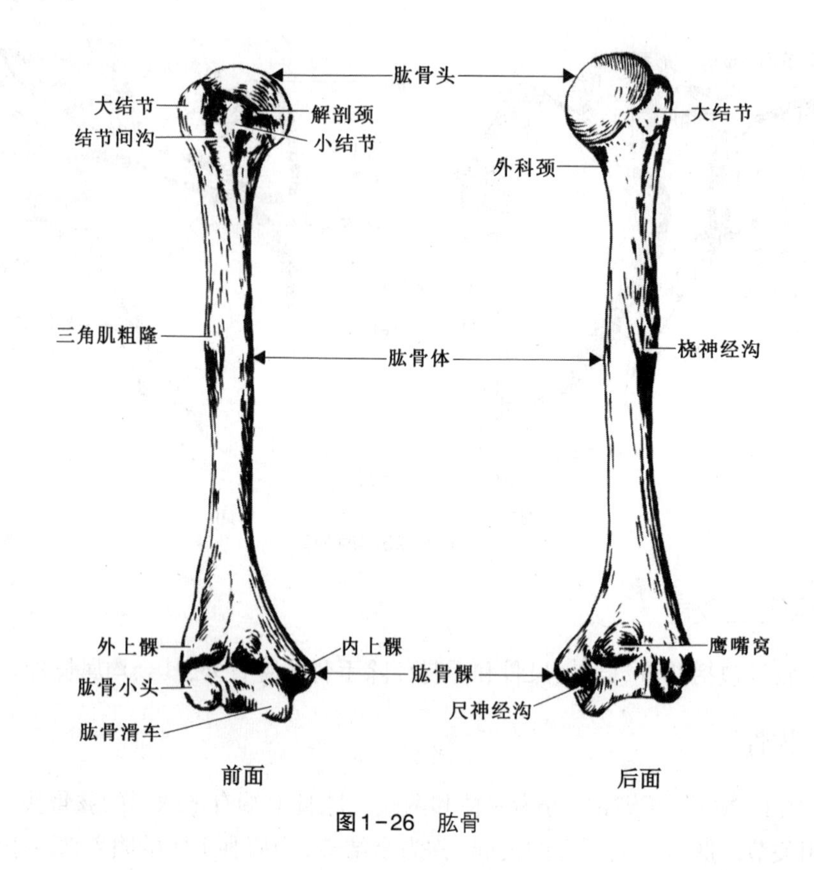

图1-26　肱骨

（二）桡骨

桡骨（图1-27）位于前臂外侧部，分为一体两端。桡骨上端细小，有稍为膨大的**桡骨头**，头的上面凹陷，称为**关节凹**，与肱骨小头相关节；头的周缘有光滑的关节面，称为**环状关节面**，与尺骨的桡切迹相关节。头下方缩细的部分，称为**桡骨颈**，颈的内下方有一粗糙隆起，称为**桡骨粗隆**，有肱二头肌腱附着。

桡骨体呈三棱柱形，体的前后两面之间的内侧缘，称为**骨间缘**，为前臂骨间膜的附着部；外侧面中点的粗糙面，称为**旋前圆肌粗隆**，为旋前圆肌的附着部。

桡骨下端粗大，内侧面半圆形的凹面，称为**尺切迹**，与尺骨头相关节；下端的外侧面粗糙，有向下突出的锥状突起，称为**桡骨茎突**，为肱桡肌、腕桡侧副韧带的附着部，此面还有两条浅沟，有拇长展肌和拇短伸肌腱通过；下端的下面为**腕关节面**，与腕骨相关节。

（三）尺骨

尺骨（图1-27）位于前臂内侧部，分为一体两端。尺骨上端较为粗大，前面有一半月形的深凹，称为**滑车切迹**，与肱骨滑车相关节。滑车切迹中部较为狭窄，常为鹰嘴骨折发生的部位。在切迹的上、下方各有一突起，分别称为**尺骨鹰嘴**和**冠突**，冠突外侧面的椭圆形凹陷，称为**桡切迹**，与桡骨头相关节。冠突前下方的粗糙隆起，称为**尺骨粗隆**，为肱肌的附着部。

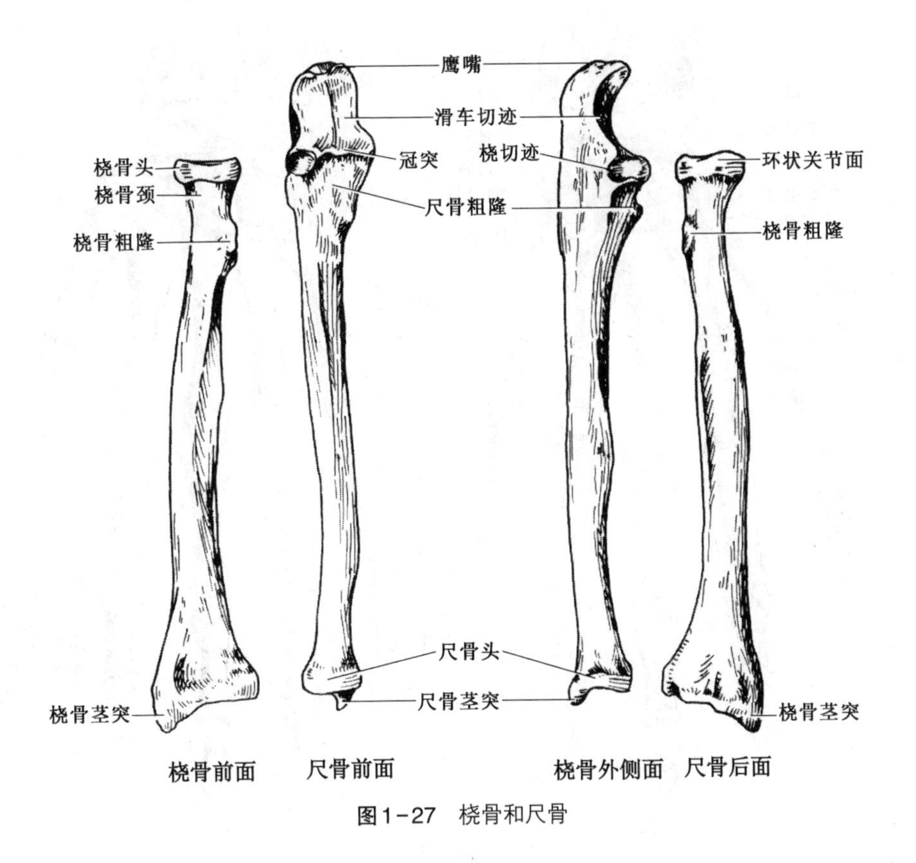

图1-27 桡骨和尺骨

尺骨体呈三棱柱形，体的前后两面之间的外侧缘，称为**骨间缘**，与桡骨的骨间缘相对，为前臂骨间膜的附着部。

尺骨下端较为狭细，有呈球状的**尺骨头**。头的边缘为平滑的关节面，称为**环状关节面**，与桡骨的尺切迹相关节。尺骨头的后内侧有向下的突起，称为**尺骨茎突**，为腕尺侧副韧带的附着部。

（四）手骨

手骨（图1-28）分为腕骨、掌骨及指骨。

1. **腕骨** 腕骨位于手腕部，由8块小的短骨组成，排成两列，每列各有4块。由桡侧向尺侧，近侧列依次为**手舟骨**、**月骨**、**三角骨**和**豌豆骨**；远侧列依次为**大多角骨**、**小多角骨**、**头状骨**和**钩骨**。各腕骨均以相邻的关节面构成**腕骨间关节**。近侧列的手舟骨、月骨、三角骨共同形成腕关节的关节头，与桡骨下端的腕关节面和尺骨下方的关节盘相关节，而豌豆骨则位于三角骨的掌侧。远侧列的腕骨与掌骨底相关节。各腕骨相互连结，背面隆起，掌面凹陷而成**腕骨沟**，沟的上方有腕横韧带所跨过，形成**腕管**，管内有正中神经和屈肌腱通过。腕骨沟的内、外侧各有一隆起，分别称为**腕尺侧隆起**和**腕桡侧隆起**，前者由豌豆骨与钩骨构成，后者由舟骨结节和大多角骨结节构成。

2. **掌骨** 掌骨共5块，由桡侧向尺侧，分别称为第1～5掌骨。掌骨的近侧端为**底**，接腕骨；远侧端为**头**，接指骨；头、底之间的部分为**体**。握拳时，头即显露于皮下。

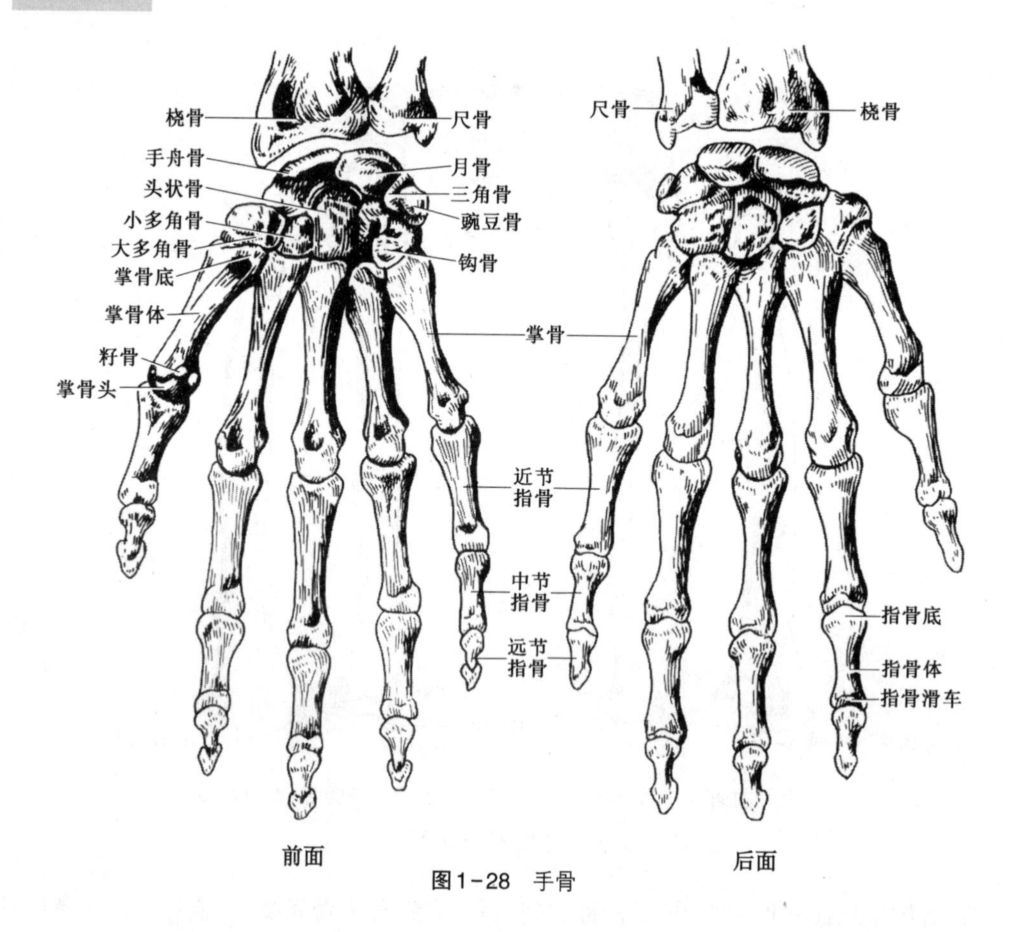

图1-28 手骨

3. **指骨** 指骨共14节。拇指有2节指骨，其余指各有3节。由近侧至远侧依次为**近节指骨**、**中节指骨**和**远节指骨**。指骨的近侧端为**底**，中部为**体**，远侧端为**滑车**。远节指骨远侧端无滑车，其掌面有粗糙隆起，称为**远节指骨粗隆**（**甲粗隆**）。握拳时，滑车即显露于皮下。

第五节 下肢骨

下肢骨分为下肢带骨和自由下肢骨，自由下肢骨借下肢带骨连于躯干骨。两侧共计62块。

一、下肢带骨

下肢带骨由一对髋骨组成。**髋骨**（图1-29、图1-30）位于躯干下端的两侧，为一形状不规则的扁骨。髋骨的外侧面有一深窝，称为**髋臼**，与股骨头相关节；髋臼的中央深而粗糙，称为**髋臼窝**，其骨壁很薄，可因疾病破坏或外伤被股骨头所穿通；窝的周围有平滑的**月状面**，髋臼边缘的下部一切迹，称为**髋臼切迹**。髋骨的前下份有一大孔，称为**闭孔**。幼儿时期的髋骨，由后上方的髂骨、后下方的坐骨和前下方的耻骨组成。三骨互借软骨相连，至15～16岁时，软骨骨化，三骨逐渐融合成为一块髋骨。

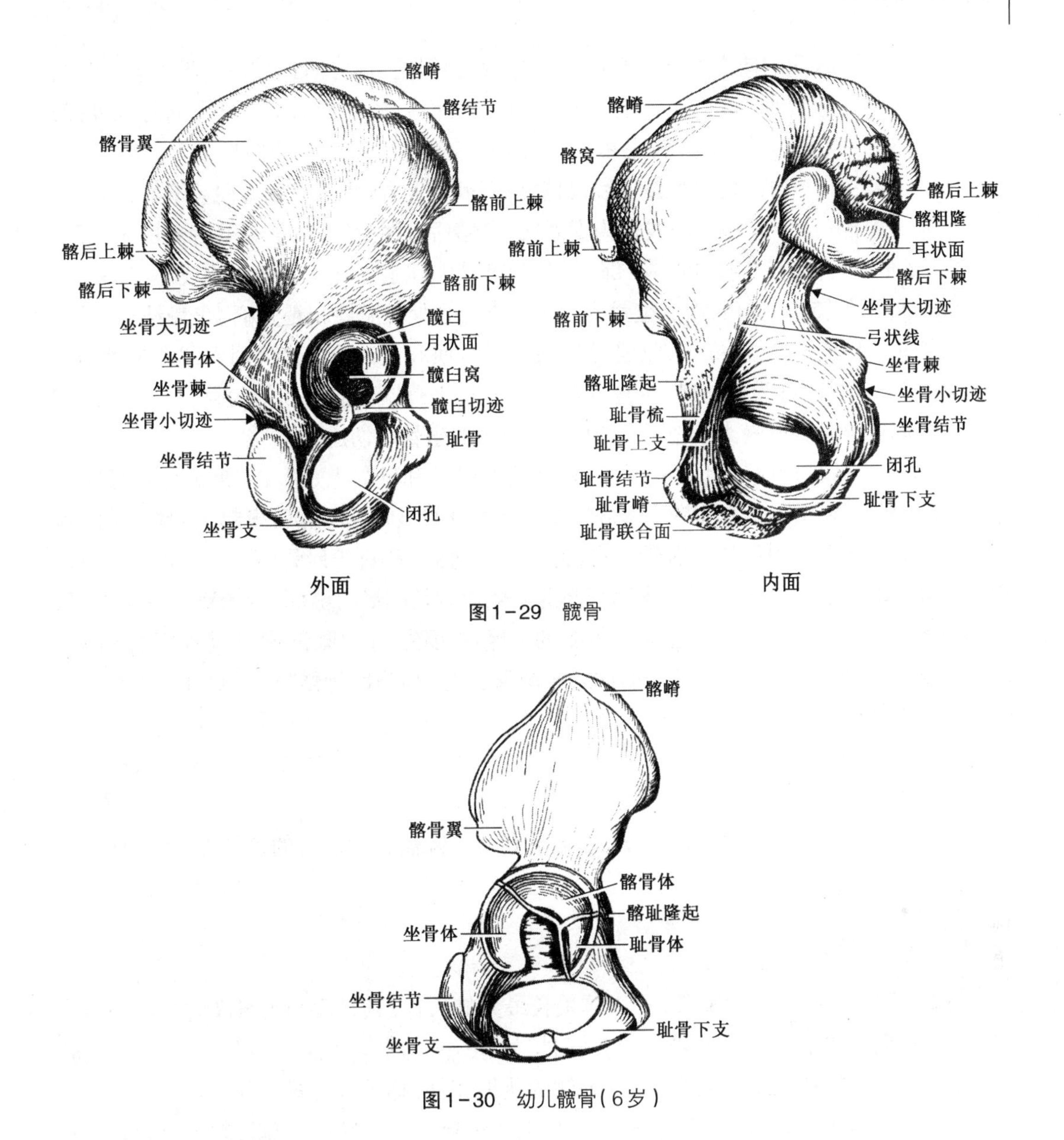

图1-29 髋骨

图1-30 幼儿髋骨（6岁）

1. **髂骨** 髂骨构成髋骨的后上部，可分为髂骨体和髂骨翼。**髂骨体**肥厚，构成髋臼的上部。**髂骨翼**是髋臼上方扁阔的部分，其上缘增厚称为**髂嵴**，两侧髂嵴最高点的连线，约平第4腰椎棘突，可作为腰椎穿刺的定位标志。髂嵴的内、外两缘均呈锐线，分别称为**内唇**和**外唇**，前者为腹横肌和腰方肌的附着部，后者为阔筋膜张肌、腹外斜肌和背阔肌的附着部。内、外两唇之间有一条不明显的隆线，称为**中间线**，为腹内斜肌的附着部。髂嵴前后两端分别称为**髂前上棘**和**髂后上棘**，前者为腹股沟韧带和缝匠肌的附着部，后者为骶结节韧带、骶髂后长韧带和多裂肌的附着部；两者的下方各有一突起，分别称为**髂前下棘**和**髂后下棘**，前者为腹直肌的附着部，后者为骶结节韧带的附着部。髂前上棘后方5～7 cm处，髂嵴向外侧的突起，称为**髂结节**。髂骨翼内面的大浅窝，称为**髂窝**，为骨盆的侧壁。髂窝下界有圆钝的骨嵴，称为**弓状线**。髂骨翼后下方粗糙的关节面，称为**耳状面**，与骶骨耳状面相关节。耳状面的前方及下方有浅沟围绕，称为**附关节沟**，有骶髂前韧带附着。耳状面的后上方有一粗糙面，称为**髂粗隆**，为竖脊肌和骶髂后短韧带的附着部。髂骨翼外面，前方较长的粗线，称为**臀前线**（**臀上线**），自髂前上棘后侧，呈弓状弯向后下方，终于坐骨大切迹的上部；下方的粗线称为**臀下线**，自髂前下棘后上方，也呈弓状弯向后下方，终于坐骨大切迹的中部；后方较短的粗线称为**臀后线**，自髂后上棘前侧，向下达髂后下棘的前方。

2. **坐骨** 坐骨构成髋骨的后下部，可分为坐骨体和坐骨支。**坐骨体**构成髋臼的后下部，较肥厚，下份转折向前面而成**坐骨支**。体与支会合处较肥厚粗糙，称为**坐骨结节**，为股二头肌长头、半腱肌、半膜肌、大收肌、股方肌、下孖肌和骶结节韧带的附着部。坐骨结节的上后方有一锐棘，称为**坐骨棘**，为尾骨肌、肛提肌、上孖肌和骶棘韧带的附着部。坐骨棘的上方为属于髂骨的**坐骨大切迹**，下方为属于坐骨的**坐骨小切迹**。

3. **耻骨** 耻骨构成髋骨的前下部，可分为耻骨体和耻骨上、下支。**耻骨体**构成髋臼的前下部，较肥厚。耻骨体与髂骨体结合处的上面有明显隆起的**髂耻隆起**，为髂耻弓的附着部。自耻骨体向前内侧伸出**耻骨上支**，此支向下弯曲，移行于**耻骨下支**。耻骨下支与坐骨支连接，围成闭孔。耻骨上、下支移行部的内侧面有长圆形粗糙面，称为**耻骨联合面**，与对侧的相应面构成耻骨联合。在耻骨上支的上缘薄而锐，称为**耻骨梳**，为腹股沟镰、陷窝韧带及反转韧带的附着部；耻骨梳前端终于圆形突起，称为**耻骨结节**，为腹股沟镰和腹股沟韧带的附着部。

二、自由下肢骨

自由下肢骨包括股骨、髌骨、胫骨、腓骨和足骨。除髌骨和足骨的跗骨外，其余均属于长骨。

（一）股骨

股骨（图1-31）位于大腿部，为人体最长最大的长骨，其长度约占身高的1/4，分为一体两端。股骨上端有球形的**股骨头**，与髋臼相关节。头的中央稍靠下侧有一小窝，称为**股骨头凹**，为股骨头韧带的附着部。头下外侧的狭细部分，称为**股骨颈**。颈与体交界处有两个隆起，上外侧的方形隆起为**大转子**，下内侧的为**小转子**，前者有臀中肌、臀小肌和梨状肌附着，后者有髂腰肌附着。大小转子之间，前面有**转子间线**相连，后面有**转子间嵴**相接。大转子内侧面的凹陷，称为**转子窝**，为闭孔外肌、上孖肌和下孖肌的附着部。颈与体以约130°角相交，称为**颈干角**。在矫正髋部手术时，应维持这个角度，才能适应负重的需要。

股骨体稍微向前凸，前凸12°～15°，体的后面中部有一纵行的骨嵴，称为**粗线**。此嵴分为**内侧唇**和**外侧唇**，外侧唇向上终于一粗糙部，称为**臀肌粗隆**，为臀大肌的附着部；内侧唇又分为两条线：1条终于小转子，称为**耻骨肌线**，为耻骨肌的附着部，1条终于转子间线。内、外侧唇之间在股骨体下部形成1个三角形平面，称为**腘面**。

股骨下端有两个膨大，分别称为**内侧髁**和**外侧髁**。髁的前面、下面和后面都是光滑的关节面，分别与髌骨和胫骨相关节。两髁之间的深窝，称为**髁间窝**。窝的外侧壁后部为前交叉韧带的附着部，窝的内侧壁前部为后交叉韧带的附着部。髁间窝与腘面之间，有1条

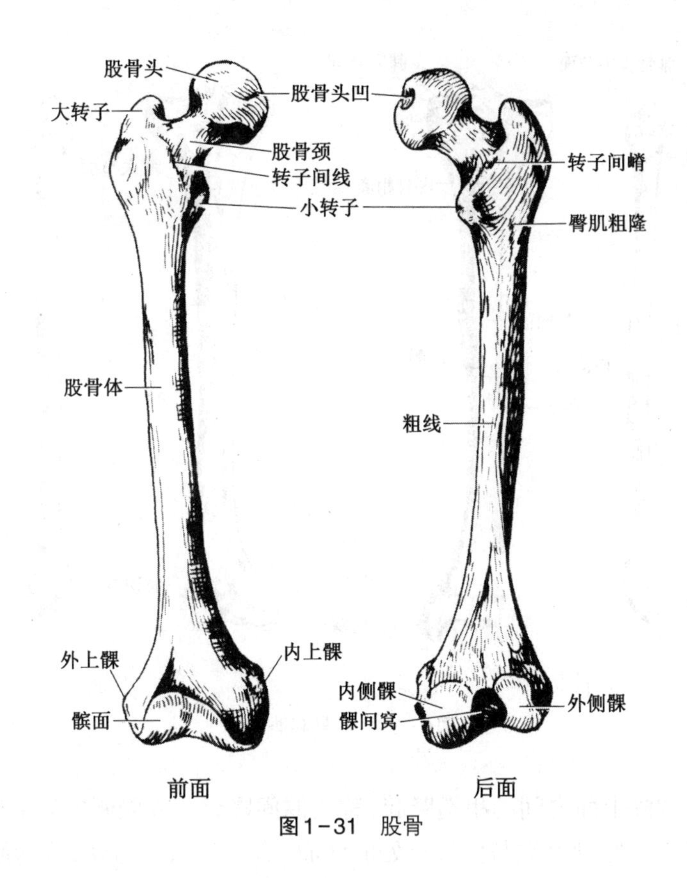

图1-31　股骨

横隆线，称为**髁间线**，为关节囊及腘斜韧带的附着部。内侧髁的内侧面和外侧髁的外侧面均粗糙而隆起，分别称为**内上髁**和**外上髁**。内上髁较大，为膝关节胫侧副韧带的附着部；髁的顶部有三角形的小结节，称为**收肌结节**，有大收肌腱附着；结节的后面有三角形小面，为腓肠肌内侧头的附着部。外上髁较小，为膝关节腓侧副韧带的附着部；髁的下侧有一深沟，称为**腘肌沟**，屈膝时，有腘肌腱经过；髁的上侧有一粗面，为腓肠肌外侧头的附着部。

（二）髌骨

髌骨（图1-32）为人体内最大的籽骨，位于股四头肌腱内，有维护膝关节正常功能的作用。全骨扁平，呈三角形，上宽下尖，前面粗糙，后面有光滑的关节面，与股骨两髁前方的髌面相关节。髌骨的上缘称为**髌底**，上缘、内侧缘和外侧缘均有股四头肌腱附着；下端为**髌尖**，有髌韧带附着。髌骨的位置浅表，可因外力直接打击而出现骨折。

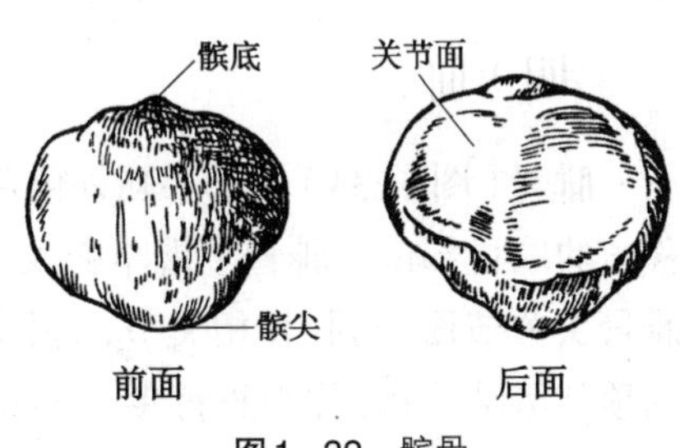

图1-32　髌骨

（三）胫骨

胫骨（图1-33）位于小腿内侧部，是小腿主要负重的骨，故较粗壮，可分为一体及两端。胫骨上端有膨大，向两侧突出，分别称为**内侧髁**和**外侧髁**。两髁上面有**关节面**，与股

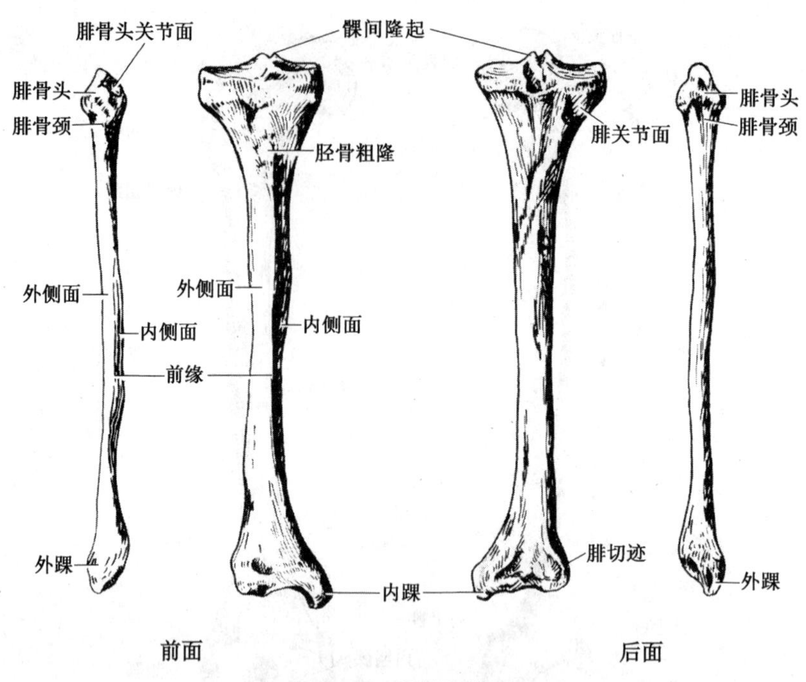

图1-33 胫骨和腓骨

骨两髁相关节。两髁上面之间的粗糙隆起，称为**髁间隆起**。外侧髁的后下侧有**腓关节面**，与腓骨头相关节。在胫骨上端与体移行处的前面，有一三角形粗隆，称为**胫骨粗隆**，有髌韧带附着。

胫骨体呈三棱柱形，其前缘和内侧面紧贴皮下，体表都可摸到；内侧缘上部为胫侧副韧带的附着部；外侧缘为**骨间缘**，为小腿骨间膜的附着部。胫骨后面上份有斜向下内的**比目鱼肌线**，为比目鱼肌的附着部。

胫骨下端的内侧面凸隆，称为**内踝**；外侧面有**腓切迹**，与腓骨相连结。下端的后面粗糙，有内、外两条沟，内侧者较深，称为**踝沟**，有胫骨后肌腱及趾长屈肌腱通过；外侧者平浅，有踇长屈肌腱通过。胫骨下端的下面和内踝的外侧面有关节面，与距骨相关节。

（四）腓骨

腓骨（图1-33）位于小腿外侧部，可分为一体及两端。腓骨为细长的长骨，常作为骨移植的取材部位。腓骨上端略膨大，称为**腓骨头**。腓骨头的内侧面有圆形的关节面，称为**腓骨头关节面**，与胫骨相关节；外侧面有一粗隆，为股二头肌及腓侧副韧带的附着部。头的顶部呈结节状，称为**腓骨尖**，为肌及韧带的附着部；头的下方变细，称为**腓骨颈**，有腓总神经绕过。腓骨头浅居皮下，为重要的骨性标志，在腓骨头前下方凹陷处为“阳陵泉穴”的位置。

腓骨体呈三棱柱形，其内侧缘为**骨间缘**，为小腿骨间膜的附着部。

腓骨下端膨大为**外踝**，比内踝长而显著。外踝内侧面有**外踝关节面**，与距骨相关节；外踝后缘呈浅沟状，称为**踝沟**，有腓骨长肌腱和腓骨短肌腱通过。

（五）足骨

足骨（图1-34）可区分为跗骨、跖骨及趾骨。

1. **跗骨** 跗骨属于短骨，共7块，即**距骨**、**跟骨**、**骰骨**、**足舟骨**及3块**楔骨**。跟骨在后下方，其后端隆突称为**跟骨结节**，有跟腱附着；跟骨上部内侧有一扁平的突起，称为**载距突**；载距突的下面有自后上方向前下方的浅沟，称为**踇长屈肌腱沟**，有踇长屈肌腱通过。距骨在跟骨的上方，距骨上方的**距骨滑车**与胫、腓骨的下端相关节。跟骨前方接骰骨。距骨前方接足舟骨。足舟骨内侧面有一向下方的圆形粗隆，称为**舟骨粗隆**，为胫骨后肌腱的附着部。足舟骨的前方为3块楔骨，由内侧向外侧排列为**内侧楔骨**、**中间楔骨**和**外侧楔骨**。各跗骨的相邻面都有关节面相关节。

2. **跖骨** 跖骨属于长骨，相当于手的掌骨，共5块，从内侧向外侧依次称为第1～5跖骨。每块跖骨可分为**底**、**体**和**头**三部。第1～3跖骨底与楔骨相关节，第4、第5跖骨底与骰骨相关节。跖骨头与趾骨相关节。第5跖骨底向外侧的突起，称为**第5跖骨粗隆**，为腓骨短肌和第三腓骨肌的附着部。

3. **趾骨** 趾骨属于长骨，共14块，相当于手的指骨，比手指骨短小，其数目和命名与指骨相同。踇趾为2节，其余各趾均为3节。

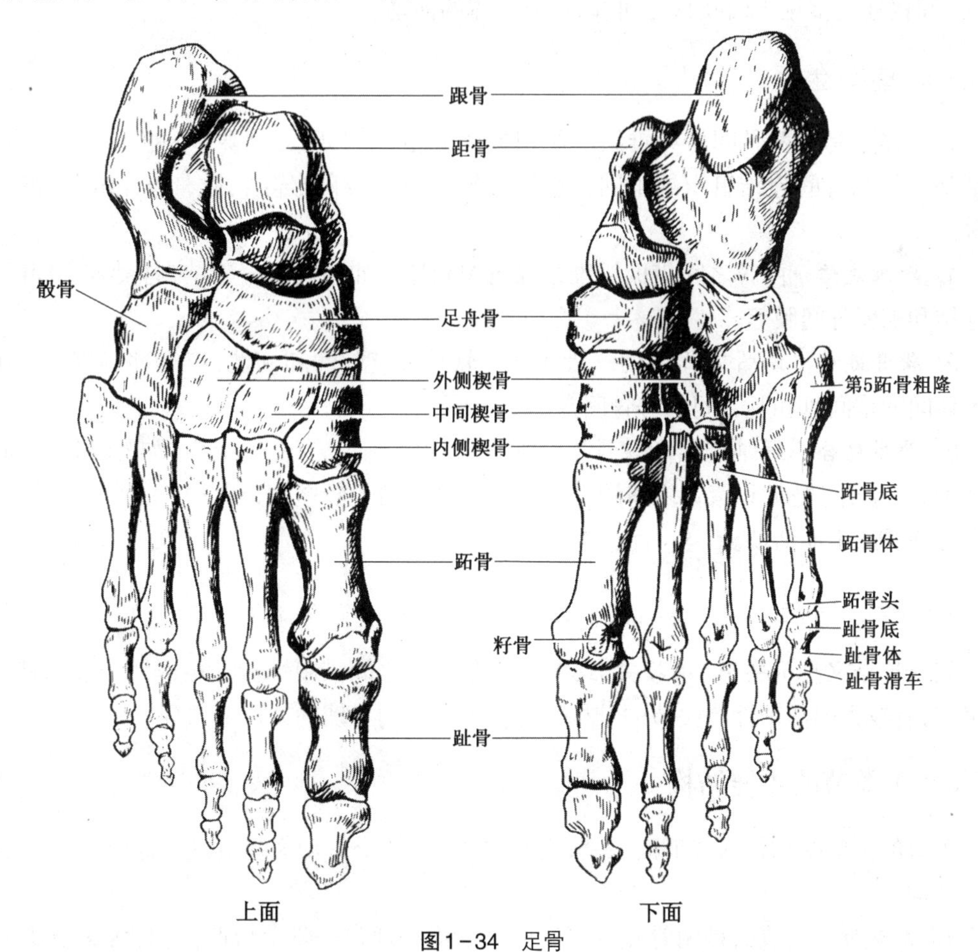

图1-34 足骨

第二章　关 节 学

第一节　概　　述

骨与骨之间的连结，称为**骨连结**。有关骨连结方面的系统知识，称为**关节学**。按照人体各部骨连结的不同方式，可分为直接连结和间接连结两种。直接连结多位于颅骨和躯干骨；间接连结多见于四肢骨之间，以适应人体的活动。

一、直接连结

直接连结是指两骨间借纤维结缔组织或软骨相连，其间无间隙，不能活动或仅有少许活动。根据骨间连结组织的不同，直接连结又可分为纤维连结、软骨连结和骨性结合三种。

1. **纤维连结**　两骨之间借助纤维结缔组织相连。如颅骨的缝连结、椎骨棘突间的韧带连结和前臂骨间膜等。

2. **软骨连结**　两骨之间借助软骨相连。软骨具有弹性和韧性，有缓冲震荡的作用，如椎体间的椎间盘和耻骨间的耻骨间盘。

3. **骨性结合**　纤维连结和软骨连结如发生骨化，则成为骨性结合，如各骶椎之间的骨性融合，坐骨、耻骨和髂骨之间的骨性结合。骨性结合较坚固，骨化后原相邻两骨连成一体，无间隙，不能活动。

二、间接连结

间接连结又称为**关节**、**滑膜关节**，其特点是两骨之间借膜性囊互相连结，其间有腔隙及滑液，有较大的活动性。关节的结构可分为主要结构和辅助结构两部分。

（一）关节的主要结构

关节的主要结构包括关节面、关节囊和关节腔（图2-1），这些结构为每个关节必有的基本结构。

1. **关节面**　关节面是两骨互相接触的光滑面。通常一骨形成凸面，称为**关节头**；另

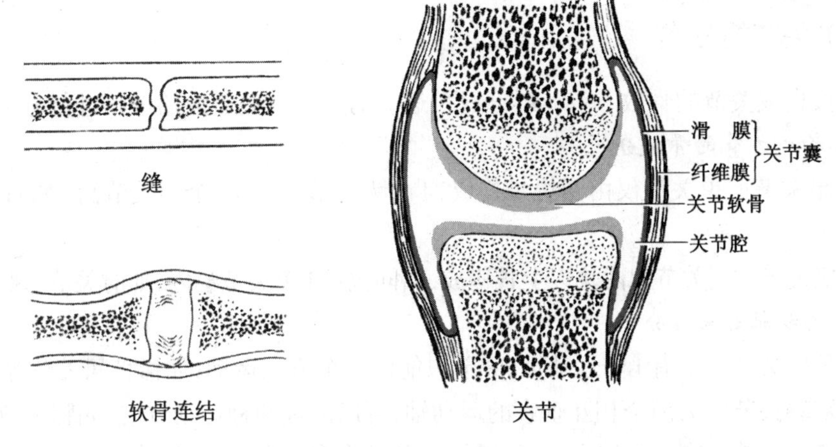

图2-1　关节结构的模式图

一骨形成凹面，称为**关节窝**。关节面覆盖一层关节软骨，多数为透明软骨，关节软骨很光滑，可减少运动时的摩擦，同时软骨富有弹性，可以减缓运动时的冲击。

2. *关节囊*　关节囊由结缔组织构成，附着于关节面周缘及附近的骨面上，封闭关节腔，在结构上可分为纤维膜和滑膜两层。

（1）**纤维膜**　纤维膜为外层，由致密结缔组织构成，附着于关节面周围的骨面上，并与骨膜连续。

（2）**滑膜**　滑膜居内层，薄而光滑，由疏松结缔组织构成，紧贴纤维膜的内面，并附着于关节软骨的周缘。滑膜表面光滑，具有丰富的血管网，能产生滑液，能滑润关节软骨面，以减少关节运动时关节软骨间的摩擦，并营养关节软骨。

有些关节的滑膜面积大于纤维膜，可形成皱襞，突入关节腔，构成**滑膜襞**；有时滑膜也可经纤维膜的薄弱处呈囊状向外突出，形成**滑膜囊**，滑膜囊多位于肌腱与骨面之间，可减少肌活动时与骨面之间的摩擦。

3. *关节腔*　关节腔为关节囊滑膜层与关节软骨之间所围成的密闭窄隙，内含有少量滑液。关节腔内呈负压，对维持关节的稳固性有一定的作用。

（二）关节的辅助结构

关节除具有上述基本结构外，某些关节为适应其特殊功能，需要一些辅助结构，包括韧带、关节盘和关节唇（图2-1）。

1. *韧带*　韧带呈束状或膜状，由致密纤维结缔组织构成，位于关节周围或关节囊内，分别称为**囊外韧带**或**囊内韧带**。有增加关节的稳固性和限制关节运动的作用。

2. *关节盘*　关节盘由纤维软骨构成，通常呈圆盘状，周边较厚，中央略薄。有的则呈半月形，如半月板。关节盘位于两骨的关节面之间，周缘与关节囊愈合，将关节腔分为两部分。关节盘使两骨关节面更为适合，能增加关节的运动范围，并有缓和与减少外力冲击和震荡的作用。

3. *关节唇*　关节唇为附着于关节窝周缘的纤维软骨环，有加深关节窝并扩大关节面的作用，使关节更加稳固，如盂唇和髋臼唇。

（三）关节的分类

一般按构成关节的骨数、运动轴的数目、运动的方式及关节面的形状进行分类。

1. *按构成关节的骨数分*

（1）**单关节** 单关节仅由两块骨构成，1个为关节头，另1个为关节窝，如肩关节、指骨间关节等。

（2）**复关节** 复关节由两块以上骨构成，共同包在1个关节囊内，如肘关节、踝关节等。

2. *按运动轴的数目分*

（1）**单轴关节** 只有1个运动轴，关节只能向一个方向运动，如指骨间关节等。

（2）**双轴关节** 为两个相互垂直的运动轴，可以出现两种运动方向，如腕关节等。

（3）**多轴关节** 有两个以上的运动轴，关节可作多种方向的运动，如肩关节等。

3. *按运动的方式分*

（1）**单动关节** 能单独进行运动，如肩关节、膝关节等。

（2）**联合关节** 由两个或两个以上的关节同时进行运动，如两侧的颞下颌关节、桡尺远侧关节与桡尺近侧关节等。

4. *按关节面的形状分*

（1）**球窝关节** 关节头较大，呈球形，而关节窝较小且浅，如肩关节。

（2）**杵臼关节** 其外形与球窝关节相似，但关节窝较深，包绕关节头的大部分，但运动范围受到一定的限制，如髋关节。

（3）**椭圆关节** 关节头及关节窝的关节面均呈椭圆形，可做冠状轴及矢状轴的运动，如腕关节、寰枕关节。

（4）**鞍状关节** 两骨的关节面均呈鞍状，彼此相互形成十字形交叉接合，好似握手的方式，因此每一骨的关节面既是关节头又是关节窝，可做冠状轴及矢状轴的运动，如第1腕掌关节等。

（5）**屈戌关节** 又名**滑车关节**，关节头呈横柱形，关节窝为横沟状，可做冠状轴的运动，如指骨间关节等。

（6）**蜗状关节** 为屈戌关节的变形，关节面偏斜，其运动轴与骨的长轴不成直角，如肘关节等。

（7）**车轴关节** 由圆柱状的关节头与凹面状的关节窝构成。关节面位于骨的侧方，骨围绕与骨长轴平行的垂直轴旋转，如寰枢正中关节、桡尺近侧关节等。

（8）**平面关节** 两骨的关节面均平坦而光滑，大小一致，可做轻微的滑动及回旋，如跗跖关节等。

（四）关节的运动

一般关节都是围绕一定的轴做运动的。关节的运动与关节面的形态有密切关系，其运动的形式基本上可依照关节的3种轴而分为3组拮抗性的动作。

1. *屈和伸* 指关节绕冠状轴进行的运动。运动时两骨互相靠拢，角度缩小的称为屈；反之，角度加大的则称为伸。在髋关节以上，前折为屈，反之为伸；膝关节以下，后折为屈，反之为伸。

2. **内收和外展**　通常是关节绕矢状轴的运动。运动时骨向躯干或正中矢状面靠拢者，称为内收（或收）；反之，离开躯干或正中矢状面者称外展（或展）。

3. **旋内和旋外**　骨环绕垂直轴进行的运动，称为**旋转**。骨的前面转向内侧的称为旋内；反之，转向外侧的称为旋外。在前臂，桡骨是围绕通过桡骨头和尺骨头的轴线旋转的，其"旋内"即将手掌向内侧转，手背转向前方的运动，使桡骨和尺骨交叉的运动，又称**旋前**；其"旋外"即将手掌恢复到向前，手背转向后方的运动，使桡骨和尺骨并列的运动，又称**旋后**。

4. **环转**　凡二轴或三轴关节可做环转运动，即关节头原位转动，骨的远端可做圆周运动，运动时全骨描绘出一圆锥形的轨迹。环转运动实为屈、展、伸、收的依次连续运动，也是冠状轴和矢状轴做交替运动的结果。

5. **滑动**　一骨的关节面在另一骨的关节面上滑动，如跗跖关节等。

第二节　颅骨的连结

各颅骨之间，大多是借缝或软骨相互连结，彼此结合得很牢固。舌骨借韧带和肌与颅底相连，只有下颌骨与颞骨之间构成颞下颌关节。

颞下颌关节（图2-2）又名**下颌关节**。

1. **组成**　由下颌骨的下颌头与颞骨的下颌窝和关节结节构成。

2. **特点**　关节面覆盖一层纤维软骨。关节囊松弛，上方附着于关节结节和下颌窝的周缘（关节结节包裹在关节囊内），向下附着于下颌头下方。关节囊前部薄，后部厚。关

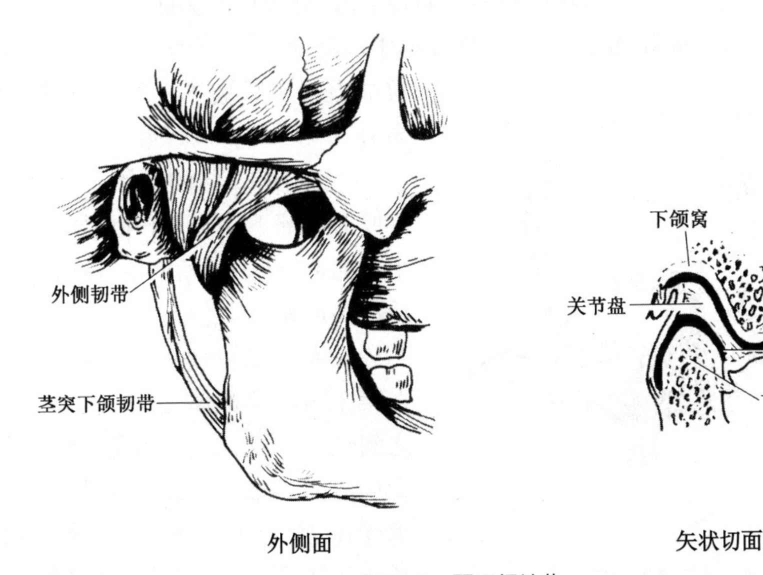

图2-2　颞下颌关节

节腔内有关节盘，其周缘与关节囊相连，将关节腔分为上、下两部分。关节囊周围有下列韧带加固。

（1）**颞下颌韧带**（图2-2） 又名**外侧韧带**，呈三角形，上宽下窄，与关节囊的外侧壁愈合。起自颞骨颧突的下缘，止于下颌头和下颌颈。此韧带有限制下颌头向前方运动的作用。

（2）**茎突下颌韧带**（图2-2） 位于咬肌和翼内肌之间，起自颞骨茎突，止于下颌角和下颌支的后缘。

3. **运动** 颞下颌关节的运动关系到咀嚼、语言和表情等功能，必需左右同时运动，属联合关节，能做开口、闭口、前进、后退和侧方运动。当张口时，下颌头和关节盘一起滑到关节结节的下方。倘若张口过大、过猛，关节囊又松弛，下颌头和关节盘向前滑到关节结节的前方而不能退回关节窝，形成颞下颌关节前脱位。闭口时，下颌头和关节盘一起滑回关节窝。前进和后退运动是下颌头和关节盘一起对下颌窝做前后滑动。侧方运动是一侧的下颌头对关节盘做旋转运动，而对侧的下颌头和关节盘对关节窝做前进运动。

第三节 躯干骨的连结

一、椎骨间的连结

（一）椎间盘

椎间盘（图2-3）位于相邻两椎体之间，为连结相邻两个椎体之间的纤维软骨盘，由周围部和中央部两部分组成。其周围部为**纤维环**，由多层呈环形排列的纤维软骨环构成，前宽后窄，围绕在髓核的周围，可防止髓核向外突出，纤维环坚韧而有弹性；中央部为**髓核**，是一种富有弹性的胶状物质，位于椎间盘的中部稍偏后方，有缓和冲击的作用。髓核被限制在纤维环之内，施加压力则有向外膨出的趋势。椎间盘的形态与大小，一般与所连结的椎体上、下面相似。其厚薄各部不同，以脊柱胸段中部最薄，由此向上、向下逐渐增厚，故脊柱腰段的活动性最大。

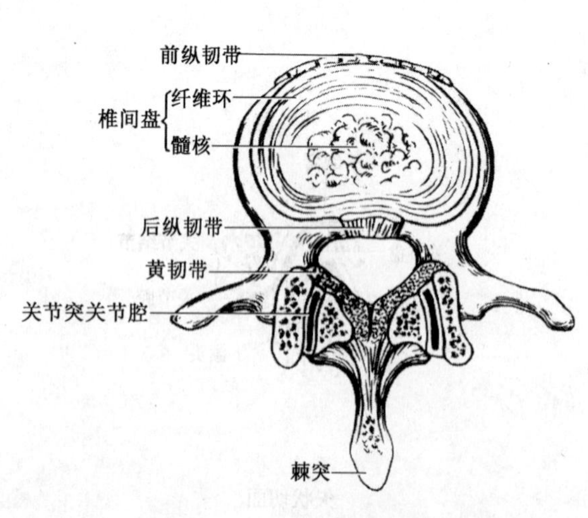

图2-3 椎间盘（腰椎上面）

成人的椎间盘共有23块，最上一个在第2、第3颈椎体之间（第1、第2颈椎之间缺如），最末一个在第5腰椎体与骶骨底之间。椎间盘除连结椎体外，还可承受压力，吸收震荡，减缓冲击以保护脑。此外，它还有利于脊柱向各方运动。

在脊柱运动时，椎间盘可相应地改变形状。当脊柱向前弯曲时，椎间盘的前份被挤压变薄，后份增厚，伸直时又恢复原状。椎间盘后部较薄弱，但椎体正后方有后纵韧带加固，而椎间盘的后外侧部无韧带加固较薄弱。当成年人由于椎间盘的退行性改变，在过度劳损、体位骤变、猛力动作或暴力撞击下，使纤维环破裂时，髓核多向后外侧脱出，突入椎管或椎间孔，常压迫相邻的脊髓或脊神经根，形成椎间盘突出症。由于腰椎的活动度较大，故此病多发生于腰部。

（二）韧带

1. **前纵韧带**（图2-4）　为全身最长的韧带，很坚韧，位于椎体的前面。上起自枕骨大孔前缘的咽结节，向下经寰椎前结节及各椎体的前面，止于第1或第2骶椎体的前面。胸部前纵韧带窄而略厚，颈腰部宽而略薄。其浅层纤维可跨越3～4个椎体，中层纤维可跨越2～3个椎体，深层纤维仅连结相邻2个椎体。它与椎体边缘及椎间盘结合较紧，但与椎体上、下缘之间的部分则连结较为疏松。前纵韧带有防止脊柱过分后伸和椎间盘向前脱出的作用。

2. **后纵韧带**（图2-4）　窄细而坚韧，位于椎体和椎间盘的后面。上起自枢椎，向上移行于覆膜；向下沿各椎体的后面至骶管前壁，与骶尾后深韧带相移行。颈部、上胸部后纵韧带较宽，下胸部、腰部则较窄。其浅层纤维可跨越3～4个椎体，深层纤维仅连结相邻2个椎体之间。它与椎体的上、下缘之间连结紧密，而与椎体后面的连结较为疏松，其间有椎体的静脉通过。由于此韧带窄细，椎间盘纤维环的后外侧部又相对较为薄弱，故后外侧是椎间盘突出的好发部位。有时后纵韧带可骨化肥厚，向后压迫脊髓。后纵韧带有防止椎间盘向后突出和限制脊柱过分前屈的作用。

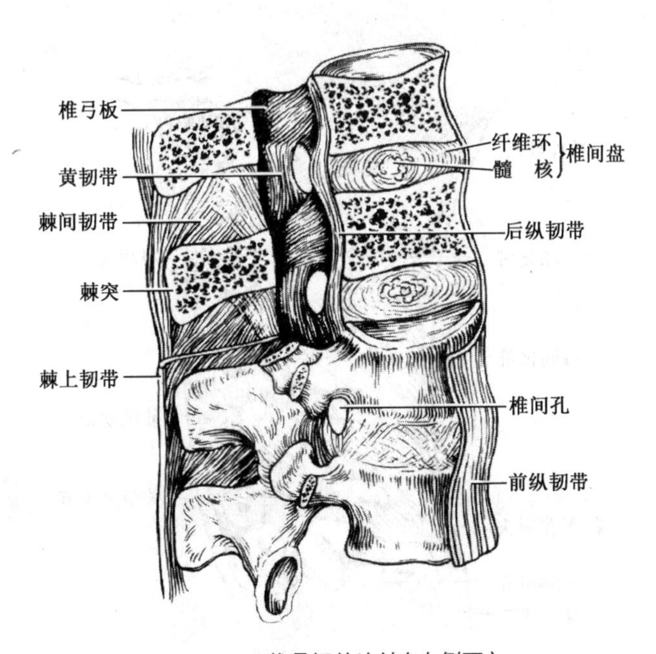

图2-4　椎骨间的连结（右侧面）

3. **黄韧带**（图2-4） 又名**弓间韧带**，是连结相邻椎弓板间的韧带，由弹性纤维构成，坚韧而富有弹性。起自上位椎弓板下缘的前面，向下止于下位椎弓板的上缘及后面。黄韧带参与围成椎管的后壁和神经根管的后外侧壁，颈部黄韧带薄而宽，胸部窄而稍厚，腰部最厚。随着年龄增长，黄韧带可出现退变，增生肥厚，以腰部为多见，可导致腰椎管狭窄，压迫马尾和腰神经根，引起腰腿痛。黄韧带有限制脊柱过分前屈和维持身体直立姿势的作用。

4. **棘上韧带**（图2-4） 为细长而坚韧的韧带。起自第7颈椎棘突，向下沿胸、腰、骶椎各棘突尖部下行，止于骶正中嵴。该韧带向上移行于项韧带，两侧部与背部的腱膜相延续，前方与棘间韧带愈合。腰部棘上韧带宽而肥厚，胸部呈细索状。其浅层纤维可跨越3～4个椎体的棘突，中层纤维可跨越2～3个椎体的棘突，深层纤维仅连结相邻2个椎体的棘突。棘上韧带有限制脊柱过分前屈的作用。

5. **棘间韧带**（图2-4） 较薄，呈矢状位，连结相邻棘突之间，从棘突根部至其尖部。其前方则与黄韧带愈合，后方移行于棘上韧带或项韧带。腰部棘间韧带宽而厚，呈四方形，胸部者则窄而长，颈部者往往发育不佳。棘间韧带有限制脊柱过分前屈的作用。

6. **横突间韧带** 连结相邻的横突之间，部分与横突间肌混合。在颈部横突间韧带常缺如，胸部常呈细索状，腰部发育较好，呈膜状。

7. **项韧带**（图2-5） 为在项正中线上呈矢状位的板状韧带，由弹性纤维构成。其上方附着于枕外隆凸和枕外嵴，下方附着于第7颈椎棘突并续于棘上韧带，前缘附着于寰椎后结节及下6个颈椎棘突的尖端，后缘游离而肥厚，为斜方肌的附着部。项韧带于四足类动物很发达，有协助颈肌群和支持头颈部的作用；在人类则属退化结构，其作用类似黄韧带，与维持身体的直立姿势有关。

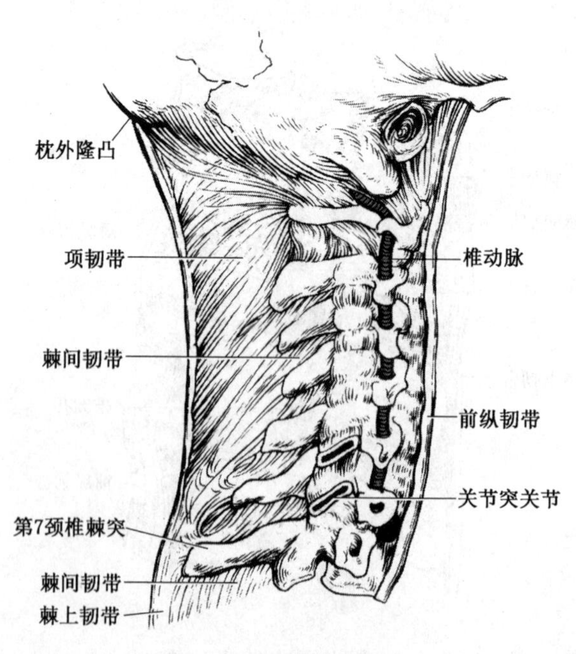

图2-5 项韧带（右侧面）

（三）关节

1. **寰枕关节**（图2-6）　由枕髁与寰椎上关节凹构成，可使头做前俯、后仰和侧屈运动。关节囊松弛，上方起自枕髁的周围，向下止于寰椎上关节凹的边缘。关节囊的后部及外侧部肥厚，而内侧部则很薄，有时甚至缺如。关节囊周围有下列韧带加固。

（1）**寰枕前膜**（图2-7）　其形态比较宽阔，连结枕骨大孔前缘与寰椎前弓上缘之间。该膜前面中部，因有前纵韧带移行而变厚；两侧略薄，多与关节囊相愈合。

（2）**寰枕后膜**（图2-7）　较寰枕前膜薄而略窄，连结枕骨大孔后缘与寰椎后弓上缘之间。该膜中部略厚，前面与硬脊膜紧密相连，后面接头后小直肌，两侧移行于关节囊。其与寰椎后弓的椎动脉沟之间，围成一管，其内有椎动脉和枕下神经通过。

（3）**寰枕外侧韧带**　连结寰椎横突上面与枕骨颈静脉突之间，有加强关节囊外侧壁的作用。

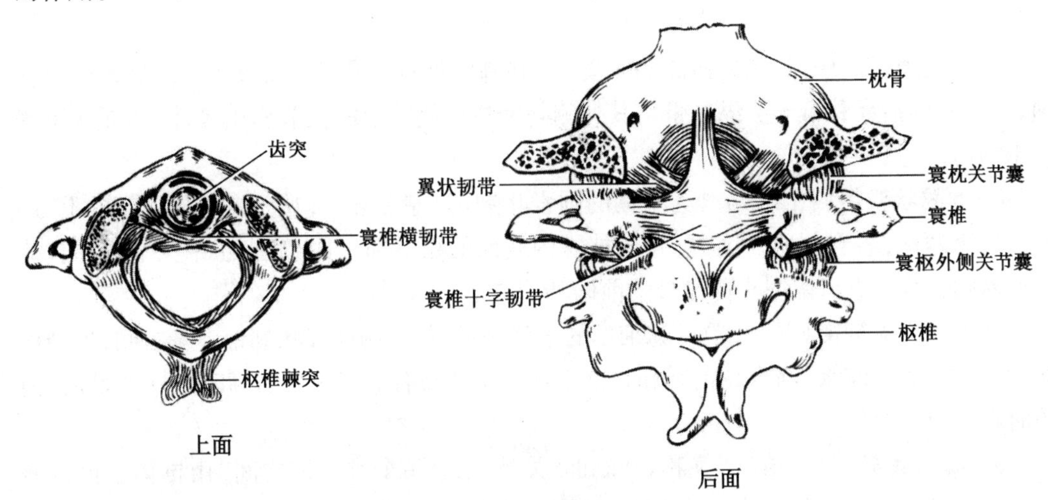

图2-6　寰枕关节和寰枢关节

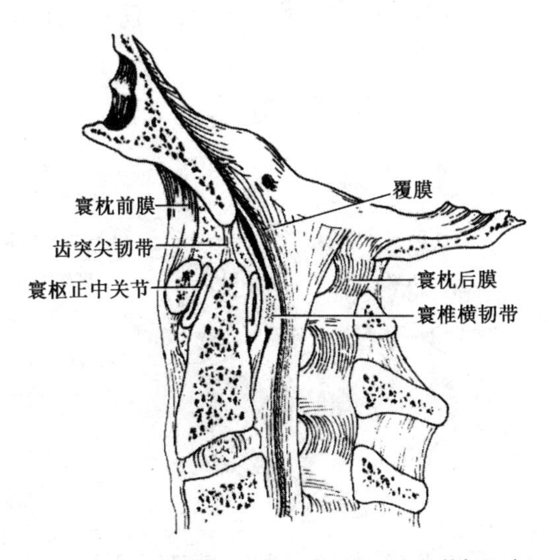

图2-7　寰枕前膜、后膜与覆膜（正中矢状切面）

2. **寰枢关节**（图2-6） 包括寰枢外侧关节和寰枢正中关节。**寰枢外侧关节**由寰椎侧块下关节面与枢椎上关节面构成，关节囊和周围韧带松弛，在一定限度内允许较大范围的运动。**寰枢正中关节**由齿突与寰椎齿突凹和寰椎横韧带构成，可使头旋转。寰枢关节囊的周围有以下韧带加固。

（1）**寰椎横韧带**（图2-6） 坚韧而肥厚，连于寰椎侧块的内侧面，将寰椎的椎孔分为前后两部。前部容纳齿突，后部容纳脊髓及其被膜。寰椎横韧带中部向上发出一纵行纤维束，称为上脚，附着于枕骨大孔的前缘；向下发出一纵行纤维束，称为下脚，附着于枢椎体后面。因此，寰椎横韧带与其上、下脚，共同构成**寰椎十字韧带**（图2-6），有限制齿突后移的作用。当暴力引起寰椎十字韧带撕裂时，齿突向后移位，压迫脊髓，有生命危险。

（2）**寰枢前膜** 长而坚韧，位于两侧的寰枢外侧关节之间，上方起自寰椎前弓的前面和下缘，向下止于枢椎体的前面。

（3）**寰枢后膜** 薄而宽阔，位于寰椎与枢椎之间，连结寰椎后弓下缘与枢椎弓上缘之间。

（4）**覆膜**（图2-7） 位于椎管内，宽阔而坚韧，自斜坡沿齿突及其周围的韧带后面下降，于枢椎体后面移行于后纵韧带。其外侧与寰枢外侧关节的关节囊相愈合，前面连于寰椎十字韧带。

（5）**翼状韧带**（图2-8） 为坚韧的圆索状韧带，左右各一，位于寰椎横韧带的上方。起自齿突两侧，各自斜向外上方，止于枕髁内侧面的粗糙部，并与寰枢正中关节囊和寰枕关节囊相愈合。它可限制头部过分的前俯和旋转运动。

（6）**齿突尖韧带**（图2-8） 为细小的索状韧带，位于两侧翼状韧带上缘之间，连结齿突尖与枕骨大孔前缘，与寰枕前膜和寰椎十字韧带相愈合。当头部后仰时该韧带紧张，前俯时则松弛。

3. **钩椎关节**（图2-9） 又称Luschka关节，在下6个颈椎体之间，由椎体上面两侧缘向上突起的椎体钩与上位椎体下面两侧缘的相应部位呈斜坡样的唇缘构成。椎体钩可限制上位椎体向两侧方移位，增加颈椎体间的稳定性，并防止椎间盘向外后方脱出。椎体

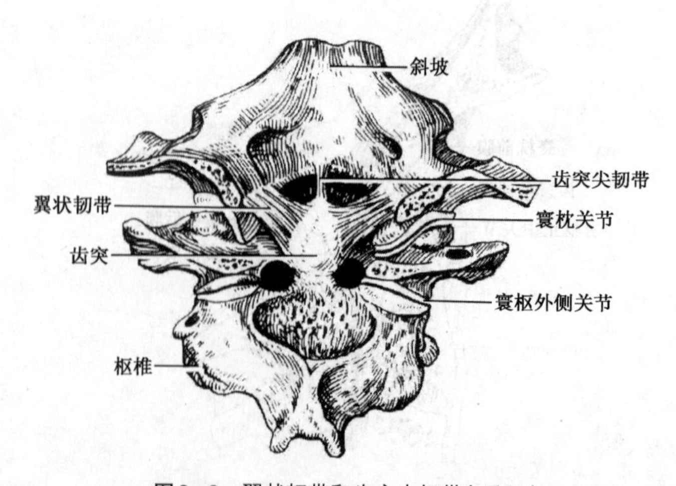

图2-8 翼状韧带和齿突尖韧带（后面）

钩外侧为椎动、静脉及其周围的交感神经丛，后方有脊髓颈段，后外侧部参与构成颈椎间孔的前壁。故椎体钩发生不同方向的骨质增生时，可分别压迫上述结构，引起椎动脉型、脊髓型、神经根型和混合型等颈椎病。

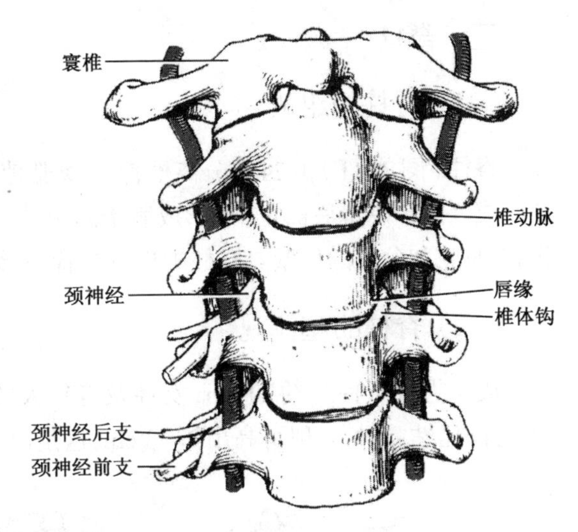

图2-9　钩椎关节及其毗邻

4. *关节突关节*（图2-3）　由相邻椎骨的上关节突和下关节突的关节面构成，可做微量运动。颈部关节囊松弛易于脱位，胸部较紧张，腰部又紧又厚。关节前方有黄韧带，后方有棘间韧带加强。关节突关节参与构成椎管和椎间孔的后壁，前方与脊髓和脊神经根相邻，因此该关节的退变可压迫脊髓或脊神经根。

5. *腰骶关节*　由第5腰椎的下关节突与骶骨的上关节突构成。

6. *骶尾关节*　由第5骶椎体与第1尾椎体借椎间盘连结而成。该关节周围有下列韧带加固（图2-10）。

（1）**骶尾前韧带**　位于骶骨及尾骨的前面，为前纵韧带向下的延续部分。

（2）**骶尾后深韧带**　为后纵韧带的延续部分，沿第5骶椎体和第1尾椎体的后面下降，于第1尾椎下缘与终丝、骶尾后浅韧带愈合。

（3）**骶尾后浅韧带**　为棘上韧带的延续部分，自骶管裂孔边缘，沿尾骨后面下降。此韧带经过骶管裂孔上方，几乎完全封闭该孔。

（4）**骶尾外侧韧带**　连结骶骨外侧缘的下端与第1尾椎横突之间。

（5）**尾侧韧带**　连结尾骨尖与皮肤之间的韧带。

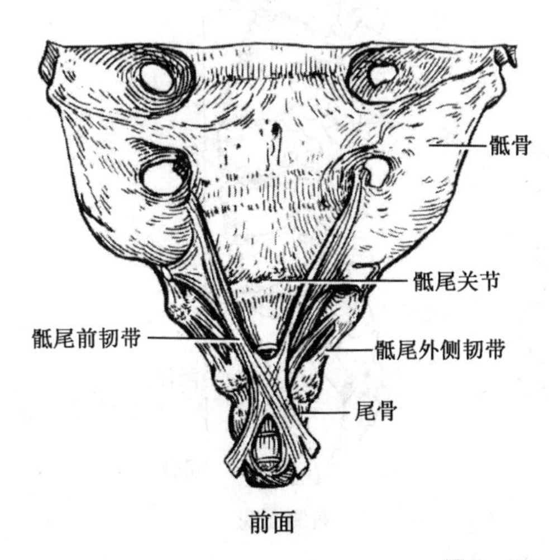

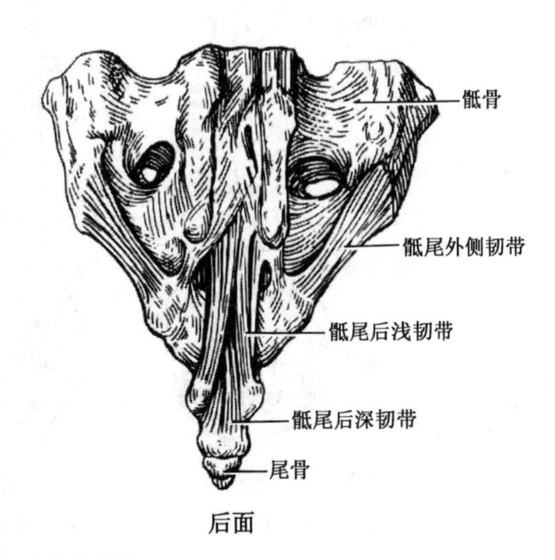

图2-10　骶尾关节及其韧带

二、脊柱

（一）脊柱的组成

脊柱（图2-11）由24块分离椎骨、1块骶骨和1块尾骨，借椎间盘、韧带和关节紧密连结而成。位于躯干后面正中，形成躯干的中轴，上承颅骨，下连髋骨，中附肋骨，参与构成胸腔、腹腔和盆腔的后壁。脊柱中央有椎管，容纳脊髓及其被膜和脊神经根。

（二）脊柱的整体观

成年男性脊柱长约70 cm，女性及老年人的略短。脊柱的长度因姿势不同而略有差异，静卧比站立时，一般可高出2～3 cm，这是由于站立时椎间盘被压缩所致。

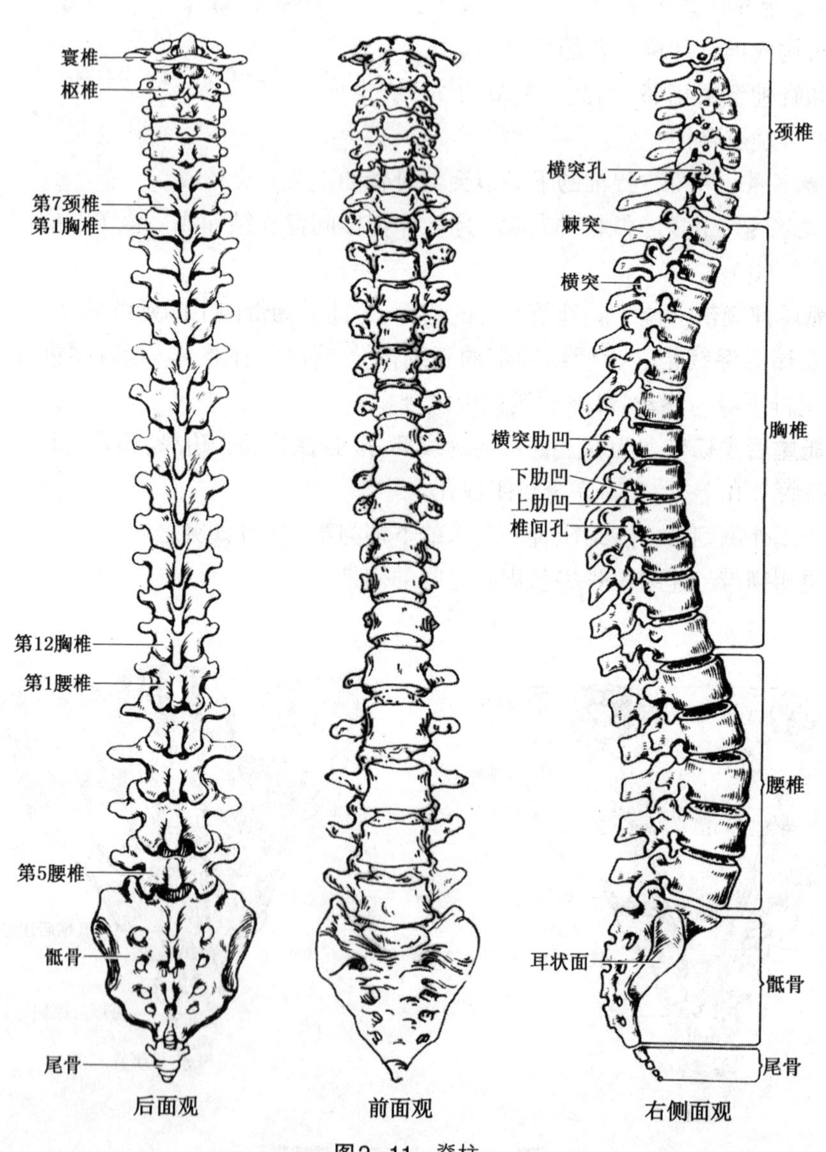

图2-11 脊柱

从前面观察脊柱，椎体由上而下逐渐加大，至骶骨上份最为宽阔，因人体直立，脊柱下部负重较上部大。耳状面以下的骶骨和尾骨，承重骤减，体积也迅速变小。另外，正常人的脊柱可有轻度的侧弯，一般使用右手的人，因右侧的肌肉比左侧发达，长期牵引的结果使上部脊柱稍突向右侧，而脊柱下部可代偿性的稍突向左侧；使用左手的人，则与前者相反。有时脊柱侧弯过多，便形成脊柱侧突畸形。

从后面观察脊柱，棘突在背部正中形成纵嵴，其两侧有纵行的**脊柱沟**，容纳背部深层的肌肉。颈部棘突短，近水平位；上胸部棘突向后下方倾斜，呈叠瓦状；中胸部棘突较长，近似垂直方向；下胸部及腰部棘突，一般近似水平位。

从侧面观察脊柱，呈"S"形，有4个生理弯曲，即**颈曲**、**胸曲**、**腰曲**及**骶曲**（图2-11）。颈曲和腰曲凸向前；胸曲和骶曲凸向后，在胚胎期即已出现，生后保持不变。颈曲出现于胚胎晚期，但不明显，出生后3～9个月，由于抬头及坐起动作而变得显著。腰曲在出生后1岁左右才出现，于第3或第4腰椎凸向前最明显；此弯曲于直立时明显，而当垂头屈胸时曲度略减小；可因髋关节的屈曲畸形或固定而发生代偿性的前凸畸形。脊柱的弯曲使脊柱更具有弹性，可减轻震荡并与维持人体的重心有关，且扩大了胸腔和盆腔的容积，使能容纳众多的脏器。脊柱侧面，相邻上、下两椎弓根之间，有脊神经和血管通过的椎间孔，两侧有24对椎间孔。

（三）脊柱的功能

脊柱除有支持体重、保护脊髓的作用外，还有运动的功能。在相邻2个椎骨之间的活动很小，但就整个脊柱而言，运动幅度很大，而且能做各种方向的运动。脊柱的运动可分为5种：① 冠状轴上的前屈和后伸运动；② 矢状轴上的侧屈运动；③ 垂直轴上的旋转运动；④ 在矢状轴和冠状轴运动的基础上，也可做环转运动；⑤ 跳跃时，由于脊柱曲度的增减变化而产生弹拨运动。脊柱的颈、腰部的运动较为灵活，但损伤也多见于此两部。

三、肋的连结

（一）肋椎关节

1. *肋头关节*（图2-12）　由肋头关节面与胸椎肋凹及椎间盘构成。除第1、第11、第12肋骨头仅与1个胸椎的肋凹相关节外，其余各肋骨头均与相邻的2个胸椎的上、下肋凹相关节。该关节囊周围有以下韧带加固。

（1）**肋头辐状韧带**　位于关节囊的前方，自肋骨头的前面和上下缘，放散于相邻的2个椎体及其椎间盘。

（2）**肋头关节内韧带**　位于关节腔内，由致密而坚韧的短纤维构成，连结肋头嵴与椎间盘之间，分隔关节腔为上下两部分。第1、第10、第11、第12肋头关节腔内无此韧带。

2. *肋横突关节*（图2-12）　由肋结节关节面与胸椎横突肋凹构成。第11、第12肋骨因无肋结节，故无此关节。该关节囊周围有以下韧带加固。

（1）**肋颈韧带**　由坚韧的短纤维构成，连结肋颈后面与横突前面之间。韧带、横突与肋颈之间有一裂隙，称为**肋横突孔**。第11、第12肋骨的肋颈韧带一般退化。

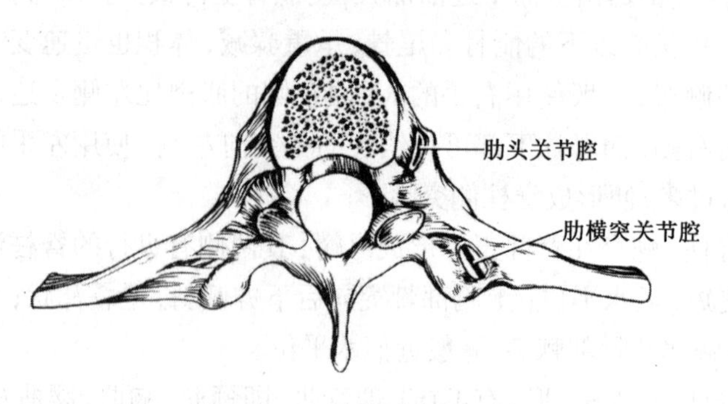

图2-12 肋椎关节（上面）

（2）**肋结节韧带**（图2-13） 短而坚韧，自横突尖部，斜向外上方，止于肋结节。第11、第12肋骨的肋结节韧带一般缺如。

（3）**肋横突前韧带** 起自肋颈嵴，斜向外上方，止于上位椎骨横突的下缘。其内侧缘与椎体之间有一孔，有肋间后动脉和肋间神经后支通过。

（4）**肋横突后韧带**（图2-13） 较肋横突前韧带细而薄，自肋颈后面，斜向内上方，止于上位椎骨横突和下关节突根部。

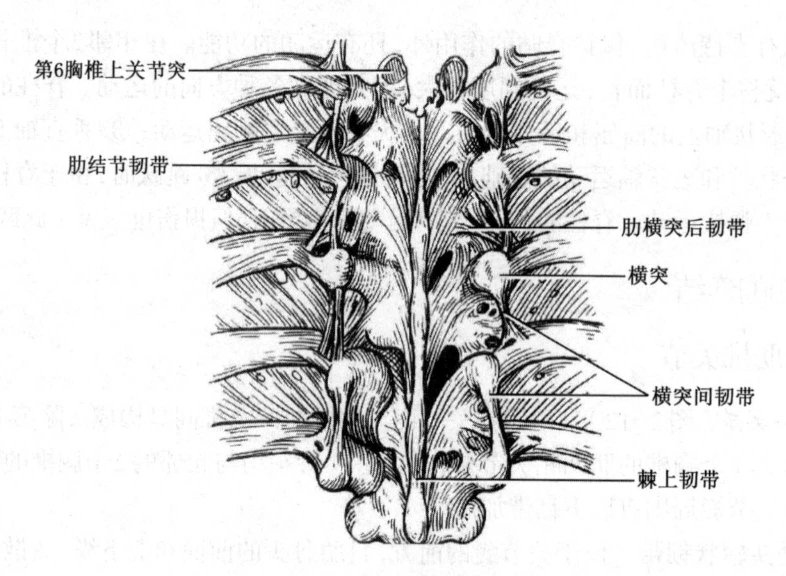

图2-13 肋椎关节的韧带（后面）

（二）胸骨与肋的连结

1. ***第1肋胸肋结合*** 由第1肋软骨与胸骨柄肋切迹直接连结而成。

2. ***胸肋关节***（图2-14） 由第2～7肋软骨与胸骨侧缘相应的肋切迹相连结而成。

3. ***肋弓***（图2-14） 第8～10肋软骨不直接连于胸骨，而是依次连于上1个肋软骨，形成肋弓。

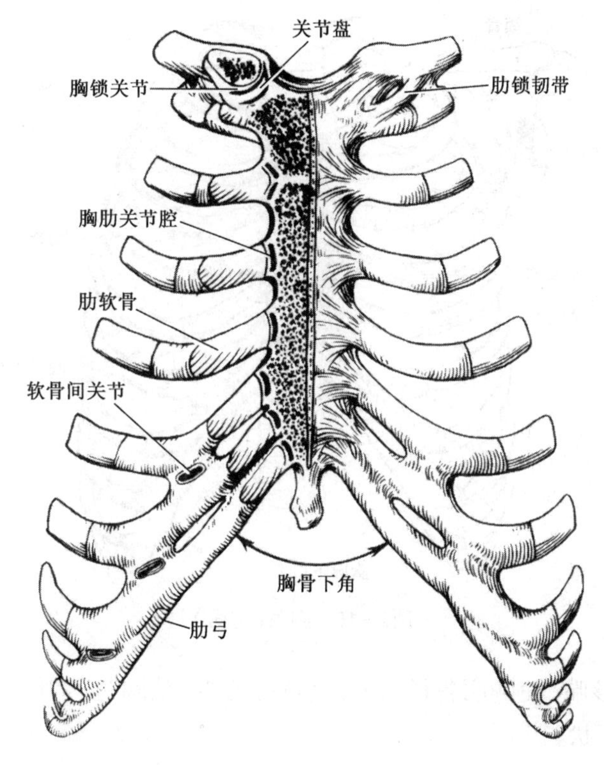

图2-14　胸骨与肋的连结（前面）

四、胸廓

（一）胸廓的组成

胸廓由12块胸椎、1块胸骨和12对肋借胸椎间盘、韧带和关节连结而成（图2-15）。

（二）胸廓的形态

成人胸廓近似圆锥形，其横径长，矢径短，上部狭窄，下部宽阔（图2-15）。胸廓有上、下两口：**胸廓上口**狭小，呈肾形，由第1胸椎、第1对肋及胸骨柄上缘所围成，是食管、气管、大血管和神经出入胸腔的通道；**胸廓下口**宽阔而不整齐，由第12胸椎、第11对肋、第12对肋及两肋弓和剑突共同围成，被膈封闭。相邻各肋之间的空隙，称为**肋间隙**，均由肌和韧带封闭。左右肋弓在正中线形成向下开放的**胸骨下角**。一侧肋弓与剑突之间的锐角，称为**剑肋角**。胸廓的内腔，称为**胸腔**，容纳心及其大血管、肺、气管、食管和神经等。

胸廓的形状和大小，与年龄、体型、性别和健康状况有关。新生儿呈圆锥体，横径与矢径近似。出生后横径逐渐大于矢径，性成熟后逐渐出现性差。女性各径均较小，且短而圆钝。老年人呈扁圆状。成年人胸廓一般可分为扁平形、圆柱形及圆锥形。肌肉和肺发育良好的人，整个胸廓宽而短，而且上窄下宽呈圆锥形；而肌肉和肺发育欠佳的人，胸廓变窄长，矢径较短而成扁平形；圆柱形的胸廓介于上述两型之间。患气喘、慢性支气管炎、肺气

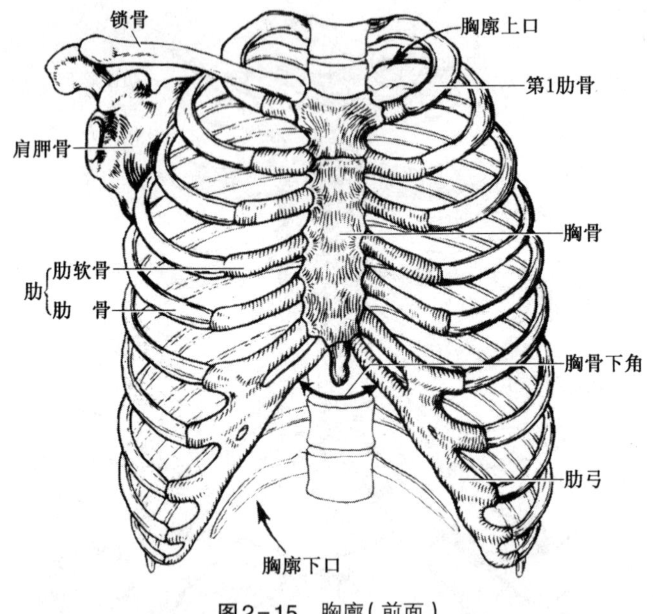

图2-15 胸廓(前面)

肿的患者,因长期咳喘,使胸廓各径增大,呈特有的“桶状胸”。佝偻患者的胸廓,矢径大于横径而呈“鸡胸”状。

(三)胸廓的功能

有2种功能:① 保护和支持着胸廓内的重要脏器。② 通过胸廓的运动,完成胸式呼吸运动。在肌的作用下,使肋的后端沿着贯穿肋结节与肋头的轴旋转,前端连带胸骨一起做上升或下降运动,使胸廓扩大或缩小,协助吸气或呼气。

第四节 上肢骨的连结

一、上肢带连结

(一)胸锁关节

胸肋关节是上肢与躯干连结的唯一关节,由锁骨内侧端的胸骨关节面与胸骨柄锁切迹及第1肋软骨上面共同构成(图2-16)。该关节可在垂直轴上做前后运动,在矢状轴上做上下运动,在冠状轴上做旋转运动,还可做环转运动。运动时,肩部随锁骨同时活动。关节内有由纤维软骨构成的关节盘,将关节腔分隔为内下和外上两部分,有防止锁骨向内上方脱位和缓冲震荡的作用。关节囊前后壁均较薄,上下壁则略厚,周围主要有以下韧带加固。

1. **胸锁前韧带**(图2-16) 位于关节囊的前面,上方起自锁骨胸骨端的前上部,斜向内下方,止于胸骨柄的前上部。

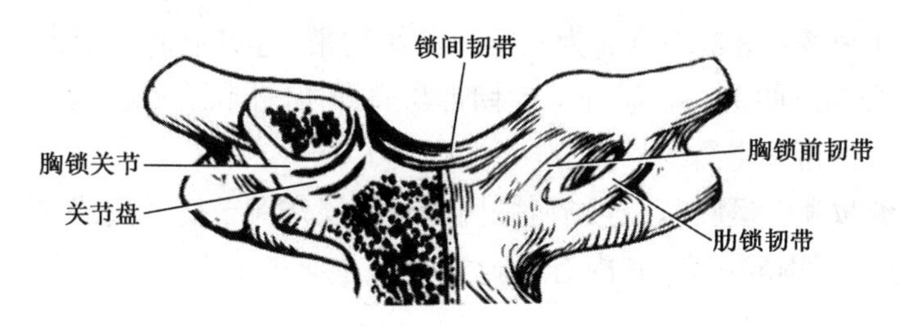

图2-16　胸锁关节（前面观）

2. **锁间韧带**（图2-16）　较坚韧，横过胸骨柄的颈静脉切迹，连结两侧锁骨胸骨端的上缘。该韧带有防止锁骨下降运动的作用。

3. **肋锁韧带**（图2-16）　为一坚韧的纤维束，上方起自锁骨胸骨端的肋粗隆，向下止于第1肋骨和肋软骨。该韧带有防止锁骨胸骨端的上提和加强关节囊下部的作用。

（二）肩锁关节

肩锁关节（图2-17）由肩胛骨肩峰的关节面与锁骨肩峰端的关节面构成。该关节属平面关节，只能做轻微的运动，如上下、前后及旋转运动。关节囊松弛，周围有以下韧带加固。

1. **肩锁韧带**　为关节囊上部增厚的部分，呈长方形，连结锁骨肩峰端与肩峰上面之间。

2. **喙锁韧带**（图2-17）　为一坚韧的纤维束，连结锁骨下面的喙突粗隆与肩胛骨喙突之间，可分为前外侧的**斜方韧带**和后内侧的**锥状韧带**，前者呈斜方形，较薄；后者呈锥状，较肥厚。

（三）肩胛骨固有的韧带

1. **喙肩韧带**（图2-17）　呈三角形，连结喙突外侧缘与肩峰尖部的前缘之间。此韧带构成所谓的“**喙肩弓**”，有防止肱骨头向内上方脱位的作用。

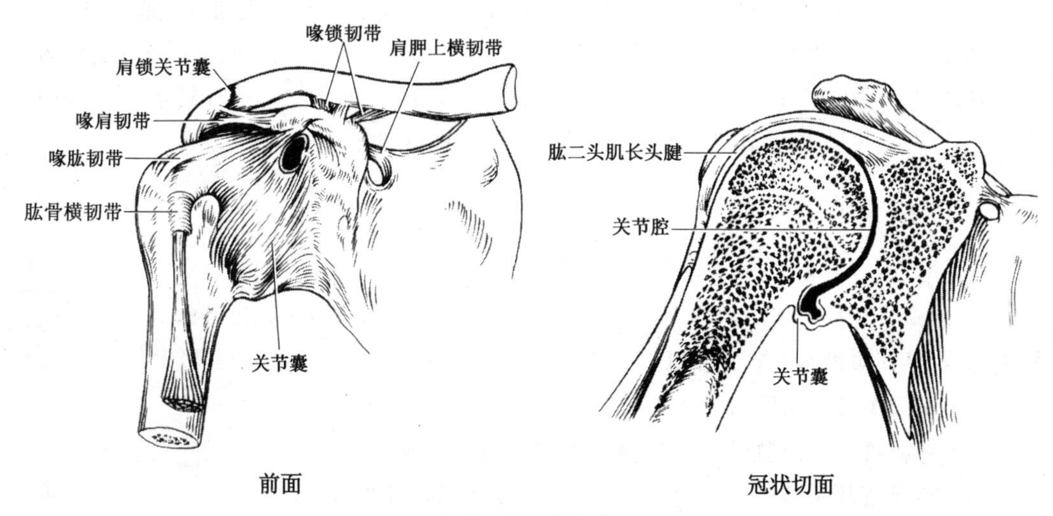

图2-17　肩关节

2. **肩胛上横韧带**（图2-17） 为三角形的小韧带，连结肩胛骨后面的上缘与喙突根部之间，横跨肩胛切迹的上方。肩胛上横韧带与肩胛切迹围成一孔，其内有肩胛上神经通过，其上方有肩胛上血管走行。

3. **肩胛下横韧带** 呈膜状，连结肩胛冈的外侧缘与关节盂的周缘之间。肩胛下横韧带与肩胛颈骨面之间围成一孔，其内有肩胛上血管、神经通过。

二、自由上肢连结

（一）肩关节

肩关节（图2-17）为上肢的最大关节。

1. **组成** 由肱骨头与肩胛骨关节盂构成。

2. **特点** 肱骨头大，关节盂浅而小，周缘有纤维软骨构成的**盂唇**加深，但它们只与1/4～1/3的肱骨头相接触。因此，肩关节可做各种较大幅度的运动。当盂唇的前缘脱落，或关节囊自盂唇边缘撕破时，均可导致习惯性肩关节脱位。肩关节囊薄而松弛，囊内有肱二头肌长头腱通过，经结节间沟出于关节囊外。囊的上下部分别有冈上肌腱、肱三头肌长头腱加入；前后部分别有肩胛下肌腱及冈下肌腱、小圆肌腱加入；前下部比较薄弱，因此临床见到的肩关节脱位，以前下方脱位为多见，此时肱骨头移至喙突的下方。关节囊的上方有喙肩韧带，有从上方保护肩关节和防止其向上脱位的作用。肩关节囊周围主要还有以下韧带加固。

（1）**喙肱韧带**（图2-17） 宽而强大，起自喙突根部的外侧缘，斜向外下方，达肱骨大结节的前面，其与冈上肌腱愈合。其前缘和上缘游离，下缘和后缘与关节囊愈合。此韧带加强关节囊上部，并能限制向外侧旋转，以及防止肱骨头向上方脱位的作用。

（2）**肱骨横韧带**（图2-17） 为肱骨的固有韧带，它横跨结节间沟的上方，连结大、小结节之间，部分纤维与关节囊愈合。该韧带与结节间沟之间围成一管，其内有肱二头肌长头腱通过。

3. **运动** 肩关节为球窝关节，是人体运动最灵活的关节。绕冠状轴可做屈和伸运动，绕矢状轴可做外展和内收运动，绕垂直轴可做旋外和旋内运动。当上肢下垂时，旋转运动的范围最大，可达170°；但当上肢垂直上举时，运动范围最小。亦可做环转运动。若加上肩锁关节、胸锁关节的运动和肩胛骨的旋转，则上肢的运动范围将明显增加。

（二）肘关节

肘关节（图2-18）为复合关节。

1. **组成** 由肱骨下端和桡、尺骨上端构成，可分为肱尺关节、肱桡关节和桡尺近侧关节三部分，共同包被在1个关节囊内。

（1）**肱尺关节** 由肱骨滑车与尺骨滑车切迹构成。

（2）**肱桡关节** 由肱骨小头与桡骨头的关节凹构成。

（3）**桡尺近侧关节** 由桡骨环状关节面与尺骨的桡切迹构成。

2. **特点**　上述3个关节包在1个共同的关节囊内，有1个共同的关节腔。关节囊的前后壁薄弱而松弛，两侧壁和中部则较厚。因此，当肘关节受到暴力时，肱骨下端可向前移位，而尺骨鹰嘴则向后移位，造成临床上常见的肘关节后脱位。关节囊周围主要还有以下韧带加固。

（1）**尺侧副韧带**（图2-18）　呈三角形，比较肥厚。上方起自肱骨内上髁的前面和下面，向下呈放射状，分为前、中、后三部：其前部止于尺骨冠突的尺侧缘；中部较薄，止于鹰嘴与冠突之间的骨嵴；后部向后方，止于鹰嘴内侧面。该韧带有防止肘关节侧屈运动。

（2）**桡侧副韧带**（图2-18）　呈三角形，比较肥厚。连结肱骨外上髁的下部与桡骨环状韧带之间。该韧带有加强关节囊外侧壁和防止桡骨头向外脱位的作用。

（3）**桡骨环状韧带**（图2-18）　为坚韧的环状韧带，起自尺骨桡切迹的前缘，环绕桡骨头的4/5，止于尺骨桡切迹的后缘。该韧带的上缘和外侧面与关节囊愈合，上口大，下口小，可防止桡骨头脱出。4岁以下的儿童，由于桡骨头尚未发育完全，桡骨头与颈的粗细相似，环状韧带松弛，因此，在肘关节伸直位突然猛力牵拉前臂，可发生桡骨头半脱位。

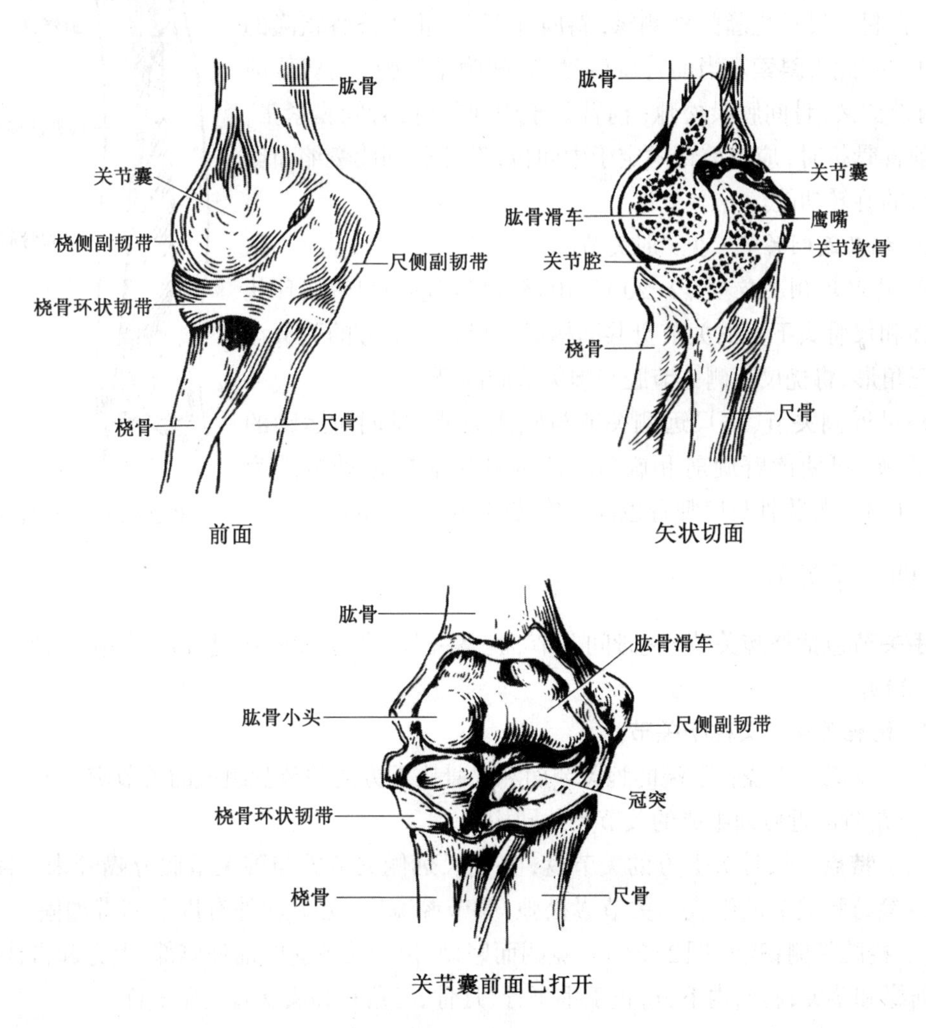

图2-18　肘关节

尺骨鹰嘴和肱骨内、外上髁是肘部3个重要的骨性标志。正常状态下，当肘关节伸直时，上述3个点连成1条直线；当肘关节前屈至90°时，3个点连成一等腰三角形称为**肘后三角**。在肘关节后脱位时，上述3个点的位置关系即发生改变；而当肱骨髁上骨折时，则3个点的位置关系不变。

3. *运动* 肘关节可做屈、伸运动，主要由肱桡关节和肱尺关节共同来完成。当肘关节全伸和前臂旋后时，臂和前臂之间不在1条直线上，而前臂略偏向外侧，两者之间形成一向外开放的钝角，称为**提携角**，一般为170°左右。当前臂旋前时，此角不明显；当屈肘关节时，此角消失；当肘外翻时，此角度变小。肱桡关节与桡尺近侧关节和桡尺远侧关节同时参与前臂旋前、旋后运动。

（三）前臂骨间的连结

1. *前臂骨间膜*（图2-19） 为连结尺骨与桡骨两骨干的骨间缘之间的坚韧的纤维膜。在骨间膜的上缘，有一扁带状的纤维索，它起自尺骨粗隆的外侧缘，斜向外下方，止于桡骨粗隆的稍下方，称此为**斜索**。当前臂旋后时，骨间膜稍松弛；前臂旋前时，两骨交叉，骨间膜最松弛；前臂处于中间位时，骨间膜紧张。故在前臂骨折时，应将前臂固定于中间位，防止骨间膜挛缩而影响前臂的旋转功能。

2. *桡尺近侧关节* 见“肘关节”。

3. *桡尺远侧关节*（图2-20） 由桡骨尺切迹与尺骨头环状关节面和尺骨头下方的关节盘共同构成。尺骨头下方的关节盘略呈三角形，将桡尺远侧关节腔与腕关节腔隔开。

桡尺近侧关节、桡尺远侧关节与肱桡关节，是同时运动的联合关节，可使前臂旋前和旋后。旋前和旋后的运动范围为140°～150°；若肱骨与肩胛骨也同时旋转时，可增至360°。

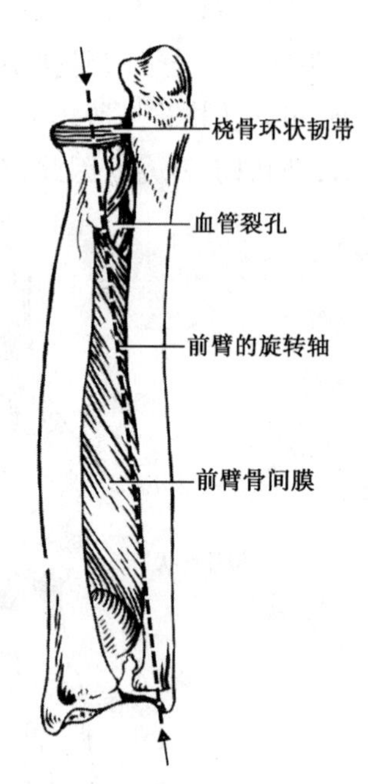

图2-19 前臂骨间膜

（四）手关节

手关节包括桡腕关节、腕骨间关节、腕掌关节、掌骨间关节、掌指关节和指骨间关节（图2-20）。

1. *桡腕关节* 又称**腕关节**。

（1）**组成** 由桡骨下端的腕关节面和尺骨头下方的关节盘组成的关节窝，与手舟骨、月骨、三角骨的近侧面组成的关节头共同构成。

（2）**特点** 尺骨头下方的关节盘，将桡尺远侧关节腔与腕关节腔分隔开来。因此，尺骨不参与腕关节的组成。关节囊松弛，关节腔宽广，关节囊外有以下韧带加固。

1）**桡腕掌侧韧带**（图2-21） 宽阔而坚韧，位于关节囊的前外侧部，上方起自桡骨下端的前缘和茎突，斜向内下方，止于手舟骨、月骨、三角骨和头状骨的掌侧面。

2）**桡腕背侧韧带**（图2-21） 较桡腕掌侧韧带薄弱，位于关节囊的后面，上方起自

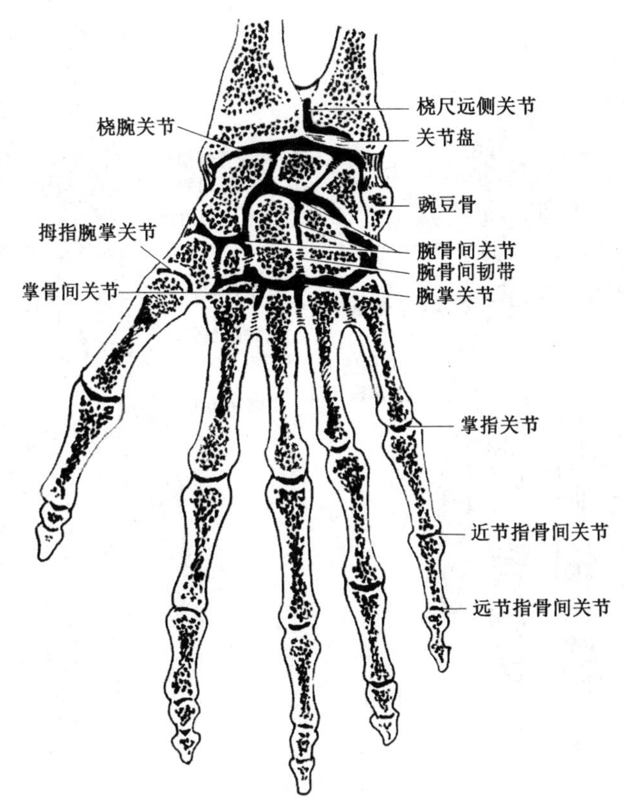

图2-20　手关节（冠状切面）

桡骨下端的后缘和茎突，斜向内下方，止于手舟骨、月骨、三角骨，并与腕骨间背侧韧带相移行。

3）**腕桡侧副韧带**（图2-21）　上方起自桡骨茎突尖部的前面，呈放散状止于手舟骨、头状骨和大多角骨。

4）**腕尺侧副韧带**（图2-21）　呈扇形，上方起自尺骨茎突，并与关节盘的尖部相愈合，向下一部分止于豌豆骨和腕横韧带上缘的内侧部，一部分则与三角骨的内侧面和背面相连。

（3）**运动**　腕关节在冠状轴可做屈伸运动，在矢状轴可做内收与外展运动。另外，还可做环转运动。

2. *腕骨间关节*（图2-20）　为腕骨相互间的连结，运动幅度微小。可分为近侧列腕骨间关节、远侧列腕骨间关节和腕中关节。

（1）**近侧列腕骨间关节**　由手舟骨与月骨，月骨与三角骨，三角骨与豌豆骨构成。三角骨与豌豆骨之间的连结，又称为**豌豆骨关节**，有独立的关节囊和关节腔。诸骨之间有以下韧带相连。

1）**腕骨间掌侧韧带**　有两条，位于桡腕掌侧韧带的深面，分别连结手舟骨与月骨、月骨与三角骨的掌侧面之间。

2）**腕骨间背侧韧带**　有两条，分别连结手舟骨与月骨、月骨与三角骨的背侧面之间。

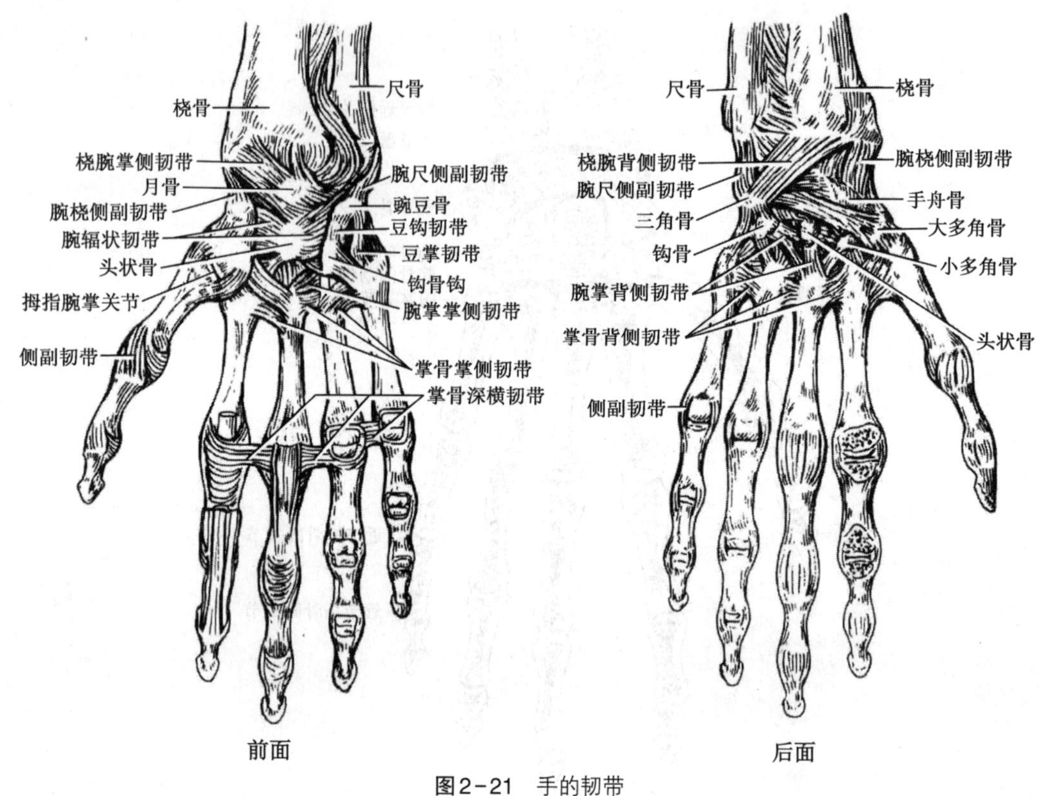

图2-21 手的韧带

3）**腕骨间骨间韧带** 有两条，分别位于手舟骨与月骨、月骨与三角骨的相对面之间，并与腕骨间掌侧韧带和腕骨间背侧韧带相愈合。

4）**豆掌韧带**（图2-21） 起自豌豆骨，止于第5掌骨底。

5）**豆钩韧带**（图2-21） 起自豌豆骨，止于钩骨钩。

（2）**远侧列腕骨间关节** 由大多角骨与小多角骨，小多角骨与头状骨，头状骨与钩骨构成。诸骨之间有以下韧带相连。

1）**腕骨间掌侧韧带** 有3条，较坚韧，分别连结远侧列各腕骨的掌侧面之间。

2）**腕骨间背侧韧带** 有3条，分别连结远侧列各腕骨的背侧面之间。

3）**腕骨间骨间韧带** 有3条，较近侧列的腕骨间骨间韧带肥厚，分别连结远侧列各腕骨的相对面之间。

（3）**腕中关节** 位于近侧列腕骨与远侧列腕骨之间，由近侧列腕骨的远侧面与远侧列腕骨的近侧面构成。关节囊周围有下列韧带加固。

1）**腕辐状韧带**（图2-21） 位于关节的掌侧面，大部分纤维连结在头状骨头与手舟骨、月骨、三角骨之间，另一部分纤维连结大多角骨、小多角骨与手舟骨之间，以及钩骨与三角骨之间。

2）**腕骨间背侧韧带** 连结近侧列腕骨与远侧列腕骨的背侧面之间。

3. *腕掌关节*（图2-20） 由远侧列腕骨与5块掌骨底构成。第2～5腕掌关节的运动范围极小，仅能做轻微的滑动；而大多角骨与第1掌骨底构成的**第1腕掌关节**（**拇指腕掌

关节），则活动性较大，它可做屈、伸、收、展、环转以及对掌运动。当拇指尖与其他指末节的掌面相接触，称为**对掌运动**。腕掌关节囊周围有下列韧带加固。

（1）**腕掌背侧韧带**（图2-21）　为数条坚韧的短韧带，分别连结大多角骨、小多角骨与第2掌骨的背侧面之间；小多角骨、头状骨与第3掌骨的背侧面之间；头状骨、钩骨与第4掌骨的背侧面之间；钩骨与第5掌骨的背侧面之间。

（2）**腕掌掌侧韧带**（图2-21）　其排列与腕掌背侧韧带相似，只是在掌侧面。但连结第3掌骨有3条，分别起自大多角骨、头状骨和钩骨。

（3）**腕掌骨间韧带**　为短而坚韧的韧带，共有2条，分别连结钩骨、头状骨与第3、第4掌骨之间；大多角骨与第2掌骨底的外侧缘之间。

4. **掌骨间关节**（图2-20）　是第2～5掌骨底之间的关节，只能做轻微的滑动。关节囊周围有以下韧带加固。

（1）**掌骨背侧韧带**（图2-21）　为横行的短韧带，连结第2至第5掌骨底的背侧面之间。

（2）**掌骨掌侧韧带**（图2-21）　连结第2至第5掌骨底的掌侧面之间。

（3）**掌骨骨间韧带**　位于各掌骨底的侧面之间，附着于掌骨间关节面的远侧端。

5. **掌指关节**（图2-20）　由各掌骨头与近节指骨底构成。在冠状轴上能做屈、伸运动。在矢状轴上，向中指靠拢为收，离开中指为展。在关节伸直时，还可做环转运动。该关节囊周围有下列韧带加固。

（1）**掌侧韧带**　位于关节囊的掌侧面，厚而致密，连结掌骨头与指骨底的掌侧面。

（2）**掌骨深横韧带**（图2-21）　较宽短，有3条，分别连结第2与第3掌骨头，第3与第4掌骨头，第4与第5掌骨头之间。

（3）**侧副韧带**（图2-21）　很坚韧，位于关节囊的两侧，连结掌骨头两侧的后结节与指骨底的两侧。

6. **指骨间关节**（图2-20）　共9个，由近节指骨滑车与中节指骨底、中节指骨滑车与远节指骨底构成，只能做屈、伸运动。关节囊松弛，周围有下列韧带加固。

（1）**掌侧韧带**　较坚韧，位于关节囊的掌侧面，连结近节指骨远侧端与中节指骨近侧端的掌侧面、中节指骨远侧端与远节指骨近侧端的掌侧面。

（2）**侧副韧带**　较坚韧，位于关节囊的两侧，连结近节指骨远侧端与中节指骨近侧端的侧面、中节指骨远侧端与远节指骨近侧端的侧面。

第五节　下肢骨的连结

一、下肢带连结

（一）髋骨与脊柱的连结

1. **骶髂关节**　由骶骨和髂骨的耳状关节面构成。该关节运动范围极小，可做极轻微的上下及前后运动，有支持体重和缓冲从下肢或骨盆传来的冲击和震动的作用。关节囊紧张,囊外有下列韧带加固。

（1）**骶髂前韧带**（图2-22） 宽而薄,位于关节囊的前面,连结骶骨前面的侧缘与髂骨的附关节沟之间。

（2）**骶髂后韧带**（图2-22） 起自髂粗隆、髂骨耳状面后部和髂后下棘,斜向内下方,止于骶外侧嵴和骶中间嵴。该韧带分浅深两层:浅层的称为**骶髂后长韧带**,深层的称为**骶髂后短韧带**。

（3）**骶髂骨间韧带** 很坚韧,被骶髂后韧带覆盖,连结髂粗隆与骶粗隆之间。

2. **骶结节韧带**（图2-22） 为坚韧的扇状韧带,起自髂后下棘、骶骨下部的外侧缘和尾骨上部,斜向外下方,止于坐骨结节的内侧缘。

3. **骶棘韧带**（图2-22） 位于骶结节韧带的前方,较薄,呈三角形,起自骶骨和尾骨的外侧缘,向外方与骶结节韧带交叉后,止于坐骨棘。

4. **髂腰韧带**（图2-22） 为肥厚而坚韧的三角形韧带,起自第5腰椎横突的前面、横突尖部的后面以及第4腰椎横突的前面和下缘,呈放射状止于髂嵴的内唇。

5. **骶腰韧带** 为髂腰韧带的一部分,起自第5腰椎体和横突,止于髂窝和骶骨底。

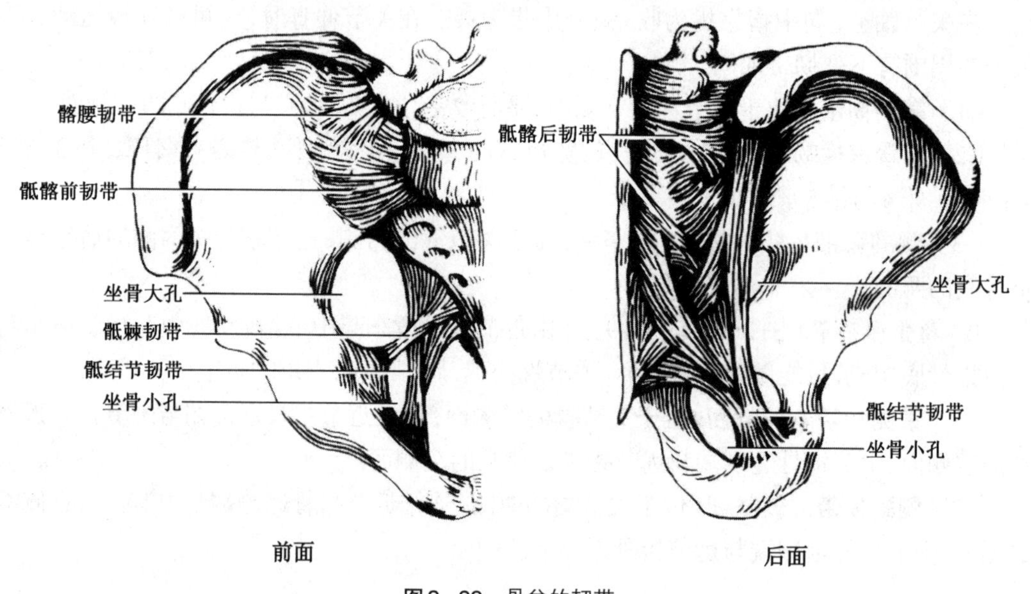

图2-22 骨盆的韧带

（二）髋骨间的连结

髋骨间的连结主要为**耻骨联合**。它由两侧耻骨的耻骨联合面,借纤维软骨构成的**耻骨间盘**（图2-23）相连而成。耻骨间盘中有纵长裂隙,在女性此软骨较宽而短。耻骨联合的运动在孕妇分娩过程中比较明显,可有轻度的分离,以利胎儿娩出。两侧耻骨下支和坐骨支相连形成骨性弓,称为**耻骨弓**。两侧耻骨弓之间的夹角,称为**耻骨下角**。耻骨联合的上下和前方均有下列韧带加强。

1. **耻骨上韧带**（图2-23）　位于耻骨联合的上方，连结两侧耻骨之间，中部与耻骨间盘愈合。

2. **耻骨前韧带**　位于耻骨联合的前面，由相互交错的斜行纤维构成。

3. **耻骨弓状韧带**（图2-23）　位于耻骨联合的下方，连结两侧耻骨下支之间。

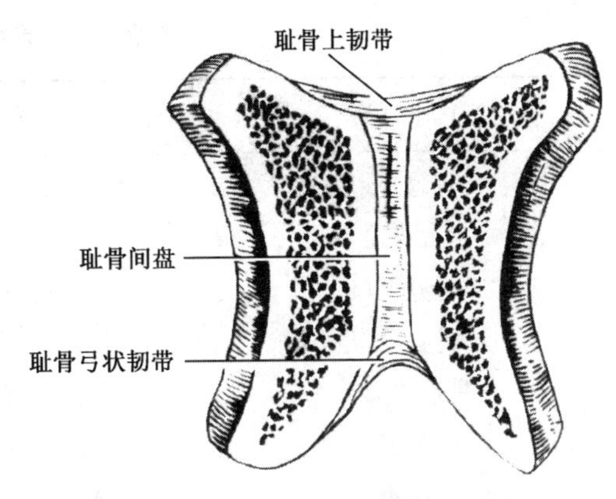

图2-23　耻骨联合（冠状切面）

（三）骨盆

1. **骨盆的组成**　由骶骨、尾骨及左右髋骨借关节和韧带连结而成（图2-24）。其主要功能是支持体重，保护盆腔脏器，在女性还是胎儿娩出的产道。

2. **骨盆的分部**　自骶骨岬，经弓状线、耻骨梳达耻骨结节、联合上缘的两侧连线称为**界线**，可分为上方的**大骨盆**和下方的**小骨盆**。大骨盆较宽大，向前开放，位于界线上方及左右髂窝之间，由第5腰椎及髂骨翼构成。小骨盆位于界线的下方，由骶骨、尾骨、髂骨、坐骨及耻骨构成，可分为骨盆上口、骨盆腔和骨盆下口。**骨盆上口**由界线围成，**骨盆下口**由尾骨尖、骶结节韧带、坐骨结节、耻骨弓、耻骨弓状韧带围成。两口之间的空腔，称为**骨盆腔**。

骨盆的位置，因人体姿势的不同而变动。人体直立时，骨盆向前倾，两侧的髂前上棘和耻骨结节位于1个冠状面上。骨盆上口的平面与水平面形成的角度，称为**骨盆倾斜度**，为50°～55°。骨盆倾斜度的增减，将影响脊柱的弯曲。

3. **骨盆的性差**　由于女性骨盆要适应孕育胎儿和分娩的功能，所以男女性骨盆有明显的性别差异（表2-1）。

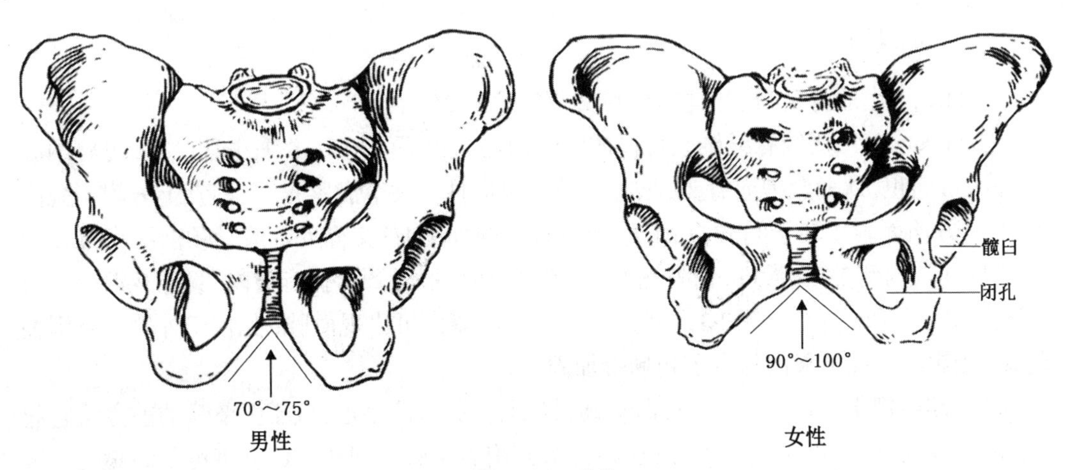

图2-24　骨盆

表2-1 骨盆的性差比较表

内 容	男 性	女 性
骨盆外形	窄而长	宽而短
大骨盆	较狭窄	较宽广
骨盆上口	较小，似桃形	较大，似圆形
骨盆下口	较小	较大
骨盆腔形态	长而窄，呈漏斗形	短而宽，呈圆桶状
耻骨下角	70°～75°	90°～100°
骶骨	较狭长，弯曲度较大	较宽短，弯曲度较小
骶骨岬	显著	不显著
髂骨翼	峭立	近似水平位
髂嵴	弯曲度较大	弯曲度较小
髂窝	较深	较浅
坐骨大切迹	窄而深	宽而浅
坐骨结节	内翻	外翻
坐骨结节间的距离	较短	较长
耻骨结节间的距离	较短	较长
耻骨联合	窄而长	宽而短
髋臼	较大	较小
髋臼间的距离	较小	较大
闭孔	呈卵圆形	呈三角形

二、自由下肢连结

（一）髋关节

1. **组成** 由股骨头与髋臼构成（图2-25、图2-26）。

2. **特点** 髋臼周缘有纤维软骨构成的**髋臼唇**，加深了髋臼，并缩小其口径，可容纳股骨头的2/3面积，从而紧抱股骨头，增加关节的稳固性。关节囊紧张而坚韧，上方附于髋臼周缘，下方前面附于转子间线，后面附于股骨颈的外中1/3交界处。股骨颈前面全部在囊内，而后面仅内侧2/3在囊内，而外侧1/3在囊外，所以股骨颈骨折有囊内、囊外及混合骨折之分。如股骨颈骨折在内侧2/3，则骨折位于囊内，囊内可出现血肿；如位于外侧1/3，则关节囊不受影响。关节囊内外有下列韧带加固。

（1）**髂股韧带**（图2-25） 长而坚韧，呈倒置的“V”字形，位于关节囊的前方。它起自髂前下棘的下方，纤维向外下分成两束，分别附着于转子间线。此韧带可限制髋关节过度后伸，对维持人体直立姿势有很大作用。

（2）**耻股韧带**（图2-25） 呈三角形，起自髂耻隆起、耻骨上支、闭孔嵴及闭孔膜，

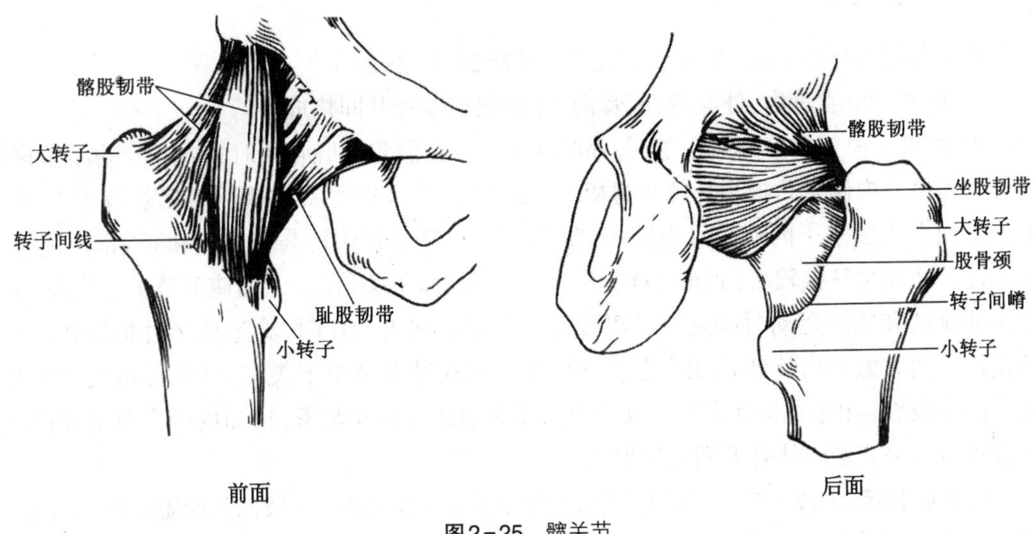

图2-25 髋关节

斜向外下方，移行于关节囊及髂股韧带的内侧部。此韧带可限制髋关节外展和旋外的作用。

（3）**坐股韧带**（图2-25） 较薄，位于关节囊的后方，起自髋臼的后部与下部，斜向外下方，经股骨颈后面，移行于轮匝带和附着于股骨大转子根部。此韧带可限制髋关节内收和旋内的作用。

（4）**轮匝带**（图2-26） 呈环形，紧贴关节囊滑膜层的外面，由关节囊纤维层的环形纤维构成，环绕股骨颈的中部。

（5）**股骨头韧带**（图2-26） 为关节囊内扁平的三角形纤维带，连于髋臼横韧带、髋臼切迹与股骨头之间，韧带中含有滋养股骨头的血管。当髋关节前屈、内收时，此韧带紧张；外展时则松弛。

（6）**髋臼横韧带**（图2-26） 位于关节囊内，很坚韧，横跨髋臼切迹，并与之围成一孔，有血管和神经通过。

3. *运动* 髋关节的运动与肩关节类似。绕冠状轴可做屈和伸运动，绕矢状轴可做外展和内收运动，绕垂直轴可做旋外和旋内运动。亦可做环转运动。因受髋臼的限制，髋关节的运动范围较肩关节小，不如肩关节灵活，但其稳固性强，以适应其负重和行走的功能。

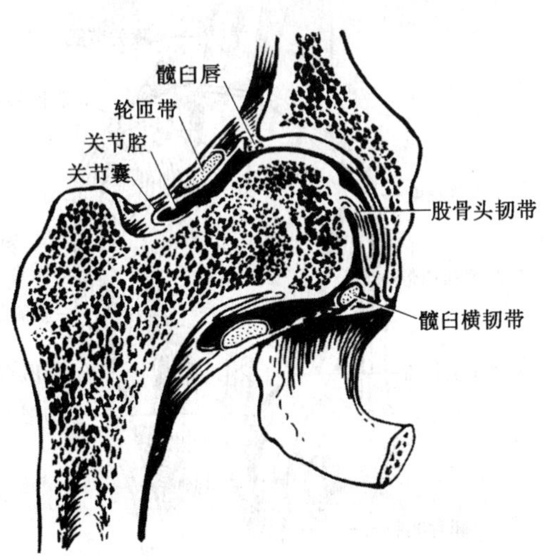

图2-26 髋关节（冠状切面）

（二）膝关节

膝关节是人体内最大、最复杂的关节（图2-27、图2-28）。

1. **组成** 由股骨内、外侧髁，胫骨内、外侧髁与髌骨共同构成。

2. **特点** 关节囊广阔而松弛，各部厚薄不一。在股骨与胫骨相对的内、外侧髁之间有纤维软骨性的**内侧半月板**和**外侧半月板**（图2-27），半月板的周缘厚而内缘薄，呈半月状，下面平而上面凹陷。内侧半月板较大，呈"C"形，其边缘中份与关节囊和胫侧副韧带紧密相连。外侧半月板较小，近似"O"形。半月板加深了关节窝，从而使关节更加稳固，并可缓冲跳跃和剧烈运动时的震荡。当膝关节在急骤强力动作时，常造成半月板损伤。当急剧伸小腿并做强力旋转（如踢足球）时，半月板被膝关节上下关节面挤压，可发生半月板挤伤或破裂；由于内侧半月板与关节囊、胫侧副韧带相连紧密，因而内侧半月板损伤的机会较多。关节囊内外有下列韧带加固。

（1）**髌韧带**（图2-27） 肥厚而坚韧，位于关节囊的前部，为股四头肌腱延续的部分。起自髌尖和髌关节面的下方，向下止于胫骨粗隆和胫骨前缘的上部。伸膝时，此韧带松弛；屈膝时，此韧带则紧张。临床上检查膝跳反射，即叩击此韧带。

（2）**髌内侧支持带**（图2-27） 为股内侧肌腱的一部分。起自股内侧肌腱及髌底，沿髌韧带内侧向下，止于胫骨上端的内侧面。该韧带有防止髌骨向外侧脱位的作用。

（3）**髌外侧支持带**（图2-27） 为股外侧肌腱的一部分。起自股外侧肌腱及髌底，沿髌韧带外侧向下，止于胫骨上端的外侧面。该韧带有防止髌骨向外侧脱位的作用。

（4）**腘斜韧带** 扁宽，位于关节的后面，为半膜肌腱的延续部分。起自胫骨内侧髁的后部，沿关节囊的后部斜向外上方，止于股骨外上髁。该韧带有防止膝关节过度前伸的作用。

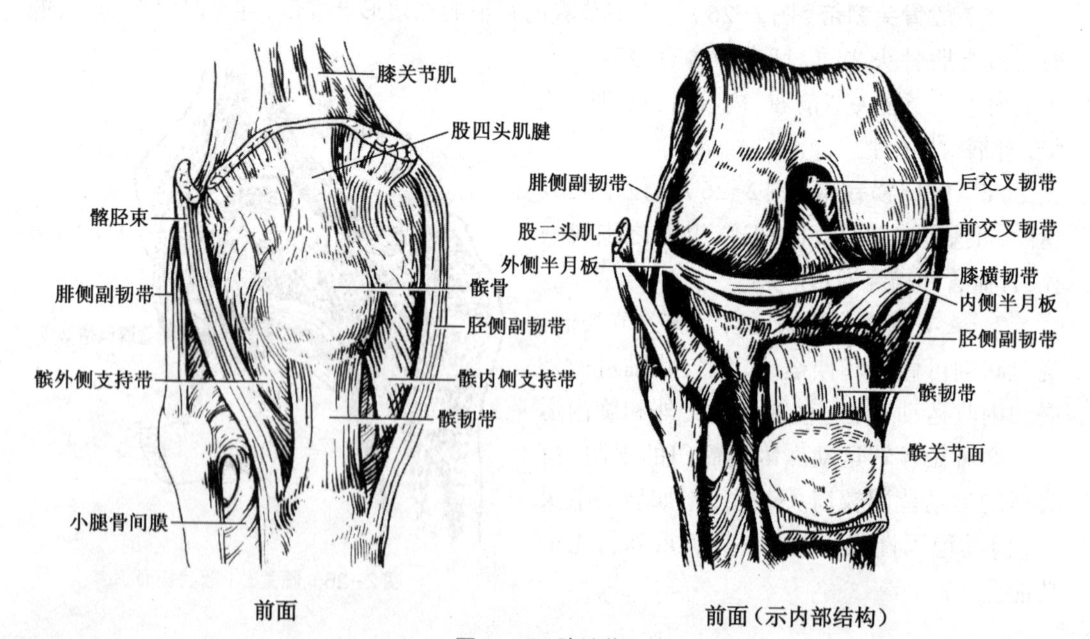

图2-27 膝关节

（5）**腘弓韧带**　位于关节的后外侧。起自腓骨头后面，斜向后上方，前部与腓肠肌的外侧头愈合，后部附着于胫骨髁间隆起的后缘。

（6）**胫侧副韧带**（图2-27）　扁宽而坚韧，位于关节的内侧。起自股骨内上髁，向下止于胫骨内侧髁及胫骨体的内侧面。该韧带前部与髌内侧支持带愈合，后部与关节囊和内侧半月板愈合。

（7）**腓侧副韧带**（图2-27）　索状而坚韧，位于关节的外侧。起自股骨外上髁，向下止于腓骨头外侧面的中部。

当屈膝及小腿旋内时，胫侧与腓侧副韧带均松弛；相反，伸膝及小腿旋外时则紧张。因此，胫侧与腓侧副韧带有限制膝关节过度前伸和旋外的作用。

（8）**前交叉韧带**（图2-27、图2-28）　位于关节囊内，起自胫骨髁间隆起的前内侧，斜向后外上方，止于股骨外侧髁的内侧面。此韧带分别与内侧半月板的前端和外侧半月板的前端相愈合，有限制胫骨向前移位的作用。

（9）**后交叉韧带**（图2-27、图2-28）　位于关节囊内，居前交叉韧带的后内侧，较前交叉韧带短而坚韧。起自胫骨髁间隆起的后方及外侧半月板的后端，斜向内上方，止于股骨内侧髁的外侧面。此韧带有限制胫骨向后移位的作用。

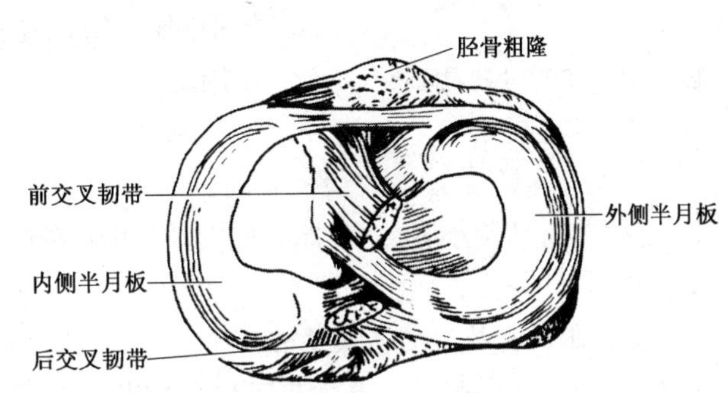

图2-28　膝关节半月板（上面）

若前交叉韧带损伤，胫骨可被动前移；后交叉韧带损伤，胫骨可被动后移，这种现象即临床上称为“**抽屉现象**”。

（10）**膝横韧带**（图2-27）　呈圆索状，横行连结两个半月板的前端，其出现率为55.5%。

（11）**板股后韧带**　起自外侧半月板的后缘，沿后交叉韧带的后方，斜向内上方，止于股骨内侧髁。该韧带出现率为13%。

（12）**板股前韧带**　起自外侧半月板的后部，沿后交叉韧带的前方，斜向内上方，止于股骨内侧髁。该韧带出现率为94.7%。

3. **运动**　膝关节的运动主要是绕冠状轴能做屈伸运动；屈膝时，髌韧带和前后交叉韧带均紧张，胫侧和腓侧副韧带则松弛；伸膝时，除髌韧带外，所有的韧带均紧张。在屈膝状态下，还可绕垂直轴做轻微的旋内和旋外运动。

（三）小腿骨间的连结

小腿骨间的连结包括胫腓关节、小腿骨间膜和胫腓连结。只能做轻微的运动，当足背屈时，腓骨可出现旋外。

1. **胫腓关节**（图2-29）　由腓骨头关节面和胫骨的腓关节面构成。关节囊前面有**腓骨头前韧带**（图2-29），起自腓骨头前面，斜向内上方，止于胫骨外侧髁前面；后面有**腓骨**

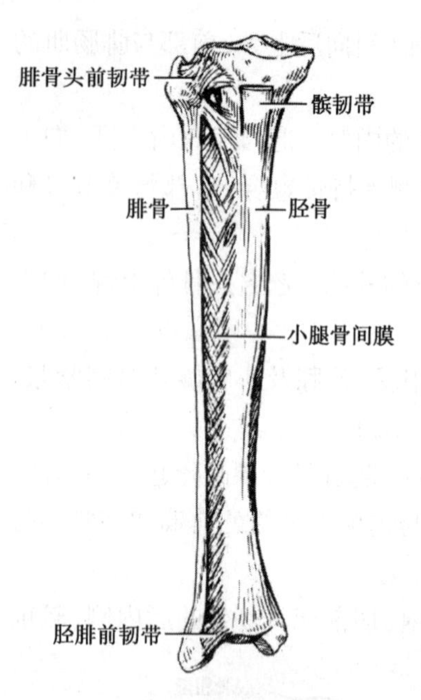

图2-29 小腿骨间膜

头后韧带,起自腓骨头后面,斜向上方,止于胫骨外侧髁后面。

2. **小腿骨间膜**(图2-29) 为坚韧的纤维膜,连结胫骨和腓骨的骨间缘之间。

3. **胫腓连结** 由胫骨的腓切迹与腓骨下端的内侧面构成。两个接触面之间借下列韧带紧密相连。

(1)**胫腓前韧带**(图2-29) 连结胫骨和腓骨下端的前面。

(2)**胫腓后韧带** 连结胫骨和腓骨下端的后面。

(3)**骨间韧带** 连结胫骨和腓骨下端的相邻面之间,其向上移行于小腿骨间膜。

(4)**胫腓横韧带** 为一坚韧的索状韧带,起自胫骨后面的下缘,止于外踝的内侧面。此韧带对保持踝关节的稳固性,防止胫骨和腓骨沿距骨上面向前脱位有重要作用。

(四)足关节

足关节包括距小腿关节、跗骨间关节、跗跖关节、跖骨间关节、跖趾关节和趾骨间关节(图2-30)。

1. **距小腿关节** 又名**踝关节**。

(1)**组成** 由胫骨的下关节面和踝关节面、腓骨的踝关节面与距骨滑车构成。

(2)**特点** 关节囊前后壁薄而松弛,距骨滑车呈前宽后窄状。当足背屈时,滑车前宽部被内、外踝夹紧,比较稳固;当足跖屈时,滑车后窄部进入关节窝内,故可有轻微的侧方(收、展)运动,此时踝关节松动而稳定性较差,易受扭伤,其中以内翻扭伤较多见(即外侧韧带损伤)。关节囊周围有下列韧带加固。

1)**三角韧带**(图2-31) 又名**内侧韧带**,为坚韧的三角形韧带,位于关节的内侧。起自内踝的前后缘及尖部,呈扇形向下展开,分胫距后部、胫跟部、胫舟部和胫距前部止于跗骨。**胫距后部**止于距骨的内侧面及距骨后突内侧的小结节,此韧带有防止胫骨和腓骨向前脱位的作用;**胫跟部**止于跟骨的载距突,此韧带有防止胫骨和腓骨向后脱位的作用;**胫舟部**止于舟骨粗隆与跟舟足底韧带的内侧缘;**胫距前部**止于距骨内踝关节面的前缘。

2)**距腓前韧带**(图2-31) 位于关节的外侧,起自外踝的前缘,向前内方,止于距骨外踝关节面的前方及距骨颈的外侧面。当足内翻时,容易损伤此韧带。

3)**距腓后韧带**(图2-31) 起自外踝的后缘,水平向后内方,止于距骨后突。该韧带有防止胫骨和腓骨向前脱位的作用。

4)**跟腓韧带**(图2-31) 起自外踝尖部的前方,向后下方,止于跟骨外侧面中部的小结节。当足内翻时,容易损伤此韧带。

(3)**运动** 在冠状轴上可做背屈(足背向上方运动,小腿前部与足背之间的角度减

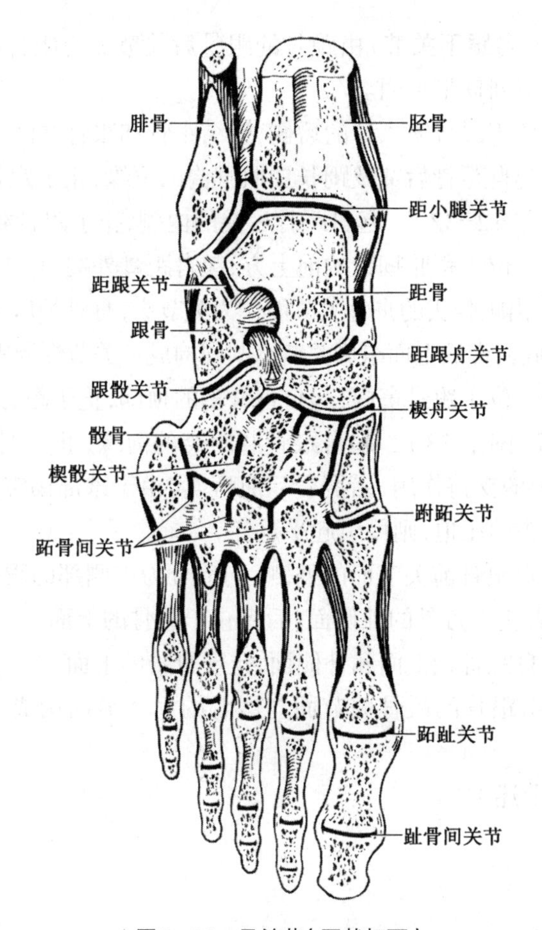

图2-30　足关节(冠状切面)

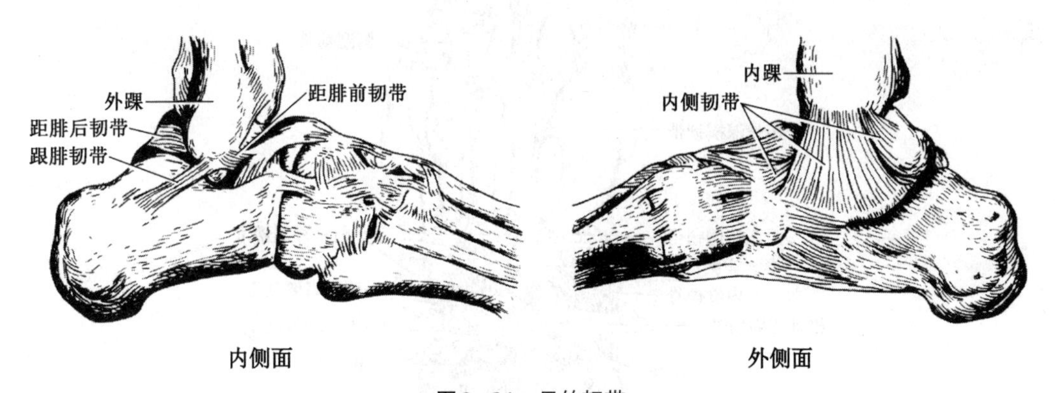

图2-31　足的韧带

小)和跖屈(与背屈相反)运动;当跖屈时,距骨滑车较窄的后部进入较宽大的关节窝,故可在矢状轴上做轻微的内收和外展运动。

2. **跗骨间关节**　跗骨间的连结比较复杂,包括距跟关节、距跟舟关节、跟骰关节、舟骰关节、楔舟关节、楔骨间关节和楔骰关节。跗骨间关节主要可做足内翻(足底朝向内侧)和足外翻(足底朝向外侧)运动。

（1）**距跟关节** 又名**跟下关节**，由距骨的跟骨后关节面与跟骨的后关节面构成。关节囊薄而松弛，周围有下列韧带加固。

1）**距跟前韧带** 位于跗骨窦入口的后侧，连结距骨和跟骨之间。

2）**距跟后韧带** 起自距骨后突及踇长屈肌腱沟的下缘，止于跟骨后关节面的后侧。

3）**距跟内侧韧带**（图2-32） 起自距骨后突的内侧，止于跟骨载距突的后部。

4）**距跟外侧韧带** 位于跟腓韧带的前上方，起自距骨外突，止于跟骨外侧面。

（2）**距跟舟关节** 由距骨头的舟骨关节面作为关节头，舟骨的后关节面、跟骨的前关节面和中关节面、跟舟足底韧带的上面组成关节窝共同构成。关节囊周围有下列韧带加固。

1）**距跟骨间韧带** 位于跗骨窦内，起自跗骨窦的顶部，止于跟骨后关节面的前方。

2）**跟舟足底韧带**（图2-33） 起自跟骨载距突的前缘，止于舟骨的下面和内侧面。该韧带对距骨头有重要的支持作用，若胫骨后肌瘫痪，由于该部韧带失去了胫骨后肌腱的支持，又长期受到距骨头的压迫，则可引起平足症。

3）**分岐韧带** 起自跟骨前关节面的外侧，向前分为内侧部的**跟舟韧带**和外侧部的**跟骰韧带**（图2-32），前者止于舟骨的外侧面，后者止于骰骨的上面。

4）**距舟韧带** 起自距骨颈上面和外侧面，止于舟骨的上面。

（3）**跟骰关节** 由跟骨的骰骨关节面与骰骨的后关节面构成。关节囊周围有下列韧带加固。

1）**跟骰韧带**（见前述）。

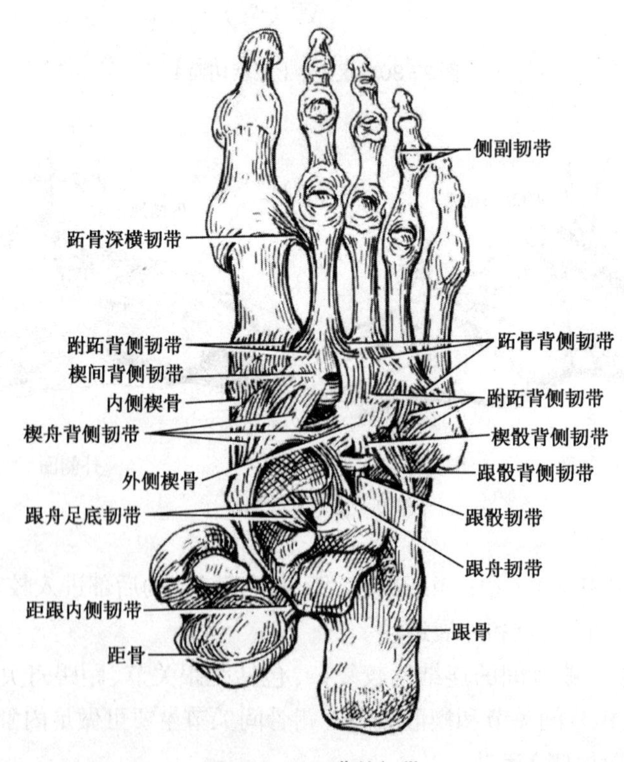

图2-32 足背的韧带

2）**跟骰背侧韧带**（图2-32）　连结跟骨和骰骨的上面。

3）**足底长韧带**（图2-33）　起自跟骨下面的跟结节内、外侧突的前方，止于骰骨下面的锐嵴和第2～4跖骨底。此韧带有维持足外侧纵弓的作用。

4）**跟骰足底韧带**（图2-33）　起自跟骨下面前端的圆形隆起，止于骰骨下面。此韧带有维持足外侧纵弓的作用。

（4）**舟骰关节**　通常为韧带联合，位于舟骨的外侧缘与骰骨的内侧缘之间。关节囊与楔舟关节相移行，关节腔亦相通。关节囊周围有下列韧带加固。

1）**骰舟背侧韧带**　起自舟骨上面，止于骰骨上面。

2）**骰舟足底韧带**（图2-33）　起自舟骨下面，止于骰骨的内侧面和下面。

3）**骰舟骨间韧带**　连结骰骨和舟骨的相对面之间。

（5）**楔舟关节**　由舟骨的前关节面与3个楔骨的后关节面构成。关节腔与第2、第3跗跖关节及第1、第2跖骨间关节相通。关节囊周围有下列韧带加固。

1）**楔舟背侧韧带**（图2-32）　起自舟骨上面与骰舟背侧韧带之间，止于3个楔骨上面。

2）**楔舟足底韧带**　位于足的跖侧，连结舟骨下面与3个楔骨下面之间。

（6）**楔骰关节与楔骨间关节**　前者位于外侧楔骨的外侧面与骰骨的内侧面之间；后者介于3个楔骨之间。它们有共同的关节囊与关节腔，并与楔舟关节相通。关节囊周围有下列韧带加固。

1）**楔骰背侧韧带**（图2-32）　连结骰骨与外侧楔骨的上面之间。

2）**楔间背侧韧带**（图2-32）　连结3个楔骨的上面之间。

3）**楔骰足底韧带**（图2-33）　连结外侧楔骨的尖部与骰骨的内侧面之间。

4）**楔间足底韧带**　连结内侧楔骨底部与中间楔骨尖端之间。

5）**楔骰骨间韧带**　连结外侧楔骨与骰骨的相对面之间。

6）**楔骨间韧带**　连结3个楔骨的相对面之间。

3. **跗跖关节**　由前列4块跗骨的前面和5块跖骨底构成，活动甚微。关节囊周围有下列韧带加固。

（1）**跗跖背侧韧带**（图2-32）　分别连结内侧楔骨的外侧缘与第2跖骨底的内侧缘之间，中间楔骨与第2跖骨底之间，外侧楔骨与第2～4跖骨底之间，骰骨与第4、第5跖骨底之间。

（2）**跗跖足底韧带**（图2-33）　分别连结内侧楔骨与第2、第3跖骨底之间，骰骨与第4、第5跖骨底之间。

（3）**楔跖骨间韧带**　分别连结内侧楔骨的外侧面与第2跖骨底的内侧面之间，中间楔骨与第2跖骨底之间，外侧楔骨与第3、第4跖骨底之间。

4. **跖骨间关节**　位于第2～5跖骨底之间，连结紧密，活动甚微。常与跗跖关节相通，关节囊周围有下列韧带加固。

（1）**跖骨背侧韧带**（图2-32）　连结第2～5跖骨底的上面。

（2）**跖骨足底韧带**（图2-33）　连结第2～5跖骨底的下面。

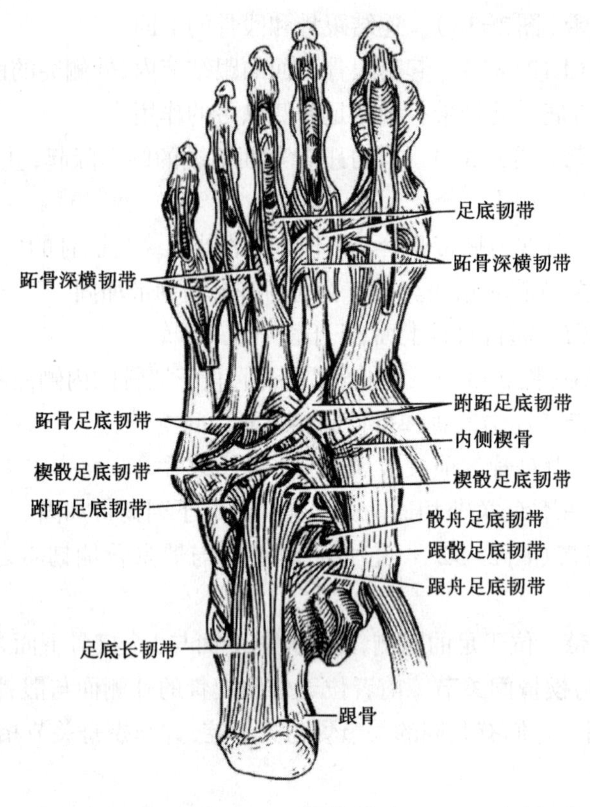

图2-33 足底的韧带

（3）**跖骨间韧带** 连结第2～5跖骨底相对面的粗糙部。

5. **跖趾关节** 由跖骨头与近节趾骨底构成，可做轻微的屈伸和收展运动。屈为跖屈，伸为背屈，收为向第2趾靠拢，展为离开第2趾。关节囊周围有下列韧带加固。

（1）**侧副韧带** 起自跖骨头两侧的结节，止于近节趾骨底的两侧及足底韧带。

（2）**跖骨深横韧带**（图2-32、图2-33） 连结跖骨头之间的下面，与足底韧带愈合。

（3）**足底韧带**（图2-33） 位于关节的下面，介于两侧副韧带之间。

6. **趾骨间关节** 共有9个关节，除踇趾由远节趾骨底与近节趾骨滑车构成关节外，其余各趾骨间关节均由远、中、近节趾骨间构成。该关节只能做屈伸运动。关节囊周围有下列韧带加固。

（1）**侧副韧带**（图2-32） 位于关节的两侧，连结各趾骨间关节。

（2）**背侧韧带** 为关节上面的膜状韧带，两侧与侧副韧带愈合。

（3）**足底韧带** 为关节下面的纤维软骨板，两侧与侧副韧带愈合。

7. **足弓**（图2-34） 跗骨和跖骨借韧带和肌的牵拉，形成的一个凸向上的弓，称为足弓。足弓可分为前后方向的**足纵弓**和内外侧方的**足横弓**。足纵弓较明显，又可分为内侧纵弓和外侧纵弓。内侧纵弓由跟骨、距骨、舟骨、3个楔骨、第1～3跖骨及籽骨构成，主要由胫骨后肌、趾长屈肌、踇长屈肌、足底的小肌、跖腱膜及跟舟足底韧带等结构维持。外侧纵弓由跟骨、骰骨及第4、第5跖骨构成，主要由腓骨长肌、小趾的肌群、足底长韧带及跟骰

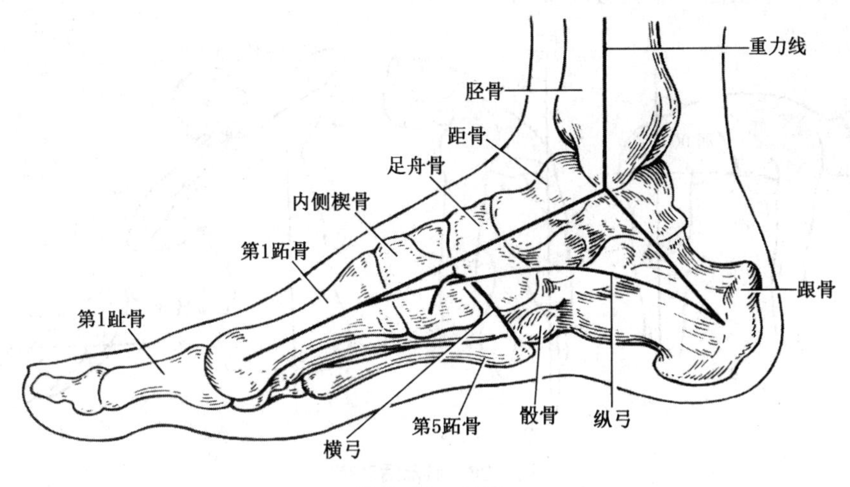

图2-34　足弓

足底韧带等结构维持。横弓由各跖骨的后部及跗骨的前部构成，主要由腓骨长肌和踇收肌横头等结构维持。足弓增加了足的弹性，使足成为具有弹性的“三脚架”，在跳跃和行走时发挥弹性和缓冲震荡的作用，同时还具有保护足底血管、神经免受压迫的作用。如维持足弓的组织过度劳损、先天性软组织发育不良或骨折等，均可导致足弓塌陷，形成扁平足。

附　全身主要关节活动范围

全身各关节都有其正常的活动范围，在肢体发生疾病或损伤时，各关节的活动度就会发生增大或减小的变化，甚至出现超越生理范围的异常活动度。目前临床上常用的测量法是以中立位为0°计算，即中立位0°法。人体各关节活动的正常范围如下：

1. **颈部**　中立位为面向前、眼平视、下颌内收（图2-35）。

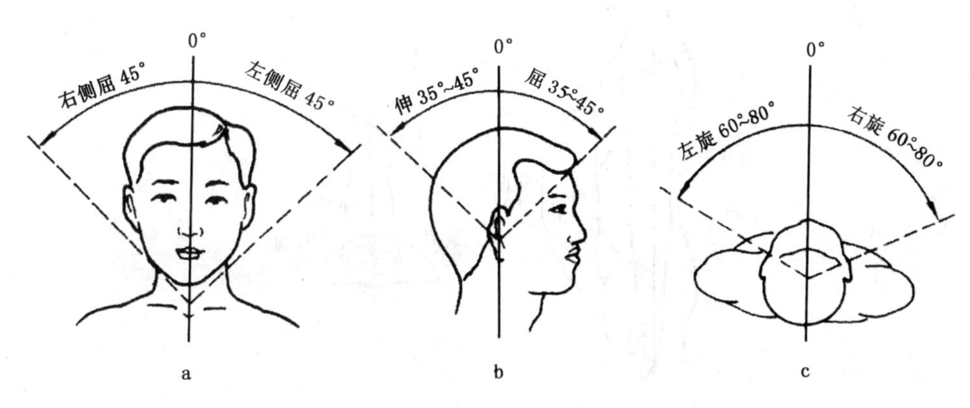

图2-35　颈部活动范围

2. **腰部** 中立位一般挺直即可（图3-36）。

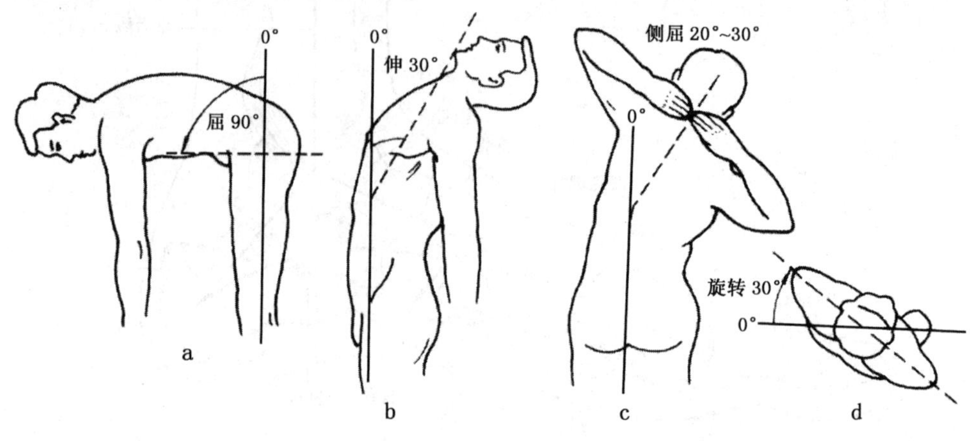

图2-36 腰部活动范围

3. **肩关节** 中立位为臂下垂，屈肘90°，前臂指向前方（图2-37）。

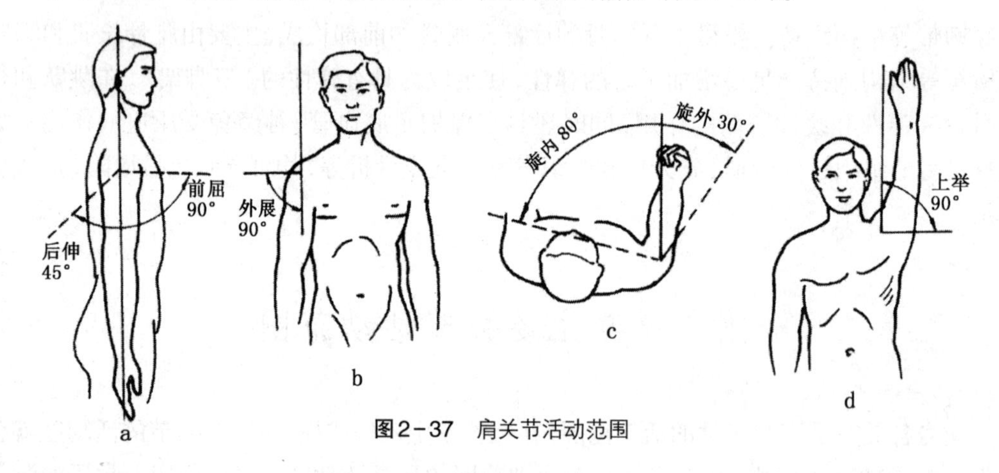

图2-37 肩关节活动范围

4. **肘关节** 中立位为前臂伸直（图2-38）。

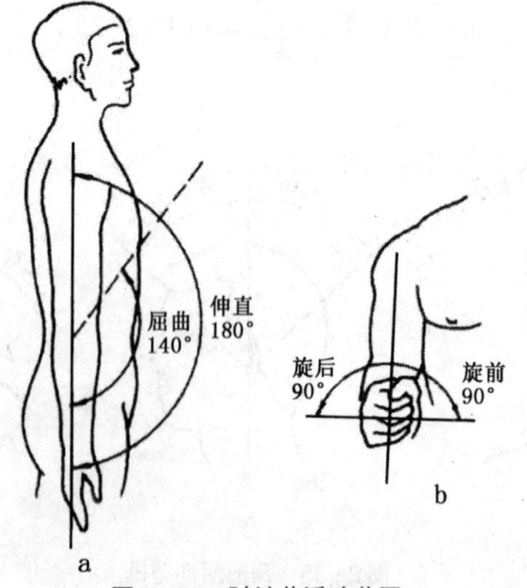

图2-38 肘关节活动范围

5. **腕关节**　中立位为手与前臂成直线,手掌向下(图2-39)。

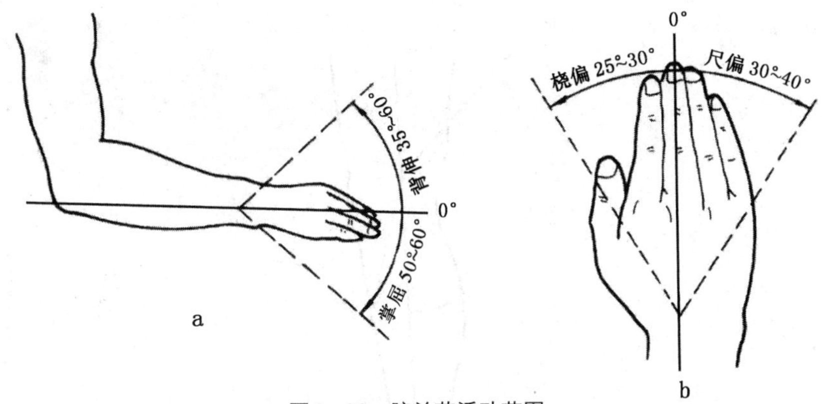

图2-39　腕关节活动范围

6. **掌指关节、指骨间关节**　中立位为手指伸直(图2-40)。

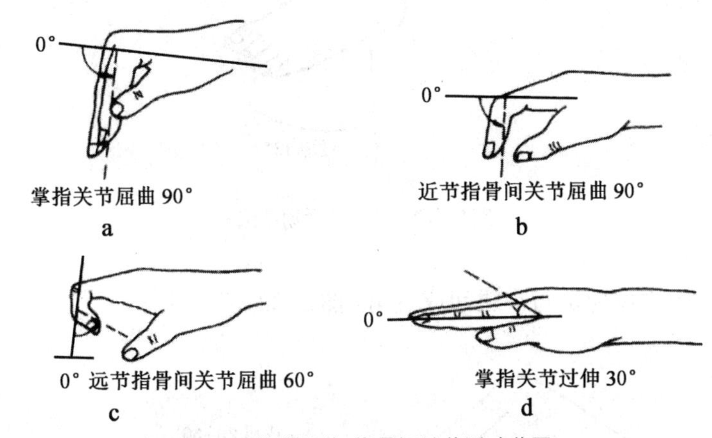

图2-40　掌指关节、指骨间关节活动范围

7. **髋关节**　中立位为髋关节伸直,髌骨向上(图2-41)。

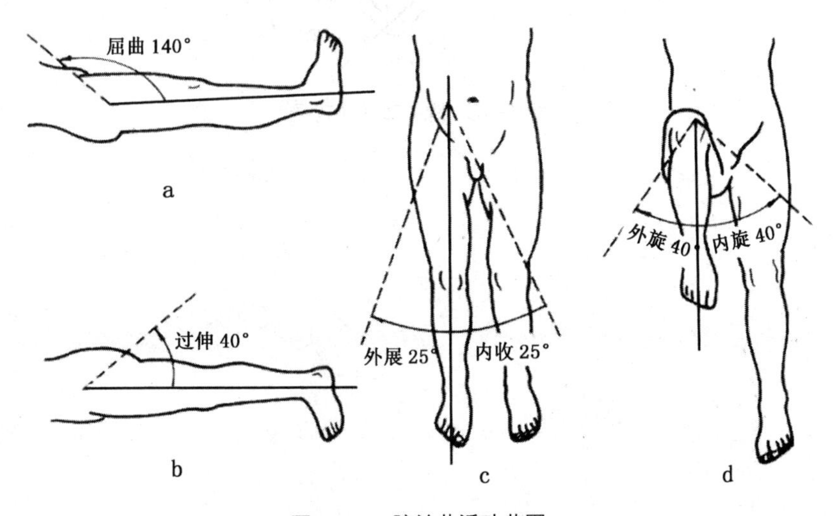

图2-41　髋关节活动范围

8. **膝关节** 中立位为膝关节伸直（图2-42）。

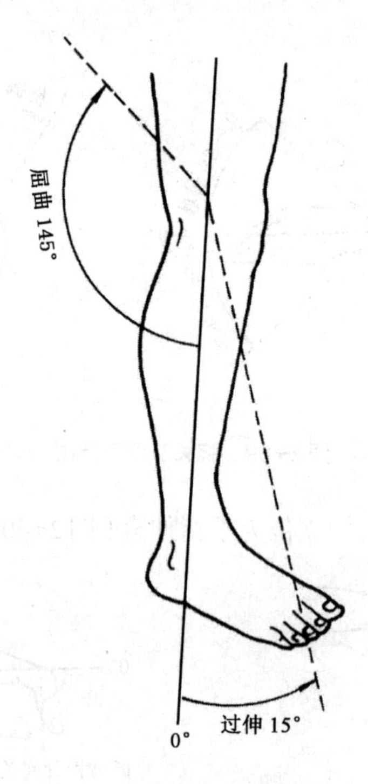

图2-42 膝关节活动范围

9. **踝关节** 中立位为足与小腿间成直角（图2-43）。

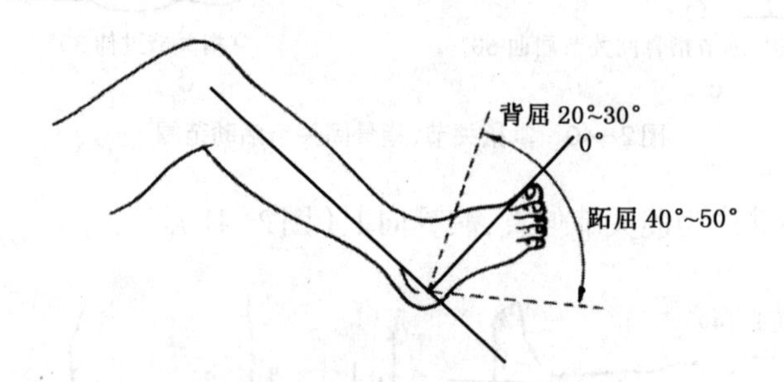

图2-43 踝关节活动范围

第三章　肌　　学

第一节　概　　述

人体的**肌组织**按结构和功能的不同可分为**平滑肌**、**心肌**和**骨骼肌**3种。平滑肌主要构成内脏和血管的管壁，具有收缩缓慢、持久、不易疲劳等特点；心肌构成心壁；两者都不随人的意志收缩，故称**不随意肌**。骨骼肌分布于头颈、躯干和四肢，通常附着于骨，骨骼肌收缩迅速、有力、容易疲劳和随人的意志收缩等特点，故称**随意肌**。骨骼肌在显微镜下观察呈横纹状，故也称**横纹肌**。有关骨骼肌的系统知识，称为**肌学**。

骨骼肌是运动系统的动力部分，在神经系统的支配下，骨骼肌的收缩，牵引骨产生运动。人体骨骼肌共有600多块，分布广，约占体重的40%。每块骨骼肌不论大小如何，都具有一定的形态、结构、位置和辅助装置，并有丰富的血管、淋巴管和神经分布，具有一定的功能。因此，每块骨骼肌都是一个器官。

一、肌的构造和形态

（一）肌的构造

每块骨骼肌均包括肌腹和肌腱两部分。

1. *肌腹*　主要由大量的横纹肌纤维（即肌细胞）构成，色红而柔软，有收缩能力。肌腹的外面被薄层结缔组织膜构成的**肌外膜**包裹。由肌外膜发出若干纤维隔进入肌内将其分割成较小的肌束，包被肌束的结缔组织膜称为**肌束膜**。在肌束内，每条肌纤维周围还有一层薄的结缔组织膜，称为**肌内膜**。肌的血管和神经均沿着这些结缔组织膜深入肌内。骨骼肌有红肌与白肌之分。**红肌**大都由红肌纤维构成，较细小，收缩较慢，但作用持久；**白肌**主要由白肌纤维构成，较宽大，收缩较快，能迅速完成特定的动作，但作用不持久，每块肌大都含有这两种纤维。一般来说，保持身体姿势的肌肉，含红肌纤维多；快速完成动作的肌肉，含白肌纤维较多。

2. *肌腱*　主要由腱纤维构成，为平行致密的胶原纤维束，色白而坚韧，但无收缩能力，大都位于肌腹的两端，能抵抗很大的牵引力，其抗张力强度是肌腹的112～233倍。肌腹借肌腱附着于骨面。长肌的肌腹呈梭形，两端的肌腱较细小，呈条索状。有的肌腱在两个肌腹之间，称为**中间腱**，如二腹肌。有的肌有数个腱，将肌腹分割成多个肌腹，这种腱称为**腱划**，如腹直肌。阔肌的肌腹和肌腱均呈薄片状，其肌腱称为**腱膜**，如腹外斜肌腱膜。位于肌的中心，呈板状的腱膜，称为**中心腱**，如膈肌。当肌受到突然暴力时，通常肌腱不致断裂而肌腹可能断裂，或肌腹与肌腱结合处或是肌腱附着处被拉开。

（二）肌的形态

骨骼肌的形态多种多样，可概括地分为长肌、短肌、阔肌和轮匝肌4种（图3-1）。

1. **长肌** 肌束与肌的长轴平行，多呈梭形或条带状，多见于四肢，收缩时肌显著缩短而引起大幅度的运动。有的长肌有2个以上的起始头，然后聚成一个肌腹，依其头数被称为二头肌、三头肌或四头肌。

2. **短肌** 小而短，多分布于躯干的深层，且具有明显的节段性，收缩时运动幅度较小。

3. **阔肌** 扁而薄，多分布于胸腹壁，收缩时除运动躯干外，还对内脏起保护和支持作用。

4. **轮匝肌** 多呈环形，位于孔裂的周围，收缩时使孔裂关闭。

另外，根据肌纤维的排列方向，可将骨骼肌分为下列3种情况（图3-1）。

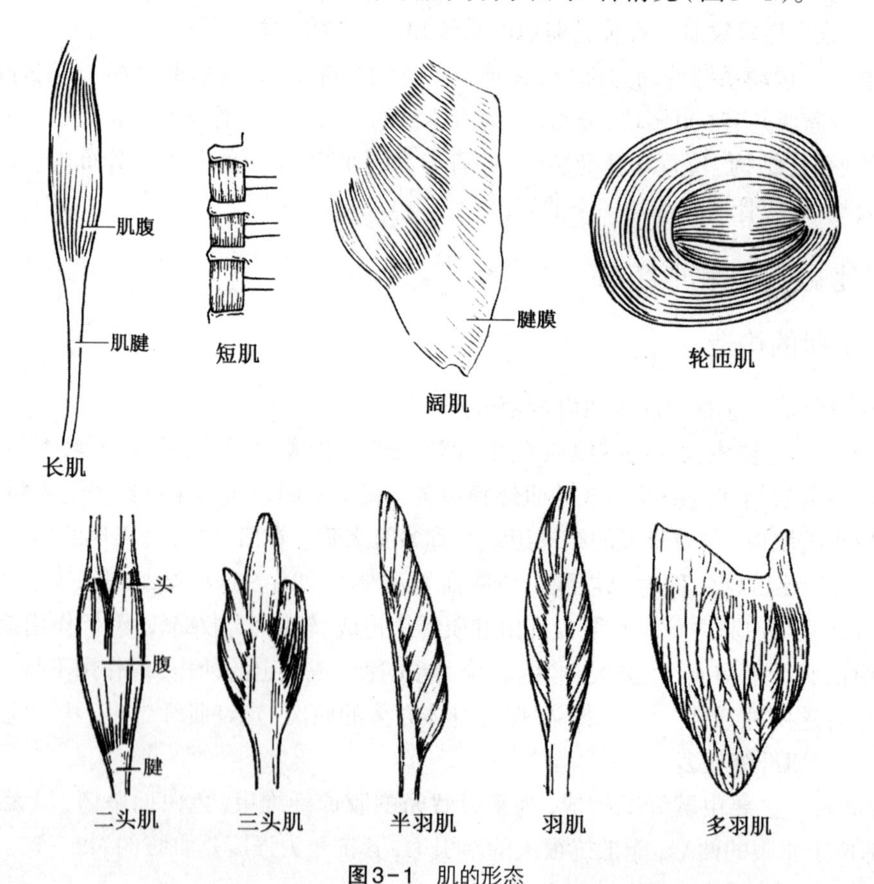

图3-1 肌的形态

1. **平行排列** 肌纤维与肌的长轴平行或近似平行，肌纤维可能由一端至另一端全部平行。这种类型的肌多呈带状或扁平形，如胸锁乳突肌、菱形肌、腹直肌、臀大肌和缝匠肌等；还有梭形肌，如肱二头肌、半腱肌和桡侧腕屈肌等。

2. **倾斜排列** 肌纤维与肌的长轴倾斜排列，因其似鸟羽，故称为羽状肌，肌纤维如羽枝，腱如羽柄。

（1）**半羽肌** 状如半个鸟羽，肌纤维具有一线状或狭窄的起始端，如趾长伸肌、第三腓骨肌等。

（2）**羽肌** 状如完整的鸟羽，肌纤维起自一个宽而长的面，如腓骨长肌、踇长屈肌等。

（3）**多羽肌** 状如多个鸟羽，有结缔组织隔伸入肌的起止端，如肩胛下肌、肱三头肌等。

3. **放射状排列** 肌纤维排列呈放射状，肌呈三角形或扇形，肌纤维起自广阔的起始端，止点集中到一点，如胸大肌等。

二、肌的起止和作用

（一）肌的起止

骨骼肌一般以两端附着于两块或两块以上的骨面上，中间跨过1个或多个关节。当肌收缩时，牵动骨骼，产生运动。肌收缩时，通常一骨的位置相对固定，另一骨的位置相对移动。通常把肌在固定骨上的附着点称**起点**或**定点**，在移动骨上的附着点称**止点**或**动点**（图3-2）。一般接近身体正中矢状面或四肢部近侧端的附着点是起点，反之是止点。但起点和止点是相对的，在一定条件下，两者可以互换，即当移动骨被固定时，在肌的收缩牵引下，固定骨则变成移动骨，如此，原来的止点变成了起点，而起点则变成了止点。

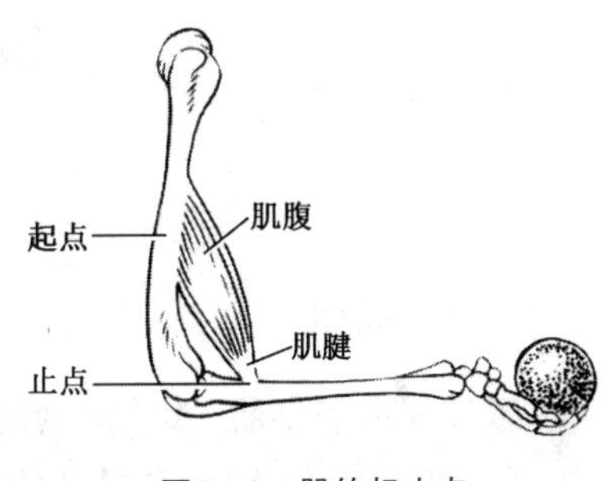

图3-2 肌的起止点

（二）肌的作用

骨骼肌有两种作用：一种是静力作用，肌具有一定张力，使身体各部之间保持一定姿势，取得相对平衡，如站立、坐位和体操中的静止动作；另一种是动力作用，使身体完成各种动作，如伸手取物、行走和跑跳等。

全身的肌，除运动功能外，还是人体进行新陈代谢、储存能源和产生体温的重要器官。

三、肌的配布和命名

（一）肌的配布

骨骼肌在关节周围配布的方式和多少与关节的运动轴一致。单轴关节通常配布两组肌，如肘关节前后面有屈肌和伸肌，从而使这些关节完成屈伸运动。双轴关节通常有4组肌，如腕关节除有屈肌和伸肌外，还有内收肌和外展肌。三轴关节通常有6组肌，如肩关节除有屈肌和伸肌、内收肌和外展肌外，还有旋内肌和旋外肌。在1个运动轴的相对侧有两个作用相反的肌或肌群，称为**拮抗肌**。如肘关节前方的屈肌群和后方的伸肌群。在运动轴一侧，作用相同的肌，称为**协同肌**。如肘关节前方的每块屈肌。

（二）肌的命名

骨骼肌的命名原则很多，主要有以下几种：① 根据肌的形态来命名，如三角肌、菱形肌、斜方肌、方肌等。② 根据肌的功能来命名，如屈肌、伸肌、收肌、展肌、旋前肌、旋后肌、括约肌、开大肌、提肌、降肌、张肌等。③ 根据肌束的方向来命名，如直肌、横肌、斜肌等。④ 根据肌的起止点来命名，如肱桡肌、胸锁乳突肌等。⑤ 根据肌所在部位来命名，如胸肌、腹肌、冈上肌、冈下肌、胫骨前肌、肋间肌等。⑥ 根据肌构造的特点来命名，如半腱肌、半膜肌等。⑦ 根据肌头和肌腹的数目来命名，如肱二头肌、肱三头肌、二腹肌等。⑧ 将几条原则结合起来命名，如桡侧腕长伸肌和桡侧腕短伸肌，指浅屈肌和指深屈肌等。了解这些命名的原则，有助于加深对肌的理解和记忆。

第二节　头 颈 肌

一、头肌

（一）面肌

面肌又称**表情肌**，多为扁薄的皮肌，位置表浅，大多起自颅骨的不同部位，止于面部皮肤，并主要在口裂、眼裂和鼻孔的周围，可分为环形肌和辐射肌两种，可开大或闭合上述孔裂，同时牵动面部皮肤产生喜、怒、哀、乐等各种表情。按面肌的位置，可分为颅顶肌、外耳肌、眼周围肌、鼻肌和口周围肌5群。

1. 颅顶肌

（1）**枕额肌**（图3-3、图3-4）　覆盖于颅盖外面，阔而薄，由枕腹、额腹以及中间的帽状腱膜组成。**枕腹**（**枕肌**）位于枕部两侧的皮下，为一长方形阔肌。起自上项线外侧半和乳突部上面，肌束斜向上外方，移行于帽状腱膜的后缘。作用：收缩时可向后方牵拉帽状腱膜。**额腹**（**额肌**）位于额部的皮下，宽阔而菲薄，较枕腹发达。起自帽状腱膜，肌束向前下方，止于眉部皮肤，并和眼轮匝肌相互交错。作用：收缩时可扬眉和皱额。**帽状腱膜**很坚韧，以纤维束垂直穿经浅筋膜与浅层的皮肤相连，三者紧密结合构成**头皮**。帽状腱膜与深部的骨膜则隔以腱膜下疏松结缔组织，故头皮可在颅骨表面滑动。头皮外伤时，常在腱膜深面形成血肿或撕脱。

（2）**颞顶肌**　为发育不恒定的薄肌，位于枕额肌额腹、耳前肌和耳上肌之间。起自耳上肌部位，止于帽状腱膜。

（3）**项横肌**　位于枕后部的皮下，为不恒定的小肌。起自枕外隆凸，肌束沿上项线向外,止于乳突。作用：紧张枕部的筋膜和皮肤。

2. 外耳肌

(1) **耳上肌**　又称**耳提肌**,位于耳上方,呈三角形,肌腹阔而薄。起自帽状腱膜,止于耳郭软骨的上部。作用：收缩时上提耳郭。

(2) **耳前肌**　位于耳前上方,较其他外耳肌小,常缺如。起自帽状腱膜,止于耳郭软骨的前部。作用：牵引耳郭向前。

(3) **耳后肌**　位于耳后方。起自乳突外面,止于耳郭软骨的后面。作用：牵引耳郭向后。

3. 眼周围肌

(1) **眼轮匝肌**(图3-3、图3-4)　围绕在眼裂周围的皮下,为椭圆形阔肌,深面紧贴于眶部骨膜和睑筋膜的浅面,分眶部、睑部和泪部。**眶部**最大,为眼轮匝肌最外围的部分。起自睑内侧韧带及其周围的骨面,肌束呈弧形,弓向外侧,止于皮肤和邻近诸肌。**睑部**位于眼睑皮下,肌束很薄。起自睑内侧韧带及其邻近的骨面,弓向外侧,止于睑外侧韧带。**泪部**位于睑部的深面。起自泪骨的泪后嵴和泪囊的浅深面,弓向外侧,与睑部肌纤维相互结合。作用：睑部可眨眼,与眶部共同收缩使眼裂闭合。泪部可扩大泪囊,使囊内产生负压,以利于泪液的引流。

(2) **皱眉肌**(图3-3)　位于眼轮匝肌眶部和枕额肌额腹的深面,两侧眉弓之间。起自额骨鼻部,肌束斜向上外,止于眉部皮肤。作用：牵眉向内下,使鼻根部皮肤产生纵沟,出现皱眉的表情。

(3) **降眉肌**　为枕额肌额腹的延续部分。起自鼻根部,向上止于眉间部皮肤。作用：牵引眉间部皮肤向下,使鼻根部皮肤产生横纹。

4. 鼻肌(图3-3、图3-4)　此肌不发达,分为横部、翼部和降鼻中隔肌。**横部**位于外鼻下部的两侧皮下,在提上唇肌的深面。起自上颌骨尖牙及侧切牙的牙槽突,肌束先斜向上外方,然后绕过鼻翼逐渐增宽,弯向内方,在鼻背与对侧者借腱膜相连。作用：使鼻孔缩小。**翼部**位于鼻肌横部的内侧部,较弱小。肌束向上,止于鼻翼软骨的外侧面。作用：牵引鼻翼向下外方煽动,使鼻孔扩大。**降鼻中隔肌**起自口轮匝肌和上颌骨中切牙的牙槽突,止于鼻中隔软骨的下面。作用：牵引鼻中隔下降。

5. 口周围肌

(1) **口轮匝肌**(图3-3、图3-4)　又称**口括约肌**,位于口裂周围的口唇内,为椭圆形的环形阔肌。起自下颌骨、下颌骨的切牙窝、口角附近的黏膜及皮肤内,部分肌纤维为颊肌、切牙肌、颧肌及降口角肌的延续。其他所有至口周围的肌,均交错编织于口轮匝肌内。作用：使口裂闭合,并可做努嘴、吹口哨等动作;若与颊肌共同收缩,可做吸吮动作。

(2) **提上唇肌**(图3-3、图3-4)　位于眶下部的皮下,近似长方形阔肌,上部肌束被眼轮匝肌遮盖。起自上颌骨额突的下部、眶下缘至眶下孔之间的部分,向下集中止于上唇、鼻翼及鼻唇沟附近的皮肤。作用：上提上唇,牵引鼻翼向上,使鼻孔开大,同时加深鼻唇沟。

(3) **颧肌**(图3-3)　由颧小肌和颧大肌组成。**颧小肌**起自颧骨,向内下止于上唇。**颧大肌**位于颧小肌的外下侧,起自颧骨,止于口角的皮肤和颊黏膜。作用：上提口角,使面部出现笑容。

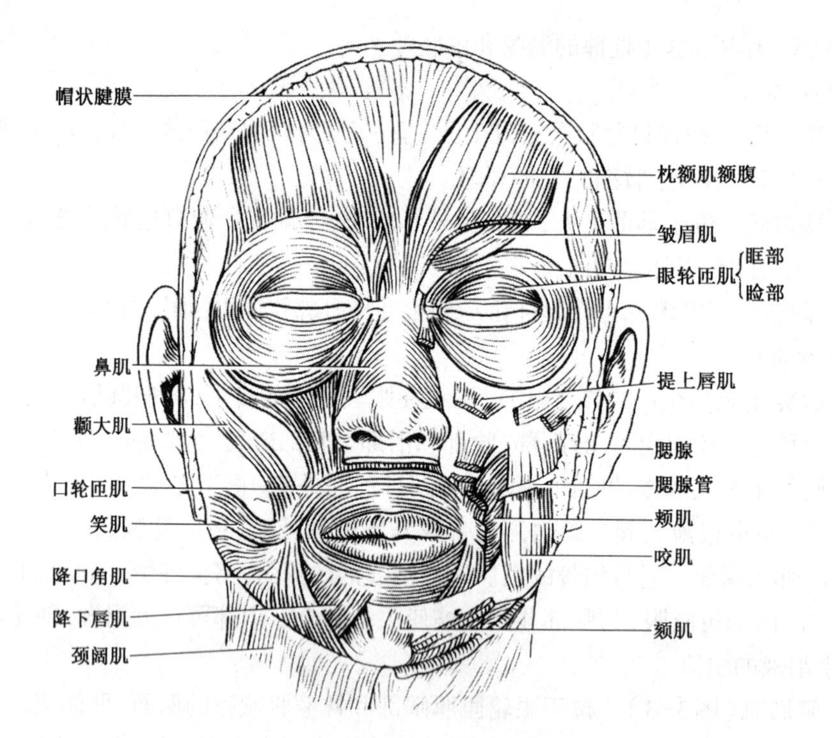

图3-3 头肌(前面)

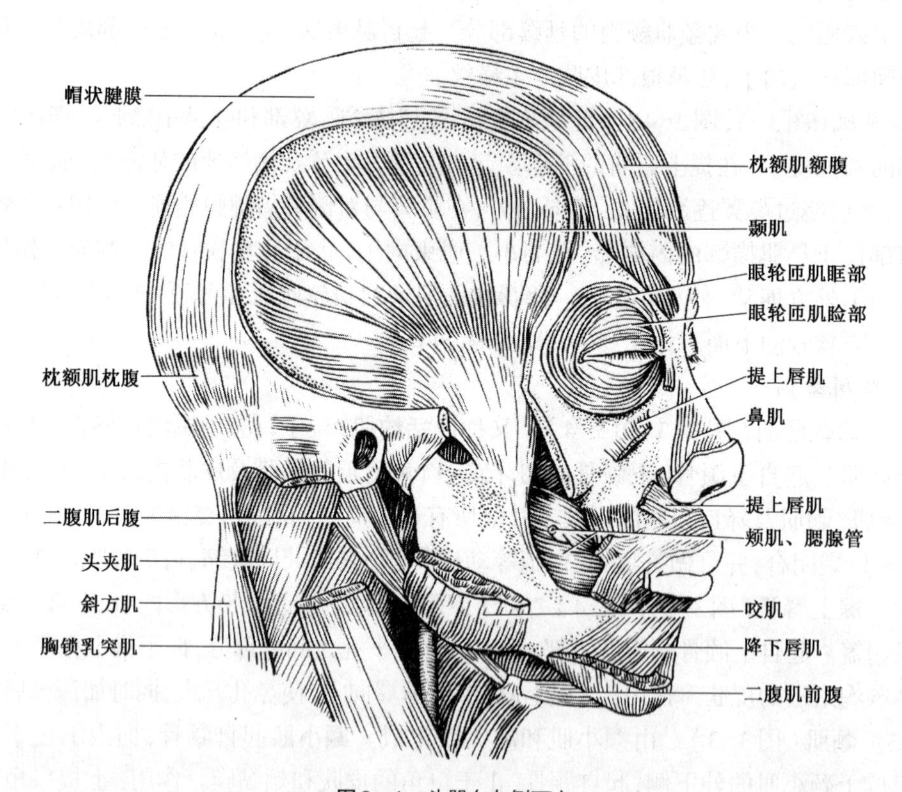

图3-4 头肌(右侧面)

（4）**笑肌**（图3-3） 起自腮腺咬肌筋膜、鼻唇沟附近的皮肤，肌束向内侧，止于口角皮肤。作用：牵引口角向外侧，显示微笑面容。

（5）**降口角肌**（图3-3） 位于口角下部的皮下，为三角形阔肌。起自下颌骨的下缘（自颏结节至第1磨牙之间），肌束斜向上内方，止于口角皮肤，部分移行于切牙肌和口轮匝肌。作用：使口角下降，产生悲伤、不满、愤怒的表情。

（6）**提口角肌** 位于提上唇肌及颧肌的深面。起自眶下孔下方的切牙窝，肌束斜向下外方，止于口角皮肤，部分移行于降口角肌和口轮匝肌。作用：上提口角。

（7）**降下唇肌**（图3-3） 又称**下唇方肌**，位于下唇下方两侧的皮下，为菱形阔肌。起自下颌体前面的斜线（即颏孔至颏结节之间），肌束斜向内上方，止于下唇皮肤和黏膜。作用：使下唇下降，产生惊讶、愤怒的表情。

（8）**切牙肌** 位于口轮匝肌的深面。起自上、下颌骨侧切牙的牙槽突与尖牙的牙槽之间，肌束向外侧止于口角皮肤和黏膜。作用：牵引口角向内侧。

（9）**颏肌**（图3-4） 又称**颏提肌**，位于降下唇肌的深面，呈锥状。起自下颌骨侧切牙和中切牙的牙槽突，肌束向内下方，止于颏部皮肤。作用：上提颏部皮肤，使下唇前送。

（10）**颊肌**（图3-3、图3-4） 位于面颊的深部，紧贴于口腔侧壁的黏膜外面，为长方形阔肌。起自下颌骨的颊肌嵴、上颌骨的牙槽突的后外面及翼突下颌缝，向前至口角，止于口角皮肤，部分移行于上、下唇。作用：可使唇、颊紧贴牙齿，帮助咀嚼和吸吮。

（二）咀嚼肌

咀嚼肌的作用均与咀嚼动作有关，包括咬肌、颞肌、翼外肌和翼内肌。

（1）**咬肌**（图3-4） 位于下颌支外侧的皮下，为长方形阔肌。起自颧弓下缘及内侧面，向后下止于下颌支外面的咬肌粗隆。作用：上提下颌骨，向前牵引下颌骨。

（2）**颞肌**（图3-4） 位于颞窝部的皮下，为扇形阔肌。起自颞窝骨面，肌束向下集中，通过颧弓的深面，移行于强大的腱，止于下颌骨冠突的尖端和内侧面。作用：前部肌束上提下颌骨，后部肌束向后拉下颌骨，使颞下颌关节做前移和后退运动。

（3）**翼外肌** 位于颞下窝内，呈三角形。起自蝶骨大翼的颞下嵴、颞下窝和翼突外侧板的外面，肌束向后外方集中，止于下颌骨髁突内侧的翼肌凹、颞下颌关节囊及关节盘。作用：两侧同时收缩，可牵下颌骨向前；单侧收缩，则使下颌骨移向对侧。

（4）**翼内肌** 位于颞下窝的最内侧。起自翼突外侧板的内侧面、翼突窝、上颌结节，肌束斜向后外下方，止于下颌骨内侧面的翼肌粗隆。作用：上提下颌骨，并使其向前移动。

二、颈肌

（一）颈浅肌

颈阔肌位于颈前外侧部的皮下，为一菲薄宽阔的长方形肌。起自胸大肌和三角肌筋膜，肌束斜向上内方，越过锁骨和下颌骨至面部，止于下颌骨下缘和口角，部分移行于腮腺咬肌筋膜和面肌。作用：牵引口角向外。

（二）颈外侧肌

胸锁乳突肌（图3-5）位于颈部两侧的皮下，为颈部1对强有力的肌肉。起自胸骨柄前面和锁骨胸骨端的上面，肌束斜向后上方，止于颞骨乳突的外侧面及上项线的外侧部。作用：两侧收缩，使头向后仰；单侧收缩，使头屈向同侧，面转向对侧。单侧胸锁乳突肌可因胎儿产伤等原因造成肌挛缩，导致小儿斜颈畸形。

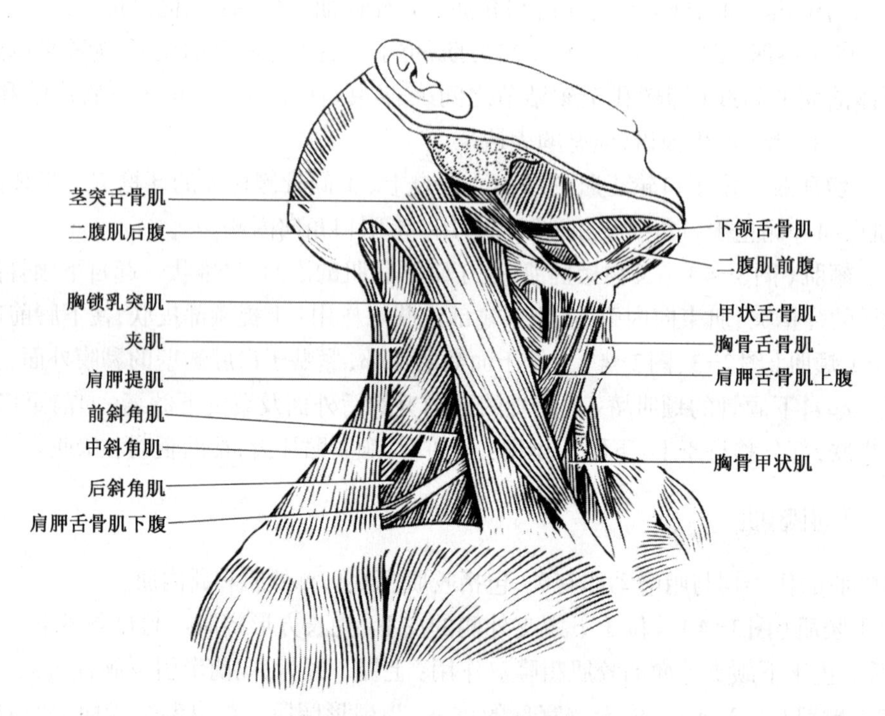

图3-5 颈肌（右侧面）

（三）颈前肌

1. **舌骨上肌** 位于舌骨、下颌骨和颅底之间，是一群小肌，每侧有4块。

（1）**二腹肌**（图3-5、图3-6） 被中间腱分为前腹和后腹。**前腹**起自下颌骨的二腹肌窝，移行于中间腱，固定于舌骨体和舌骨大角的分界处。**后腹**起自中间腱，止于颞骨乳突切迹。作用：当下颌骨被固定时，上提舌骨；舌骨被固定时，降下颌骨，协助咀嚼。

（2）**茎突舌骨肌**（图3-5、图3-6） 位于二腹肌后腹的上方，并与其平行。起自颞骨茎突，肌束斜向前下方，止于舌骨体和舌骨大角的分界处。作用：牵引舌骨向后上方。

（3）**下颌舌骨肌**（图3-6） 位于下颌骨体内侧，下颌骨与舌骨之间，为三角形阔肌。起自下颌骨的下颌舌骨肌线，肌束斜向后内下方，止于舌骨体前面。作用：上提舌骨，舌骨被固定时，可下拉下颌骨。

（4）**颏舌骨肌** 位于下颌舌骨肌的上方，正中线的两侧，舌的下方，为长柱状强有力的小肌。起自下颌骨的颏棘，止于舌骨体前面。作用：当下颌骨被固定时，牵引舌骨向

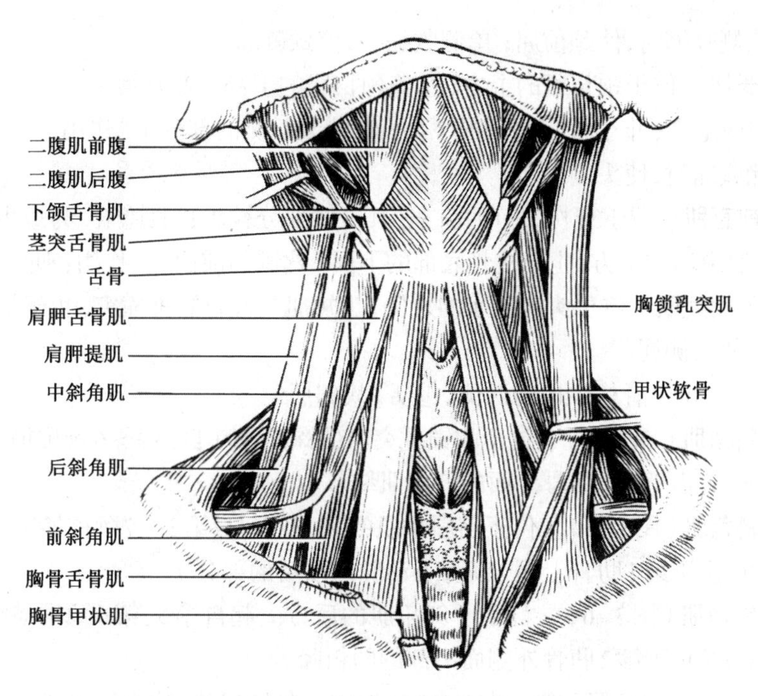

图3-6 颈肌（前面）

前；舌骨被固定时，牵引下颌骨向下。

2. **舌骨下肌** 位于颈前部，在舌骨与胸骨之间，居喉、气管和甲状腺的前方，分浅深两层排列，均依据起止点命名，每侧有4块。

（1）**肩胛舌骨肌**（图3-6） 位于颈前面，颈阔肌的深面，为细而长的带形肌，被中间腱分为上腹和下腹。**下腹**起自肩胛骨上缘和肩胛上横韧带，向上移行于中间腱；**上腹**起自中间腱，斜向内上方，止于舌骨体外侧部的下缘。

（2）**胸骨舌骨肌**（图3-6） 位于颈部正中线两侧，肩胛舌骨肌的内侧，为窄带状肌。起自胸锁关节囊的后面、胸骨柄和锁骨胸骨端的后面，向上止于舌骨体内侧部的下缘。

（3）**胸骨甲状肌**（图3-6） 位于胸骨舌骨肌的深面，为长带状肌。起自胸骨柄的后面和第1肋软骨，肌束斜向上外，止于甲状软骨斜线。

（4）**甲状舌骨肌**（图3-5） 位于胸骨甲状肌的上方，被胸骨舌骨肌遮盖，为短小的长方肌。起自甲状软骨斜线，肌束斜向外上方，止于舌骨体外侧部及舌骨大角。

作用：舌骨下肌可牵拉舌骨和喉向下。甲状舌骨肌在吞咽时，还可提喉向上，使其靠近舌骨。

（四）颈深肌

1. **内侧群** 又称**椎前肌**，位于脊柱前面、正中线的两侧，每侧有4块。

（1）**颈长肌** 位于脊柱颈段和上3个胸椎体的前面，延伸于寰椎前结节及第3胸椎体之间，被咽和食管所遮盖。**上外侧部**起自第3～6颈椎横突的前结节，止于寰椎前结节；**下内侧部**起自上3个胸椎体及下3个颈椎体，止于第2～4颈椎体及第5～7颈椎横突的前结节。作用：双侧收缩时，使颈前屈；单侧收缩时，使颈侧屈。

（2）**头长肌** 位于颈长肌的上方，遮盖颈长肌的上部。起自第3～6颈椎横突的前结节，肌束斜向内上方，止于枕骨底部的下面（咽结节后侧的部分）。作用：双侧收缩时，使头前屈；单侧收缩时，使头侧屈。

（3）**头前直肌** 位于寰枕关节的前方，其内侧部分被头长肌遮盖，为短小肌。起自寰椎横突根部，肌束斜向上方，止于枕骨底部的下面（枕髁的前面）。作用：使头前屈。

（4）**头外侧直肌** 位于头前直肌的外侧，为短肌。起自寰椎横突，止于枕骨外侧部的下面。作用：使头侧屈。

2. **外侧群** 位于脊柱颈段的两侧，包括3块斜肌。

（1）**前斜角肌**（图3-6） 位于胸锁乳突肌的深面。起自第3～6颈椎横突的前结节，肌束斜向外下方，止于第1肋骨上面的斜角肌结节。

（2）**中斜角肌**（图3-6） 位于前斜角肌的后方。起自第3～7颈椎横突的后结节，肌束斜向外下方，止于第1肋骨上面（锁骨下动脉沟以后的部分）。

（3）**后斜角肌**（图3-6） 位于中斜角肌的后方。起自第5、第6颈椎横突的后结节，肌束斜向外下方，止于第2肋骨外侧面中部的肋粗隆。

在前斜角肌、中斜角肌和第1肋骨之间，形成三角形裂隙，称为**斜角肌间隙**，有臂丛和锁骨下动脉通过，故临床上将麻药注入此间隙，进行臂丛阻滞麻醉。在病理情况下，可造成此间隙狭窄，引起臂丛、血管受压。前、中、后斜角肌的作用：上提第1、第2肋，助深吸气。如肋骨固定，一侧收缩可使颈屈向同侧；两侧同时收缩，使颈前屈。

第三节 躯 干 肌

一、背肌

背肌为位于躯干后面的肌群，可分为浅、中、深3层。浅层主要有斜方肌、背阔肌、肩胛提肌和菱形肌；中层主要有上、下后锯肌；深层主要有夹肌、竖脊肌、横突棘肌、枕下肌、棘间肌、横突间肌、肋提肌。

（一）浅层

1. **斜方肌**（图3-7） 位于项部及背上部皮下，为三角形的阔肌，两侧相合成斜方形，故名。以腱膜起自上项线内侧1/3、枕外隆凸、项韧带、第7颈椎棘突和全部胸椎棘突。**上部肌束**斜向外下方，止于锁骨外侧1/3的后缘及其附近的骨面。**中部肌束**平行向外方，止于肩峰内侧缘和肩胛冈上缘的外侧部。**下部肌束**斜向外上方，止于肩胛冈下缘的内侧部。作用：上部肌束收缩可上提肩胛骨，下部肌束收缩使肩胛骨下降，全肌收缩使肩胛骨向脊柱靠拢。若肩胛骨固定，一侧收缩使颈向同侧屈、脸转向对侧，两侧同时收缩可使头后仰。该肌瘫痪时，产生“**塌肩**”。

2. *背阔肌*（图3-7）　背阔肌为全身最大的阔肌，位于背的下半部和胸的后外侧，呈三角形。以腱膜起自下6个胸椎和全部腰椎的棘突、骶正中嵴及髂嵴外唇后1/3。肌束向外上方集中，经腋窝的后壁、肱骨的内侧绕至大圆肌的前面，以扁腱止于肱骨小结节嵴。作用：使肩关节内收、旋内和后伸；当上肢上举被固定时，可上提躯干（如引体向上）。

3. *肩胛提肌*（图3-7）　位于项部两侧，肌的上部位于胸锁乳突肌的深面，下部位于斜方肌深面，为带状长肌。起自上4个颈椎横突的后结节，肌束向外下方，止于肩胛骨的上角和肩胛骨内侧缘的上部。作用：上提肩胛骨，并使肩胛骨下角转向内；如肩胛骨被固定，可使颈屈向同侧及后仰。

4. *菱形肌*（图3-7）　位于斜方肌中部的深面，为菱形的阔肌。起自下2个颈椎棘突和上4个胸椎棘突，肌束向外下方，止于肩胛骨内侧缘的下半部（肩胛冈内侧端以下）。该肌上部肌束（即起自下2个颈椎棘突的部分），称为**小菱形肌**；下部肌束（即起自上4个胸椎棘突的部分），称为**大菱形肌**。作用：使肩胛骨向内上并向脊柱靠近，并与前锯肌共同作用，使肩胛骨的内侧缘紧贴胸廓。

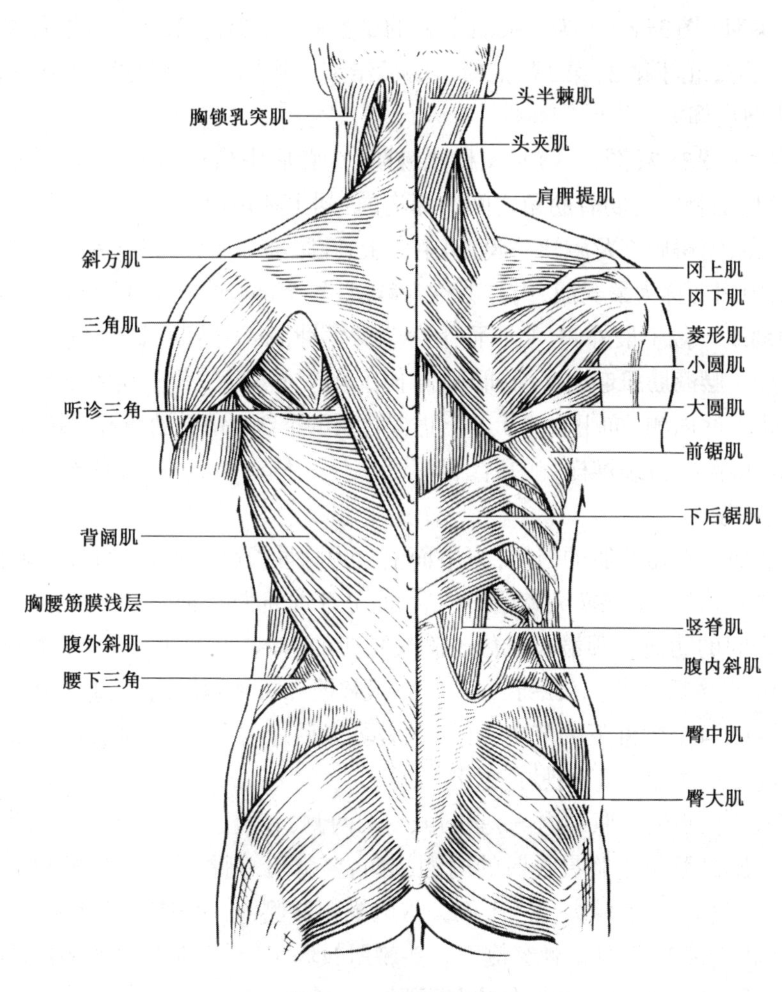

图3-7　背肌（浅层）

（二）中层

1. **上后锯肌** 位于菱形肌的深面，为很薄的菱形阔肌。以腱膜起自项下2个颈椎棘突和上2个胸椎棘突，肌束向外下方，止于第2～5肋骨肋角的外侧面。作用：上提第2～5肋骨，协助吸气。

2. **下后锯肌**（图3-8） 位于背阔肌中部的深面，其形状与上后锯肌一样，但较上后锯肌宽阔。以腱膜起自下2个胸椎棘突和上2个腰椎棘突，肌束向外上方，止于下4个肋骨（第9～12肋骨）肋角的外侧面。作用：下拉第9～12肋骨向后，并固定肋骨，协助呼气。

（三）深层

1. **夹肌** 位于项部，被斜方肌、菱形肌、上后锯肌和胸锁乳突肌覆盖，为不规则的三角形阔肌。依其部位不同，又分为头夹肌和颈夹肌。

（1）**头夹肌**（图3-7、图3-8） 为夹肌上部的大部分肌束，起自下5个颈椎的项韧带，肌束斜向外上方，止于上项线的外侧部和乳突的后缘。

（2）**颈夹肌**（图3-8） 为头夹肌下方的少数肌束，起自第3～6胸椎棘突和项韧带，肌束斜向外上方，止于第2、第3颈椎横突的后结节。作用：单侧收缩，头转向同侧；两侧同时收缩，头向后仰。

2. **竖脊肌**（图3-7、图3-8） 又称**骶棘肌**，为背肌中最长、最大的肌，纵列于躯干的背面，脊柱两侧的棘突与肋骨肋角之间的深沟内，居上述诸肌的深面。以一总腱起自骶骨背面、腰椎棘突、髂嵴后部及胸腰筋膜，肌束向上，在腰部开始分为3个纵形的肌柱，外侧者称为**髂肋肌**，中间者称为**最长肌**，内侧者称为**棘肌**，每个部分自下而上又分为三部。

（1）**髂肋肌** 位于最外侧，自下而上分为腰髂肋肌、胸髂肋肌和颈髂肋肌，且这三部分肌互相重叠。**腰髂肋肌**起自竖脊肌总腱，向上止于下6个肋骨肋角的下缘；**胸髂肋肌**起自腰髂肋肌止点的内侧，向上止于上6个肋骨肋角的下缘；**颈髂肋肌**起自胸髂肋肌止点的内侧，向上止于第4～6颈椎横突的后结节。作用：一侧髂肋肌收缩，使脊柱屈向同侧；两侧收缩，则竖直躯干。

（2）**最长肌** 在髂肋肌的内侧，自下而上分为胸最长肌、颈最长肌和头最长肌。**胸最长肌**起自竖脊肌总腱、腰椎横突和副突的后面，止于全部胸椎横突和下9或下10个肋骨肋角与肋结节之间的肋面。**颈最长肌**位于胸最长肌的内侧，起自上4或上5个胸椎横突，止于第2～6颈椎横突后结节。**头最长肌**位于颈最长肌和头半棘肌之间，起自上4或上5个胸椎横突、下3或下4个颈椎下关节突，止于颞骨乳突后缘的上方。作用：一侧最长肌收缩，使脊柱屈向同侧；两侧收缩，则竖直躯干。

（3）**棘肌** 位于最长肌的内侧，紧贴棘突的两侧，较上述两肌薄弱，分为胸棘肌、颈棘肌和头棘肌。**胸棘肌**位于胸最长肌的内侧，起自竖脊肌总腱、上2个腰椎和下2个胸椎棘突，肌束一般越过1～2个棘突，止于第2～8胸椎棘突侧面；**颈棘肌**起自上2个胸椎和下3个颈椎棘突，止于第2～4颈椎棘突侧面。**头棘肌**较弱小，位于头半棘肌的内侧。作用：胸棘肌伸脊柱胸段，颈棘肌和头棘肌伸脊柱颈段。

作用：整块竖脊肌收缩，使脊柱后伸和头向后仰，是强有力的伸肌，对保持人体直立姿势有重要作用。破伤风的患者，此肌可强烈痉挛，形成特有的“**角弓反张**”体征。许多腰痛的患者，主要是由于此肌腰部受累所致，即临床所谓的“腰肌劳损”。

3. **横突棘肌**（图3-8） 由多数斜行的肌束构成，排列于骶骨到枕骨的整个项背部，被竖脊肌所覆盖。起自下位椎骨的横突，斜向内上方止于上位椎骨的棘突。由浅到深分为3层：浅层肌束最长，越过4～6个椎骨，其纤维方向较直，称为半棘肌；中层肌束较短、较斜，越过2～4个椎骨，称为多裂肌；深层肌束最短、最斜，越过1个椎骨，称为回旋肌。

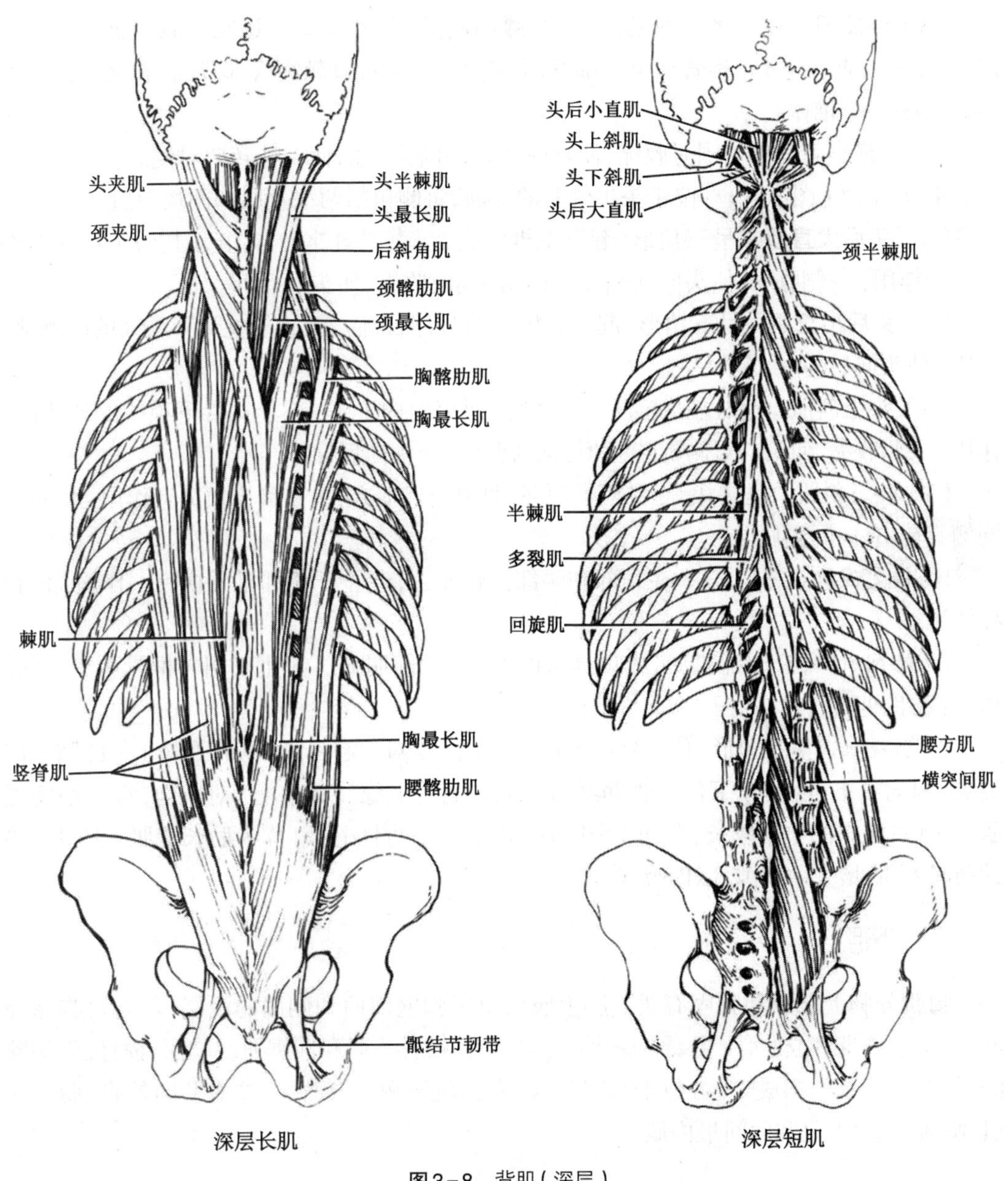

图3-8 背肌（深层）

（1）**半棘肌** 分为胸半棘肌、颈半棘肌和头半棘肌。**胸半棘肌**较小，起自第6～10胸椎横突，止于第6颈～第4胸椎棘突。**颈半棘肌**位于头半棘肌的深面，起自上5或上6个胸椎横突，止于第2～5颈椎棘突。**头半棘肌**位于头夹肌和颈夹肌的深面，起自上6或上7个胸椎横突和第4～6颈椎关节突，止于项平面的内侧部。作用：胸半棘肌和颈半棘肌两侧同时收缩，可伸脊柱胸段和颈段；单侧收缩，使相应部分的脊柱转向对侧。头半棘肌单侧收缩，使头伸直并使面部稍微转向对侧。

（2）**多裂肌** 位于半棘肌的深面，形状类似半棘肌，但较短。分布于骶骨至第2颈椎之间，在腰部和颈部较发达。起自骶骨背面、髂后上棘、胸腰椎横突和下4个颈椎关节突，向上跨越2～4个椎骨，止于全部椎骨（寰椎除外）的棘突。

（3）**回旋肌** 位于多裂肌的深面，分**腰回旋肌**、**胸回旋肌**和**颈回旋肌**。肌束似多裂肌，但更短。起自下1个椎骨横突根部背面，止于上1个椎骨棘突根部背面，在胸部比较发达，可越过1个椎体。

作用：横突棘肌两侧同时收缩，使脊柱伸直；单侧收缩，使脊柱转向对侧。

4. **枕下肌**（图3-8） 位于头半棘肌的深面，每侧包括两块直肌和两块斜肌。

（1）**头后大直肌** 呈三角形，起自枢椎棘突，肌束斜向外上方，止于枕骨下项线的外侧部。作用：一侧收缩，使头向同侧旋转；两侧同时收缩，使头向后仰。

（2）**头后小直肌** 呈三角形，起自寰椎后结节，肌束向上，止于枕骨下项线的内侧部。作用：使头向后仰。

（3）**头上斜肌** 呈柱状，起自寰椎横突，肌束向内上方，止于枕骨下项线的外侧部。作用：一侧收缩，使头向对侧旋转；两侧同时收缩，使头向后仰。

（4）**头下斜肌** 呈柱状，起自枢椎棘突，肌束向外上方，止于寰椎横突。作用：使头向同侧旋转，并向同侧屈曲。

5. **横突间肌**（图3-8） 在颈部和腰部比较发达，起止于相邻椎骨横突。作用：使脊柱侧屈。

6. **棘间肌** 位于棘间韧带或项韧带的两侧，颈部明显。起止于相邻椎骨棘突之间。作用：协助伸直脊柱。

7. **肋提肌** 呈三角形，位于脊柱的两侧，共有12对。起自第7颈椎和第1～11胸椎横突尖，斜向外下方，止于下位肋骨肋结节外侧的肋骨上缘。其中上8对肌肉，称为**肋短提肌**；下4对肌肉的肌束较长，越过1个肋骨，止于下一肋骨上缘，称为**肋长提肌**。作用：协助肋间外肌，增大肋间隙，以助吸气。

二、胸肌

胸肌分胸上肢肌和胸固有肌。胸上肢肌位于胸壁前面和侧面的浅层，均起自胸廓外面，止于上肢带骨或肱骨，主要有胸大肌、胸小肌、锁骨下肌和前锯肌。胸固有肌位于胸壁深层，参与胸壁的构成，多数位于肋间隙内，有的位于胸廓内面，主要有肋间外肌、肋间内肌、胸横肌、肋下肌和肋间最内肌。

（一）胸上肢肌

1. **胸大肌**（图3-9） 位于胸廓的前上部，为扇形阔肌。起点范围大，可分为锁骨部、胸肋部和腹部。**锁骨部**起自锁骨内侧半的前面，肌纤维斜向下外。**胸肋部**起自胸骨前面半侧和第1～6肋软骨的前面，肌纤维横行向外。**腹部**起自腹直肌鞘前层，肌纤维斜向上外。三部肌束向外集中，在三角肌前缘及肱二头肌长头之间，以扁腱止于肱骨大结节嵴。作用：可使肩关节内收、旋内和前屈；当上肢上举固定时，可上提躯干，并上提肋，协助吸气。

2. **胸小肌**（图3-9） 位于胸大肌的深面，为三角形阔肌。起自第3～5肋骨的前面（靠近肋软骨与肋骨结合处），肌束向外上方，在喙肱肌的内侧，止于肩胛骨喙突。作用：牵拉肩胛骨向前下方；如肩胛骨固定，可上提第3～5肋，协助吸气。

3. **锁骨下肌**（图3-9） 位于锁骨下面，在人类为一退化的小肌。起自第1肋软骨和肋骨的上面，肌束向外上方，止于锁骨近肩峰端的下面。作用：牵拉锁骨向内下方，以固定胸锁关节；如锁骨固定，可上提第1肋，协助吸气。该肌位于锁骨与上肢的大血管和神经干之间，故在位置上有保护这些结构的作用，因此锁骨骨折并不常引起这些结构的损伤。

4. **前锯肌**（图3-9、图3-10） 位于胸廓外侧面，上部为胸大肌和胸小肌所遮盖，为一宽大的阔肌。以肌齿起自上8或9个肋骨的外侧面，肌束斜向后上内方，经肩胛骨前面，止于肩胛骨内侧缘及其下角的内面。作用：可拉肩胛骨向前，并使肩胛骨紧贴胸廓；下部

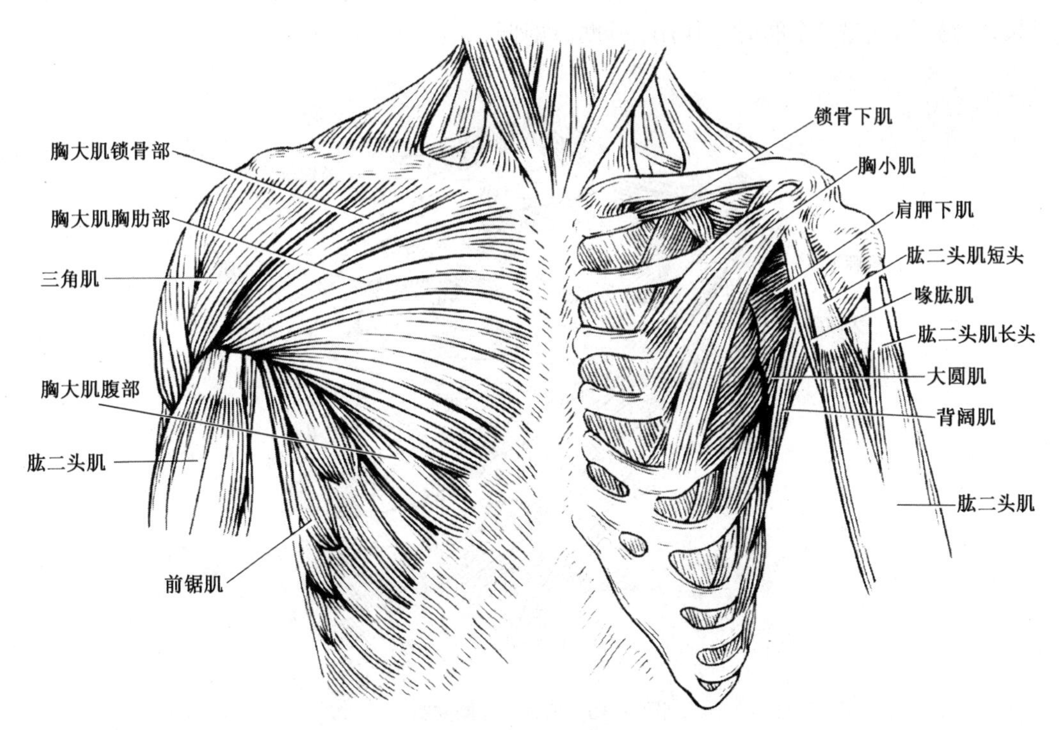

图3-9 胸肌

肌束使肩胛骨下角旋外，助臂上举。如肩胛骨固定，则可提肋，协助吸气。该肌与菱形肌、斜方肌、肩胛提肌共同作用时，使肩胛骨紧贴胸廓，有固定肩胛骨的作用。若前锯肌瘫痪，肩胛骨下角离开胸廓而突出于皮下，称为“**翼状肩胛**”。

（二）胸固有肌

1. **肋间外肌**（图3-10） 位于各肋间隙的外面，其后部在肋结节处与肋提肌毗邻，前部肌束仅到肋骨与肋软骨结合处。在肋软骨间隙处，肌纤维退化，由结缔组织形成的**肋间外膜**代替。起自肋骨下缘内面的肋沟下面，肌束斜向前下，止于下一肋骨的上缘。作用：提肋，助吸气。

2. **肋间内肌**（图3-10） 位于肋间外肌的深面，肌束方向与肋间外肌相反，前方的肌束可达胸骨外侧缘处，后部肌束只到肋骨肋角，自此以后肋间隙内无肋间内肌，由结缔组织形成的**肋间内膜**代替。起自肋骨的上缘，止于上一肋骨的下缘。作用：降肋，助呼气。

3. **肋间最内肌** 位于肋间隙中份，肋间内肌的深面。起自肋骨中部的上缘，止于上一肋骨中部的下缘，肌束方向与肋间内肌一致。作用：降肋，助呼气。

4. **胸横肌** 位于第3～6肋软骨的后面，是腹横肌的延续。起自剑突和胸骨体下部的内面，肌束斜向外上方，以4个肌齿分别止于第3～6肋骨与肋软骨结合处的后面。作用：降肋，助呼气。

5. **肋下肌** 位于胸廓后壁肋间内肌后内侧部的深面，数目不恒定。起自肋骨肋角附近内面，止于上1个或上2个肋骨肋角附近内面。肌束方向与肋间内肌一致，但肌束较后者长，常跨过1个或2个肋骨。作用：降肋，助呼气。

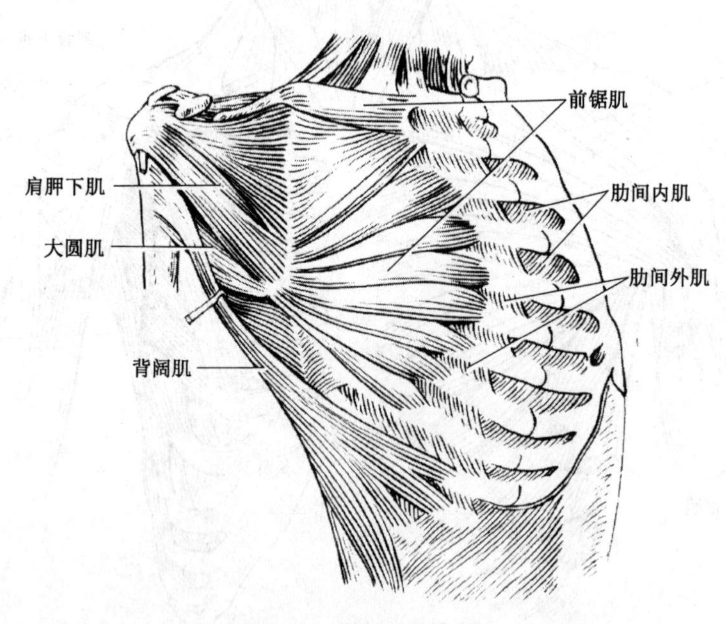

图3-10 前锯肌和肋间肌

二、膈

膈（图3-11）位于胸腔与腹腔之间，封闭胸廓下口，为向上膨隆呈穹窿状扁薄阔肌，其周围为肌性部，中央为腱性部，即**中心腱**。膈的起点分为腰部、肋部和胸骨部三部。**腰部**以左、右脚起自上2～3个腰椎体前面，**肋部**以多个肌齿起自下6个肋软骨的内面（最下数个肌齿起自肋骨），**胸骨部**起自剑突后面。各部肌束向中央移行于中心腱。三部起点之间，通常留有三角形小区，无肌纤维，仅覆以结缔组织，为薄弱区，其中胸骨部与肋部起点之间的叫**胸肋三角**；肋部与腰部之间的叫**腰肋三角**，腹部脏器可能经此突入胸腔形成**膈疝**。

膈上有3个裂孔：① **主动脉裂孔**在膈与脊柱之间，位于第12胸椎前方，有主动脉及胸导管通过。② **食管裂孔**位于主动脉裂孔的左前方，约平第10胸椎，有食管和左、右迷走神经通过。③ **腔静脉孔**位于食管裂孔右前方的中心腱内，位置最高，约平第8胸椎，有下腔静脉通过。

作用：膈为主要的呼吸肌。收缩时，膈的圆顶下降，胸腔容积扩大，助吸气；舒张时，膈的圆顶上升恢复原位，胸腔容积减小，助呼气。膈与腹肌同时收缩，则能增加腹压，可协助咳嗽、呕吐、排便及分娩等活动。

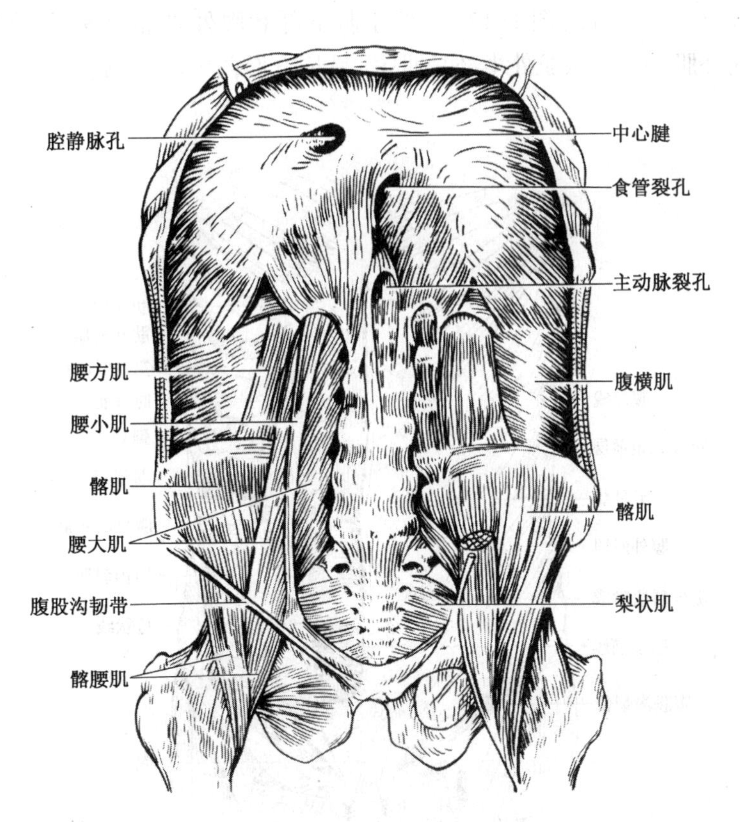

图3-11 膈和腹后壁肌

四、腹肌

腹肌位于骨盆与胸廓之间，参与腹前壁、外侧壁和后壁的构成。按其部位可分前群、外侧群和后群，前群包括腹直肌和锥状肌，外侧群包括腹外斜肌、腹内斜肌和腹横肌，后群包括腰方肌和腰大肌。

（一）前群

1. **腹直肌**（图3-12） 位于腹前壁正中线两侧，居腹直肌鞘内，为上宽下窄的带形多腹肌。起自耻骨联合与耻骨结节之间、耻骨联合前面，肌束向上止于胸骨剑突和第5～7肋软骨前面。肌的全长被3～4条横行的腱划分成多个肌腹，腱划由结缔组织构成，与腹直肌鞘的前层紧密结合。作用：使胸廓与骨盆相互接近；如起床时，腹直肌收缩使胸、腰椎屈曲。此外，还可帮助维持腹压和协助呼吸。

2. **锥状肌** 为三角形的小阔肌，在脐与耻骨联合连线中点以下，居腹直肌鞘内，腹直肌下端的前面。起自耻骨联合与耻骨结节之间，肌束斜向内上方，止于腹白线。该肌单孔类和袋类动物比较发达，人类此肌已退化，甚至缺如。

（二）外侧群

1. **腹外斜肌**（图3-12、图3-13） 位于胸下部和腹外侧部的皮下，为宽阔的阔肌。肌纤维与肋间外肌一致。该肌外半部是肌腹，呈长方形；内半部为腱膜。以8个肌齿起自

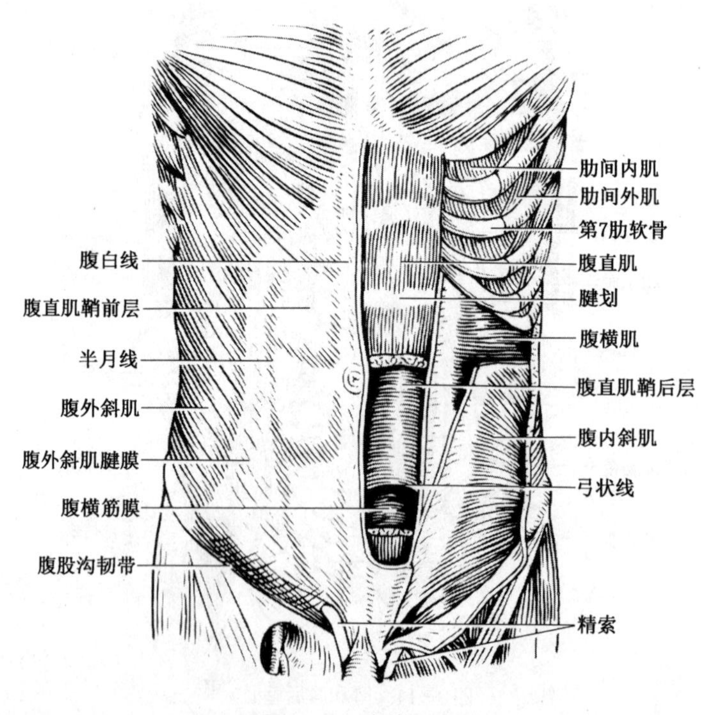

图3-12 腹前壁肌

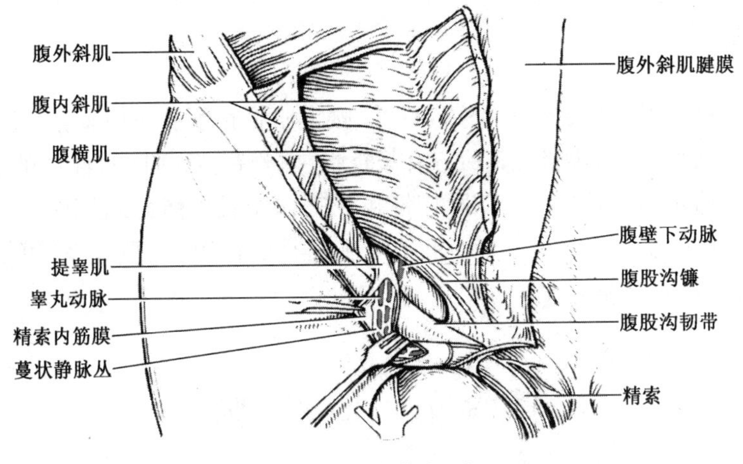

图3-13 腹前壁下部

第5～12肋骨的外面，与前锯肌、背阔肌的肌齿交错，肌纤维斜向前下，后下部肌束向下止于髂嵴前部的外唇和腹股沟韧带；前上部的肌束向前下方移行为腱膜，参与构成腹直肌鞘前层，止于腹白线。该腱膜的下缘在髂前上棘与耻骨结节之间卷曲增厚，形成**腹股沟韧带**。在耻骨结节的外上方，腱膜形成1个三角形的裂隙，称为**腹股沟管浅环（皮下环）**。环口的上内侧缘称为内侧脚，附着于耻骨联合；下外侧缘称为外侧脚，附着于耻骨结节。从外侧脚附着处分出部分腱纤维，斜向内上方，经精索的后方，附着于腹白线，称为**反转韧带**。腹股沟韧带的内侧端有一小束腱纤维向下后方返折至耻骨梳，称为**腔隙韧带（陷窝韧带）**；此韧带向外侧延伸并附着于耻骨梳的部分，称为**耻骨梳韧带（Cooper韧带）**。

2. **腹内斜肌**（图3-12、图3-13） 位于腹外斜肌的深面，肌腹较腹外斜肌薄，上部大部分肌纤维的方向与腹外斜肌的纤维相交叉，而起自腹股沟韧带下部的小部分纤维则向前下斜行。该肌起自胸腰筋膜、髂嵴前部中间线和腹股沟韧带外侧1/2。后部肌纤维斜向前上方，止于第10～12肋软骨及肋骨的下缘；中部肌纤维水平向内移行为腱膜，参与构成腹直肌鞘前后两层，止于腹白线；下部肌纤维斜向内下方，经精索（或子宫圆韧带）的前面移行于腱膜，下缘部的腱膜与部分腹横肌腱膜汇合形成**腹股沟镰（联合腱）**，止于耻骨结节附近和耻骨梳内侧端。腹内斜肌最下部的肌束和腹横肌最下部的肌束一起随精索进入阴囊，包绕精索和睾丸，称为**提睾肌**，此肌收缩可上提睾丸。

3. **腹横肌**（图3-12、图3-13） 位于腹内斜肌的深面，为腹部阔肌中最深和最薄的阔肌。起自下6肋内面、胸腰筋膜、髂嵴前部的内唇和腹股沟韧带外侧1/3，肌纤维向前内横行，移行为腱膜，参与构成腹直肌鞘后层，止于腹白线和耻骨结节。腹横肌的最下部肌束及其腱膜下内侧部分，分别参与提睾肌和腹股沟镰的构成。

作用：腹外侧群3块阔肌的肌纤维互相交错，结构如三合板，薄而坚韧，与腹直肌共同形成牢固而有弹性的腹壁，保护和支持腹腔脏器，维持腹内压。腹内压对腹腔脏器位置的固定有重要意义，若这些肌张力减弱，可使腹腔脏器下垂。当腹肌收缩时，可以缩小腹腔，增加腹压，以协助呼气、排便、分娩、呕吐及咳嗽等活动。该肌群还可使脊柱前屈、侧屈及旋转等运动。

（三）后群

后群肌包括腰大肌和腰方肌（图3-11）。腰大肌将在下肢肌中叙述。**腰方肌**位于腹后壁脊柱两侧，为长方形的阔肌，其后方有竖脊肌，内侧有腰大肌，两者之间有胸腰筋膜的中层。该肌起自髂嵴后部的内唇、髂腰韧带和下3～4个腰椎横突，肌束斜向内上方，止于第12肋骨内侧半下缘、上4个腰椎横突和第12胸椎体。作用：单侧收缩，可使脊柱腰部侧屈；两侧同时收缩，可降第12肋。

第四节　上 肢 肌

一、上肢带肌

上肢带肌，又称**肩肌**，位于肩部皮下，作用于肩关节，并增强肩关节的稳定性，均起自上肢带骨，跨越肩关节，止于肱骨上端。主要有三角肌、冈上肌、冈下肌、小圆肌、大圆肌和肩胛下肌。

（一）三角肌

三角肌（图3-7、图3-14）位于肩部皮下，为一底向上而尖向下的三角形肌。起自锁骨的外侧1/3前缘、肩峰外侧缘、肩胛冈下唇和冈下筋膜，肌束逐渐向外下方集中，止于肱骨体外侧面的三角肌粗隆。肱骨上端由于三角肌的覆盖，使肩关节呈圆隆状。如肩关节向前下脱位或三角肌瘫痪萎缩，使肩峰突出于皮下，出现“**方形肩**”。三角肌是肌肉注射的部位之一。作用：外展肩关节，其前部肌束可使肩关节前屈和旋内，后部肌束可使肩关

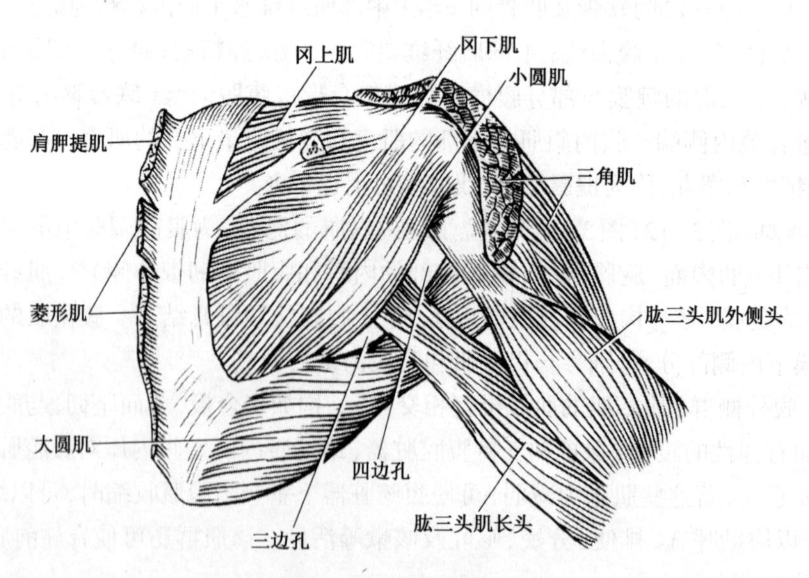

图3-14　肩肌及臂后肌

节后伸和旋外。

（二）冈上肌

冈上肌（图3-7、图3-14）位于斜方肌的深面，肩胛骨冈上窝内，为一长三角形双羽状肌。起自肩胛骨冈上窝和冈上筋膜，肌束斜向外上方，经肩峰和喙肩韧带的深面，跨过肩关节囊的上方，止于肱骨大结节上部，并与肩关节囊愈着。此肌损伤或有炎症，当外展肩关节时，肩部有疼痛感。作用：外展肩关节。

（三）冈下肌

冈下肌（图3-7、图3-14）部分被斜方肌与三角肌遮盖，位于肩胛骨冈下窝内，为三角形的阔肌。起自肩胛骨冈下窝和冈下筋膜，肌束向外侧跨过肩关节囊的后方，止于肱骨大结节中部，并与肩关节囊愈着。作用：使肩关节内收、旋外。

（四）小圆肌

小圆肌（图3-7、图3-14）大部分被三角肌遮盖，位于冈下肌的下方，为圆柱形的小肌。起自肩胛骨外侧缘上2/3的后面，肌束向外上跨过肩关节囊的后方，以扁腱止于肱骨大结节下部，并与肩关节囊愈着。作用：使肩关节内收、旋外。

（五）大圆肌

大圆肌（图3-7、图3-14）位于小圆肌的下方，下缘被背阔肌上缘遮盖，呈柱形，比小圆肌强大。起自肩胛骨外侧缘下部和下角的后面、冈下筋膜，肌束向上外方集中，经过肱三头肌长头的前面，移行于扁腱，于背阔肌腱的下方，止于肱骨小结节嵴。作用：使肩关节后伸、内收和旋内。

（六）肩胛下肌

肩胛下肌（图3-10）位于肩胛骨下窝内，前面与前锯肌相贴，为三角形的阔肌。起自肩胛下窝和肩胛下筋膜，肌束斜向外上方，经肩关节囊的前方，以扁腱止于肱骨小结节、肱骨小结节嵴上部，并与肩关节囊愈着。作用：使肩关节后伸、内收和旋内。

肩胛下肌、冈上肌、冈下肌和小圆肌的肌腱连成腱板，围绕肩关节的前方、上方和后方，并与关节囊愈着，对稳定肩关节起重要作用，此腱板称为**肌腱袖**（**肩袖**）（图3-15）。肩关节脱位或扭伤，常导致肌腱袖破裂。

二、自由上肢肌

（一）臂肌

臂肌位于肱骨周围，以臂内、外侧肌间隔分隔为前群和后群。前群属于屈肌，后群属于伸肌。

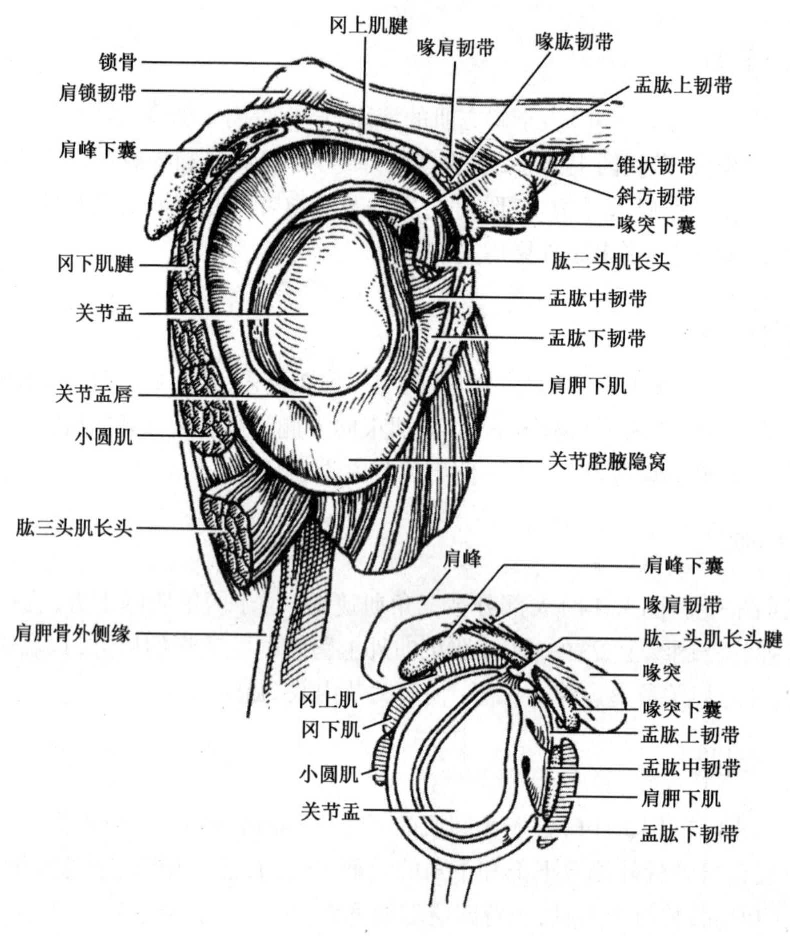

图3-15 肌腱袖

1. ***前群*** 位于肱骨前方，有浅层的肱二头肌、上方的喙肱肌和下方深层的肱肌。

（1）**肱二头肌**（图3-16） 位于臂的前面皮下，小部分被三角肌和胸大肌遮盖。起点有长、短两头，长头以长腱起自肩胛骨的盂上结节，通过肩关节囊，沿结节间沟下降；短头在内侧，起自肩胛骨喙突尖；两头在臂中部会合成一肌腹，向下延续为肌腱，经肘关节前方，止于桡骨粗隆的后部；另从腱上分出腱膜，向内下越过肘窝，移行于前臂筋膜。在肱二头肌腹的内、外侧缘各有一沟，分别称为**肱二头肌内侧沟**和**肱二头肌外侧沟**。内侧沟内通过重要的血管和神经。作用：屈肘关节；长头协助屈肩关节，并使已旋前的前臂做旋后运动。

（2）**喙肱肌**（图3-17） 位于臂上1/2的前内侧，肱二头肌短头的深面和内侧。以短的扁腱与肱二头肌短头合并，起自肩胛骨喙突尖，肌束斜向外下方，止于肱骨中部的内侧和臂内侧肌间隔。作用：使肩关节前屈和内收。

（3）**肱肌**（图3-17） 位于臂前面的下半部，肱二头肌的深面。起自肱骨前面下1/2和臂内侧肌间隔，以短腱止于尺骨粗隆和肘关节囊。作用：屈肘关节。

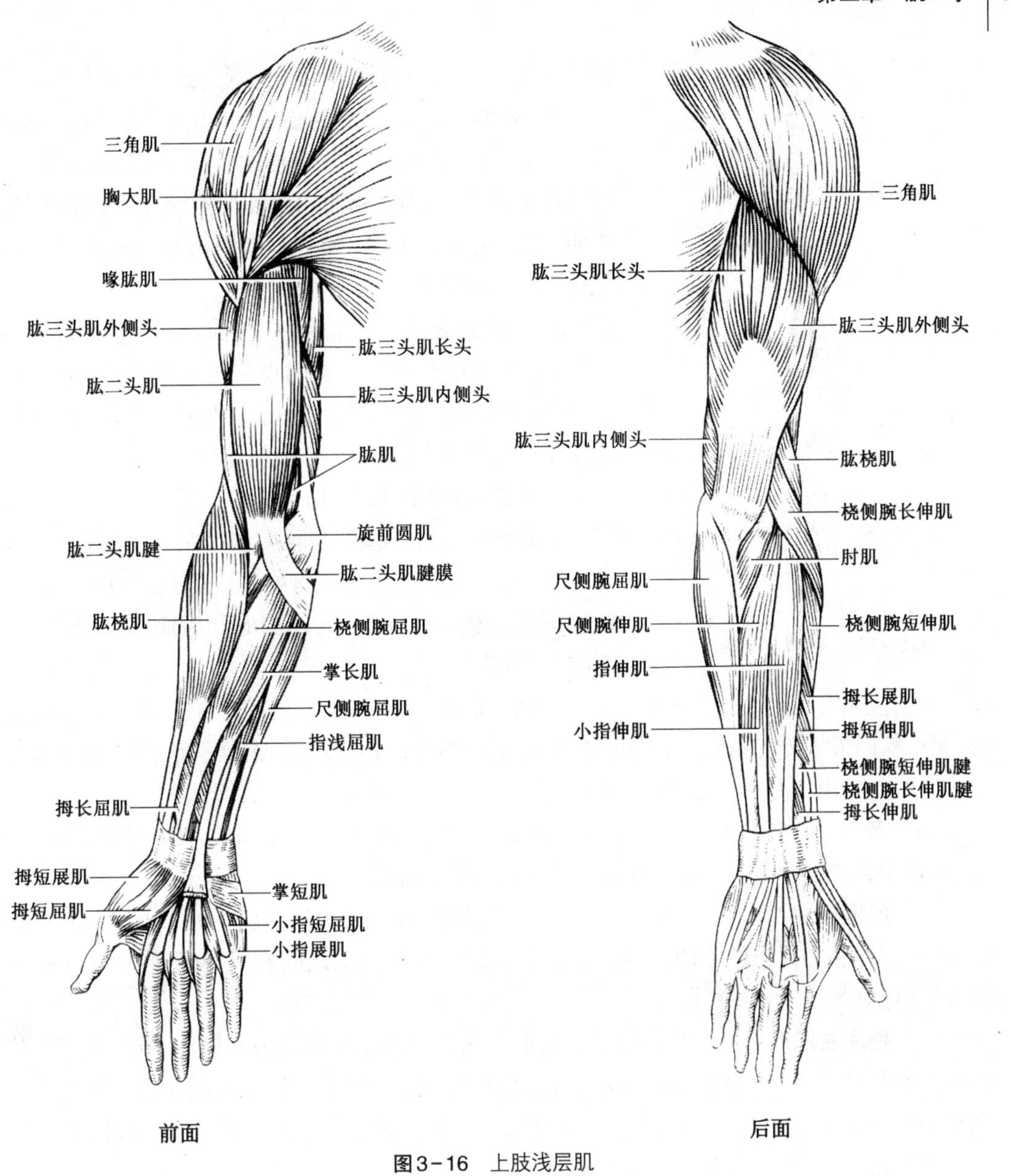

图3-16　上肢浅层肌

2. *后群*　位于肱骨后方，主要为肱三头肌（图3-16）。该肌位于臂后面。起端有3个头，长头起自肩胛骨的盂下结节，外侧头起自肱骨后面桡神经沟的外上方，内侧头起自桡神经沟的内下方，三头合为一个肌腹，向下移行于扁腱，止于尺骨鹰嘴的上缘和两侧缘。作用：伸肘关节，长头还可使肩关节内收和后伸。

（二）前臂肌

前臂肌位于尺、桡骨周围，主要作用于肘关节、腕关节和手关节。分为前后两群，共20块肌。前群主要为屈肌和旋前肌，后群主要为伸肌和旋后肌。屈肌主要起自肱骨内上髁，伸肌主要起自肱骨外上髁。这些肌的肌腹大部分在前臂的上半部，向下形成细长的肌腱，

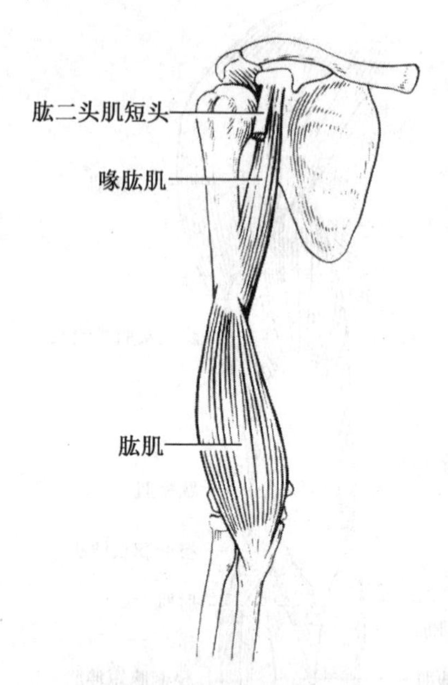

图3-17 喙肱肌和肱肌

因而使前臂呈现近侧较粗而向远侧逐渐变细的外形。

1. **前群** 位于前臂的前面，共9块，分浅深两层。浅层有6块肌，自桡侧向尺侧依次为肱桡肌、旋前圆肌、桡侧腕屈肌、掌长肌、指浅屈肌和尺侧腕屈肌；深层有3块肌，桡侧有拇长屈肌，尺侧有指深屈肌，桡、尺骨下端的前面有旋前方肌。

（1）**肱桡肌**（图3-16） 位于前臂前面外侧部的皮下，为长而扁的梭形肌。起自肱骨外上髁上方，止于桡骨茎突的基部。作用：屈肘关节；当前臂旋前时，有旋后作用；当前臂旋后时，又有旋前作用。

（2）**旋前圆肌**（图3-16） 位于前臂前面上部的皮下，为圆锥状长肌。起点有肱头和尺头，肱头起自肱骨内上髁，尺头起自尺骨冠突，两头之间有正中神经通过，以扁腱止于桡骨体中1/3的外侧面和后面。作用：前臂旋前、屈肘关节。

（3）**桡侧腕屈肌**（图3-16） 位于前臂前面中部的皮下，为梭形肌。起自肱骨内上髁，肌束斜向外下方，移行于细长的腱，穿经腕桡侧管，沿大多角骨沟至手掌，止于第2掌骨底的前面。作用：屈腕、屈肘和外展腕关节。

（4）**掌长肌**（图3-16） 位于前臂前面正中线。起自肱骨内上髁，肌束斜向下方，移行于细长的肌腱，止于掌腱膜。作用：屈腕和紧张掌腱膜。

（5）**尺侧腕屈肌**（图3-16） 位于前臂内侧缘的皮下，为长而扁平的半羽肌。起点有肱头和尺头，肱头起自肱骨内上髁，尺头起自尺骨鹰嘴，两头之间有尺神经通过，止于豌豆骨。作用：屈腕、内收腕关节。

（6）**指浅屈肌**（图3-17） 位于上述肌的深面。起点有肱尺头和桡头，肱尺头起自肱骨内上髁和尺骨冠突，桡头起自桡骨上1/2的前面，肌纤维向下移行为4条肌腱，经腕管入手掌，至手指后每腱分为两束，分别止于第2～5指中节指骨底的两侧。作用：屈腕关节、掌指关节和第2～5指近侧指骨间关节。

（7）**拇长屈肌**（图3-18） 位于前臂的外侧，肱桡肌和指浅屈肌的深面，紧贴桡骨的前面，为半羽肌。起自桡骨前面的中部和邻近的骨间膜，以长腱经腕管至手掌，止于拇指远节指骨底的前面。作用：屈拇指指骨间关节和掌指关节。

（8）**指深屈肌**（图3-18） 位于前臂的内侧，指浅屈肌的深面，呈梭形。起自尺骨体上2/3的前面、前缘、内侧面及邻近的骨间膜，肌腹向下移行为4个肌腱，经腕管入手掌，各腱穿经指浅屈肌腱两脚之间，止于第2～5指远节指骨底的前面。作用：屈腕关节、掌指关节和第2～5指指骨间关节。

（9）**旋前方肌**（图3-18） 位于前臂远侧1/4，拇长屈肌和指深屈肌的深面，为四方形的阔肌。起自尺骨下1/4的前面，止于桡骨下1/4的前面。作用：使前臂旋前。

2. **后群** 位于前臂的后面，共11块肌，分浅深两层。浅层有6块肌，由桡侧向尺侧依次为桡侧腕长伸肌、桡侧腕短伸肌、指伸肌、小指伸肌、尺侧腕伸肌和肘肌；深层有5块肌，由近侧向远侧依次为旋后肌、拇长展肌、拇短伸肌、拇长伸肌和示指伸肌。

（1）**桡侧腕长伸肌**（图3-16、图3-18）　位于前臂桡侧缘的皮下，肌腹呈长纺锤形。起自肱骨外上髁（肱桡肌起点的下方），肌束向下移行于长腱，该腱自上而下位于拇长展肌腱、拇短伸肌腱和拇长伸肌腱的深面，并与之交叉，经腕背侧韧带的深面至手背，止于第2掌骨底的后面。作用：伸腕和外展腕关节。

（2）**桡侧腕短伸肌**（图3-16、图3-18）　位于前臂桡侧缘的皮下，桡侧腕长伸肌的深面，肌腹较桡侧腕长伸肌略短。起自肱骨外上髁，肌束向下移行于长而扁的腱，经腕背侧韧带的深面至手背，止于第3掌骨底的后面。作用：伸腕和外展腕关节。

（3）**指伸肌**（图3-16）　位于前臂后面的皮下，其外侧为桡侧腕短伸肌，内侧为尺侧腕伸肌。起自肱骨外上髁，肌纤维向下分为4个长腱，经腕背侧韧带的深面至手背，分别止于第2～5指中节和远节指骨底的后面。作用：伸第2～5指和伸腕关节。

（4）**小指伸肌**（图3-16）　位于指伸肌的内侧，为指伸肌的一部分。起自肱骨外上髁，肌腱移行为指背腱膜，止于小指中节和远节指骨底的后面。作用：伸小指。

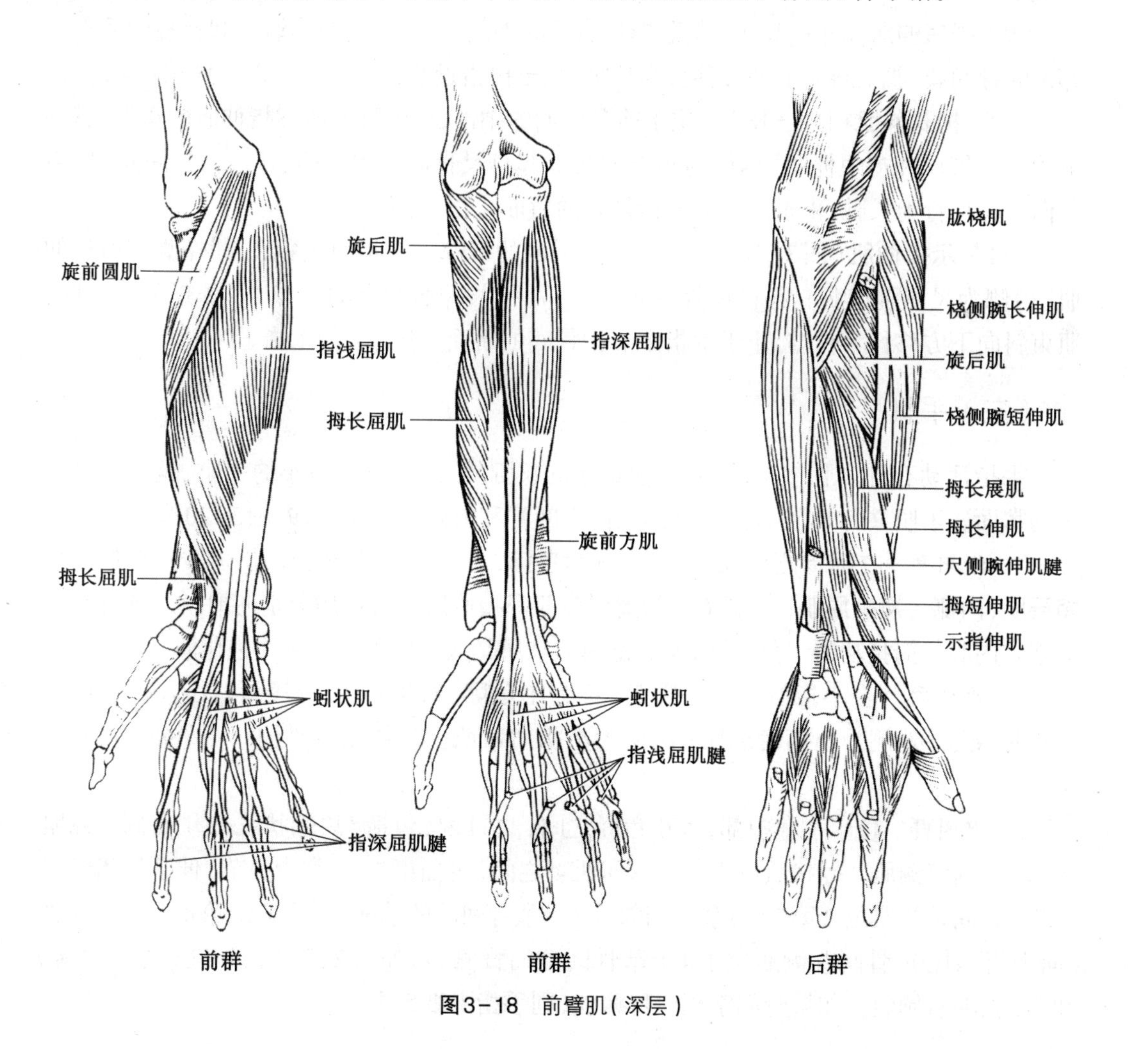

图3-18　前臂肌（深层）

（5）**尺侧腕伸肌**（图3-16） 位于前臂后面最内侧的皮下，为长梭形肌。起自肱骨外上髁和尺骨后缘，肌束向下移行为长腱，经腕背侧韧带的深面，止于第5掌骨底的后面。作用：伸腕和内收腕关节。

（6）**肘肌**（图3-16） 位于肘关节后面的外侧皮下，为三角形的小肌。起自肱骨外上髁和桡侧副韧带，肌束斜向内下方，止于尺骨上1/4的后面和肘关节囊。作用：伸肘关节。

（7）**旋后肌**（图3-18） 位于前臂后面上方，紧贴桡骨上1/3，为短而扁的肌。自桡侧向尺侧被肱桡肌、桡侧腕长伸肌、桡侧腕短伸肌、指伸肌和尺侧腕伸肌所遮盖。起自肱骨外上髁、桡骨环状韧带和尺骨旋后肌嵴，止于桡骨上1/3的前面。作用：使前臂旋后。

（8）**拇长展肌**（图3-18） 位于前臂后面的中部，尺侧腕伸肌和指伸肌的深面，拇短伸肌的上方，为梭形肌。起自桡骨和尺骨中部的后面（肘肌和旋后肌止点的下方）、邻近的骨间膜，肌束斜向下外方移行为长腱，止于第1掌骨底的外侧。作用：外展拇指和腕关节。

（9）**拇短伸肌**（图3-18） 紧贴拇长展肌的外侧，为较小的梭形肌。起自桡骨后面及邻近的骨间膜，肌束斜向下外方移行为长腱，止于拇指近节指骨底的后面。作用：伸拇指。

（10）**拇长伸肌**（图3-18） 位于前臂后面的中部，尺侧腕伸肌和指伸肌的深面，其外侧为拇长展肌和拇短伸肌，内侧为示指伸肌。起自尺骨后面中1/3及邻近的骨间膜，肌束斜向下方移行为长腱，止于拇指远节指骨底的后面。作用：伸拇指。

（11）**示指伸肌**（图3-18） 位于前臂后面的下部，指伸肌的深面，其外侧为拇长伸肌，内侧为尺侧腕伸肌。起自尺骨后面的下部（拇长伸肌起点的下方）及邻近的骨间膜，肌束斜向下方移行为长腱，止于示指中节指骨底的后面。作用：伸示指。

（三）手肌

手指活动有许多肌参与，除有从前臂来的长腱外，还有许多短小的手肌，这些肌都在手的掌面。手肌共有18块，可分为外侧群、中间群和内侧群（图3-19、图3-20）。

1. **外侧群** 在拇指侧构成一隆起，称为**鱼际**，有4块肌，分浅深两层。浅层外侧为**拇短展肌**，内侧为**拇短屈肌**；深层依次为**拇对掌肌**和**拇收肌**。其作用分别使拇指外展、前屈、对掌和内收。拇指功能十分重要，尤其是拇对掌肌是人类所独有的一块进化肌。

2. **内侧群** 在小指侧构成一隆起，称为**小鱼际**，有3块肌，分浅深两层。浅层内侧为**小指展肌**，外侧为**小指短屈肌**；深层为**小指对掌肌**。其作用分别使小指外展、前屈和对掌。

3. **中间群** 位于手掌中部，大小鱼际之间，共11块，包括4块**蚓状肌**、3块**骨间掌侧肌**和4块**骨间背侧肌**。蚓状肌位于各指深屈肌腱之间，可屈第2～5掌指关节，伸手指指骨间关节；骨间掌侧肌位于第2～5掌骨相邻的3个掌骨间隙的掌侧，可使第2、第4、第5指内收（向中指靠拢）；骨间背侧肌位于4个掌骨间隙的背侧，可使第2、第4指外展（离开中指）和第3指左右倾斜。如果骨间掌侧肌群瘫痪，则手指夹纸无力。

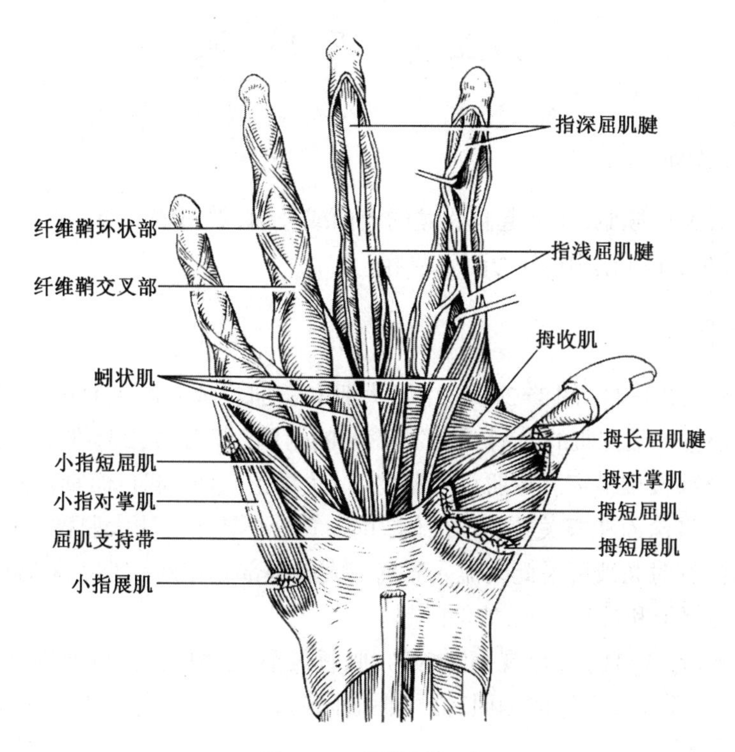

图3-19 手肌（前面）

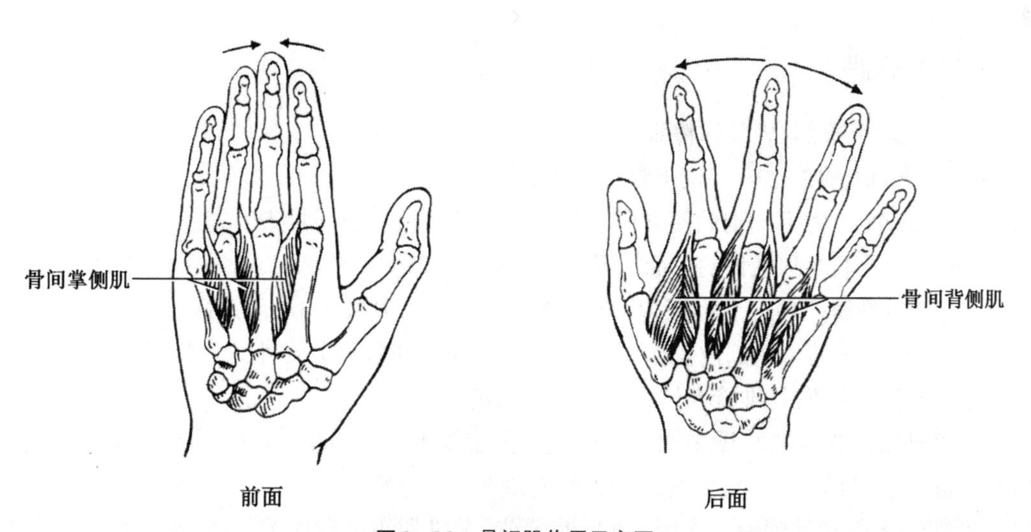

图3-20 骨间肌作用示意图

第五节 下 肢 肌

一、下肢带肌

下肢带肌，又称**髋肌**，主要起自骨盆的内面或外面，跨过髋关节，止于股骨，能运动髋关节。按其所在部位和作用，分为前后两群。

（一）前群

1. **髂腰肌**（图3-11、图3-21） 由腰大肌和髂肌组成。**腰大肌**位于脊柱腰部两侧，呈纺锤状，上部位于腰方肌的内侧，中部居髂肌的内侧；起自第12胸椎体、上4个腰椎体和椎间盘侧面、全部腰椎横突。**髂肌**位于髂窝内，为扇形阔肌；起自髂窝。两肌向下互相结合，经腹股沟韧带深面和髋关节的前内侧，止于股骨小转子。腰大肌被一筋膜鞘包裹，当患腰椎结核时，有时脓液可沿此鞘流入髂窝或大腿根部。作用：使髋关节前屈和旋外；下肢固定时，可使躯干和骨盆前屈，如仰卧起坐。

2. **腰小肌**（图3-11） 出现率为50%，肌腹很小，肌腱较长，位于腰大肌的前面。起自第12胸椎体和第1腰椎体的侧面，止于髂耻隆起，并以腱移行于髂筋膜和耻骨梳韧带。作用：紧张髂筋膜。

3. **阔筋膜张肌**（图3-21、图3-22） 位于大腿的前外侧。起自髂前上棘，肌腹被阔筋膜（大腿深筋膜）包裹，向下移行为**髂胫束**，止于胫骨外侧髁。作用：紧张阔筋膜和屈髋关节。

（二）后群

后群肌位于臀部，故又称**臀肌**。

1. **臀大肌**（图3-22） 位于臀部皮下，人类由于直立姿势的影响，故大而肥厚，形成特有的臀部隆起，为不规则的四方形阔肌。起自髂后上棘至尾骨尖之间、臀后线以后的髂骨翼外面、骶骨下部和尾骨的后面以及两骨之间的韧带、胸腰筋膜、骶结节韧带，肌束斜向下外，止于股骨臀肌粗隆和髂胫束。臀大肌肌束肥厚，其外上1/4部深面无重要血管和神经，故为肌肉注射的常用部位。作用：伸髋关节，还可使髋关节旋外。下肢固定时，能伸直躯干，防止躯干前倾，是维持人体直立的重要肌肉。

2. **臀中肌**（图3-22、图3-23） 前上部位于皮下，后下部位于臀大肌的下面，为扇形阔肌。起自臀前线以上、臀后线以前的髂骨翼外面、髂嵴外唇和阔筋膜，向下止于股骨大转子尖端的上面和外侧面。作用：外展髋关节，前部肌束使髋关节旋内，后部肌束使髋关节旋外。

3. **臀小肌** 位于臀中肌的深面，为扇形阔肌。起自臀前线以下和臀下线以上的髂骨翼外面，向下止于股骨大转子尖端。该肌前部肌纤维与臀中肌的肌纤维相愈着，且形态、

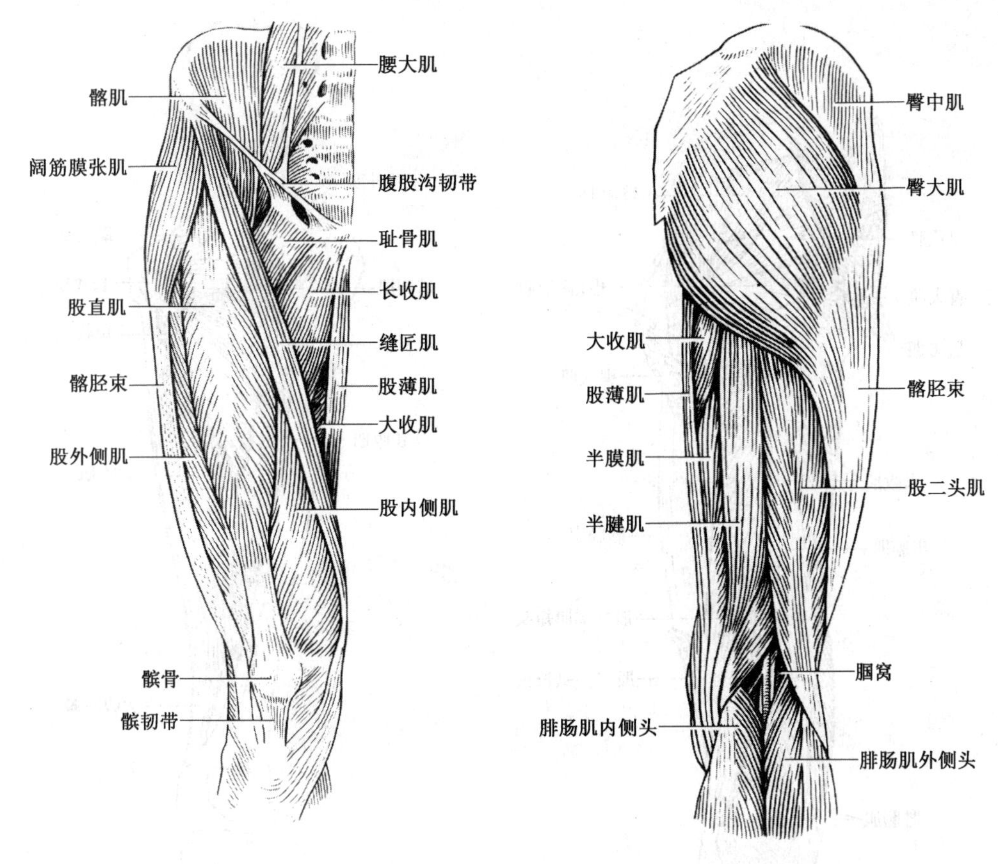

图3-21 髋肌和大腿肌前内侧群(浅层)

图3-22 臀肌和大腿肌后群(浅层)

功能、止点和神经支配等都与臀中肌相同,故可视为臀中肌的一部分。作用:外展髋关节,前部肌束使髋关节旋内,后部肌束使髋关节旋外。

4. **梨状肌**(图3-23) 位于小骨盆的后壁,呈三角形。起自骶骨前面的骶前孔外侧,向外经坐骨大孔出骨盆至臀部,止于股骨大转子尖端。作用:使髋关节外展和旋外。

5. **闭孔内肌**(图3-23) 位于小骨盆的侧壁,为三角形阔肌。起自闭孔膜的内面及其周围的骨面,肌束斜向后方,穿坐骨小孔出骨盆,向外经梨状肌与股方肌之间和髋关节囊的后面,止于股骨转子窝。该肌的上缘和闭孔膜的上缘与耻骨上支下面相对应的闭孔沟处围成一管,称为**闭膜管**,内有闭孔神经和血管通过。作用:使髋关节旋外。

6. **闭孔外肌**(图3-24) 位于耻骨肌和短收肌的深面,股方肌的前面,为三角形阔肌。起自闭孔膜外面及其周围的骨面,肌束斜向后外方,绕过髋关节囊的下面而转向髋关节囊的后面,止于股骨转子窝。作用:使髋关节旋外。

7. **上孖肌和下孖肌** 上孖肌位于闭孔内肌的上方,起自坐骨棘;下孖肌位于闭孔内肌的下方,起自坐骨结节;两肌均止于股骨转子窝。作用:两肌均可使髋关节旋外。

8. **股方肌**(图3-23) 位于臀大肌的深面,闭孔外肌的浅面,上方为闭孔内肌,下方

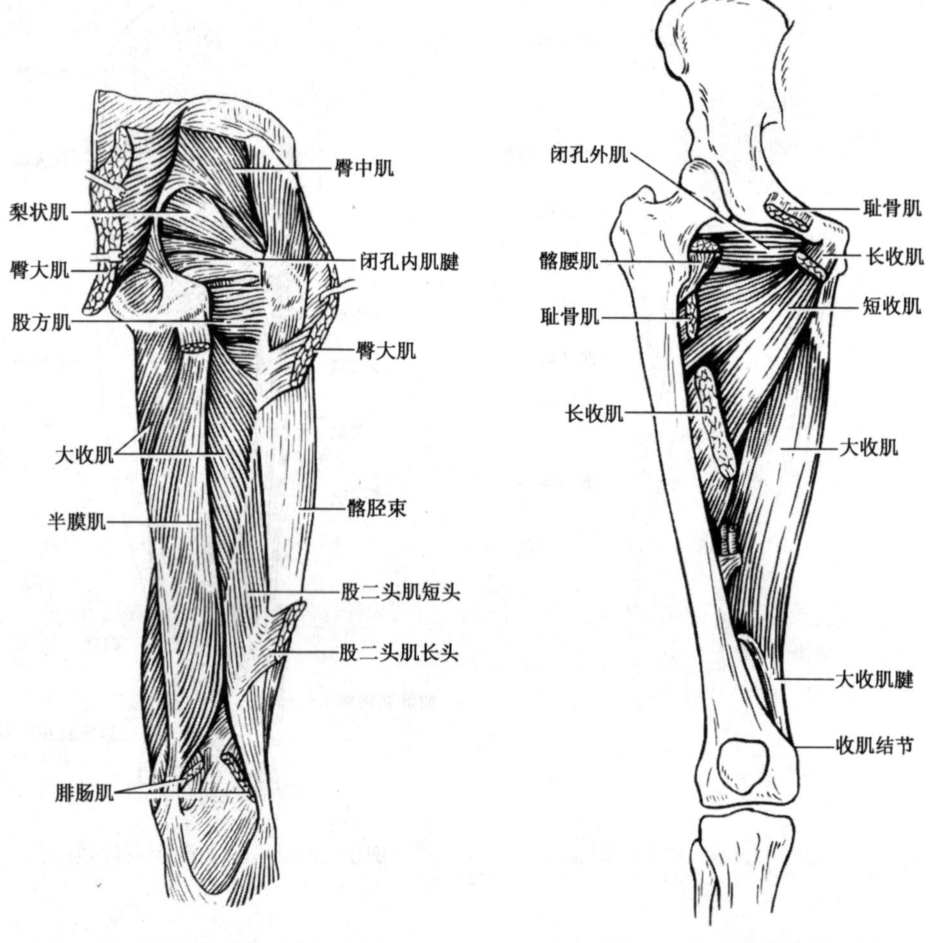

图3-23 臀肌和大腿肌后群（深层）

图3-24 大腿肌内侧群（深层）

为大收肌的上缘，为长方形阔肌。起自坐骨结节外面，止于股骨转子间嵴和股骨大转子。作用：使髋关节旋外。

二、自由下肢肌

（一）大腿肌

1. *前群*

（1）**缝匠肌**（图3-21） 位于大腿前面及内侧面的皮下，为全身中最长的肌，呈扁带状。起自髂前上棘，肌束经大腿前面转向内下方，绕过股骨内收肌结节的后方至小腿，止于胫骨粗隆、胫骨前嵴上端的内侧和小腿筋膜。作用：屈髋关节和膝关节，并使已屈的膝关节旋内。

（2）**股四头肌**（图3-21） 位于大腿前面及外侧的皮下，为全身中体积最大的肌。起端有4个头，即**股直肌**、**股内侧肌**、**股外侧肌**和**股中间肌**，其中股直肌位于大腿前面，起自髂前下棘；股内、外侧肌分别位于股直肌的内、外侧，起自股骨粗线的内、外侧唇；股中间肌位于股直肌的深面，在股内、外侧肌之间，起自股骨体的前面上3/4。4个头向下形成一个腱，包绕髌骨的前面和两侧缘，并向下延续为**髌韧带**，止于胫骨粗隆。作用：伸膝关节，其中股直肌还可屈髋关节。当小腿屈曲，叩击髌韧带时，可引出膝跳反射（伸小腿动作）。

2. *内侧群*　也称**内收肌群**，有5块肌，均起自闭孔周围骨面和坐骨结节的前面，止于胫骨粗隆内侧面和股骨粗线内侧唇。

（1）**耻骨肌**（图3-21）　位于大腿上部前面的皮下，髂腰肌的内侧，长收肌的外侧，其深面紧贴短收肌和闭孔外肌，为长方形的短肌。起自耻骨梳和耻骨上支，肌束斜向后下外方，绕过股骨颈向后，借扁腱止于股骨小转子以下的耻骨肌线。作用：使髋关节前屈、内收和旋外。

（2）**长收肌**（图3-21）　位于大腿上部前内侧的皮下，耻骨肌的内侧，上部居短收肌的前面，下部居大收肌的前面，为长三角形的阔肌。起自耻骨上支的前面和耻骨结节的下方，肌束斜向外下方，以扁腱止于股骨粗线内侧唇中1/3。作用：使髋关节内收和旋外。

（3）**股薄肌**（图3-21、图3-24）　位于大腿最内侧的皮下，覆盖大收肌，为带状长肌。起点与长收肌并列，起自耻骨下支的前面，肌束向下移行于长腱，经股骨内上髁和膝关节后方的内侧，在缝匠肌腱的深面止于胫骨粗隆内侧面。作用：使髋关节内收、旋外，屈膝关节，并使已屈曲的膝关节旋内。

（4）**短收肌**（图3-21、图3-24）　位于大腿前内侧的上方，长收肌的深面，大收肌的前面，耻骨肌的内侧，为近似三角形阔肌。在长收肌和股薄肌起点的外侧起自耻骨下支，肌束斜向下方，止于股骨粗线内侧唇上1/3。作用：使髋关节前屈和内收。

（5）**大收肌**（图3-21、图3-24）　位于大腿的内侧，其前面上方为短收肌，下方为长收肌，其内侧为股薄肌，后面紧贴半腱肌、半膜肌和股二头肌，为内收肌群中最宽大的三角形肌。起自坐骨结节、坐骨支和耻骨下支的前面，肌束斜向外下方，止于股骨粗线内侧唇全长和股骨内上髁上方的收肌结节，此肌的止腱与股骨之间有一裂孔，为收肌管的下口，称为**收肌腱裂孔**，有股血管通过。作用：使髋关节内收，上部肌束还使髋关节旋外。

3. *后群*　有股二头肌、半腱肌和半膜肌，均起自坐骨结节，跨越髋、膝关节，常称之为“**腘绳肌**”。

（1）**股二头肌**（图3-22、图3-23）　位于大腿后面外侧的皮下，其内侧为半腱肌。起点有长短两头，长头起自坐骨结节，短头起自股骨粗线的外侧唇和股外侧肌间隔，两头合并，向下移行为肌腱，止于腓骨头。作用：伸髋关节，屈膝关节，并使已屈膝关节旋外。

（2）**半腱肌**（图3-22、图3-23）　位于大腿后面内侧的皮下，其深面为半膜肌，为三角形阔肌。该肌下部的肌腱圆细而长，几乎占肌的一半，故名。起自坐骨结节，肌束向下移行为一长腱，在股薄肌和缝匠肌的肌腱深面及下方，止于胫骨粗隆内侧。作用：伸髋关节，屈膝关节，并使已屈膝关节旋内。

（3）**半膜肌**（图3-22、图3-23）　位于大腿后面内侧的皮下，半腱肌的内侧，为梭形肌。该肌上部的肌腱是扁薄的腱膜，几乎占肌的一半，故名。起自坐骨结节，以短腱止于胫骨内侧髁的后面、腘斜韧带和腘肌筋膜。作用：伸髋关节，屈膝关节，并使已屈膝关节旋内。

（二）小腿肌

1. *前群*

（1）**胫骨前肌**（图3-25） 位于小腿前外侧的皮下，紧贴胫骨的外面，其外侧的上方与趾长伸肌，下方与踇长伸肌相邻，为三角形长肌。起自胫骨外侧面的上2/3及其邻近的小腿骨间膜和小腿筋膜，肌束向下移行为长腱，经伸肌上、下支持带的深面至足背，止于内侧楔骨和第1跖骨底。作用：使足背屈和足内翻。

（2）**踇长伸肌**（图3-25） 位于胫骨前肌与趾长伸肌之间，其上端被该两肌遮盖，下端位于皮下，为半羽状肌。起自腓骨内侧面下2/3及其邻近的小腿骨间膜，肌束向下移行为长腱，经伸肌上、下支持带的深面至足背，止于踇趾远节趾骨底的背面。作用：伸踇趾，亦可使足背屈。

（3）**趾长伸肌**（图3-25） 位于小腿前外侧的皮下，其内侧上方为胫骨前肌，下方为踇长伸肌，为半羽状肌。起自腓骨前缘及其邻近的小腿骨间膜、胫骨上端、小腿前肌间隔、小腿深筋膜，肌束向下移行为一长的总腱，经伸肌上、下支持带的深面至足背，向下分为4

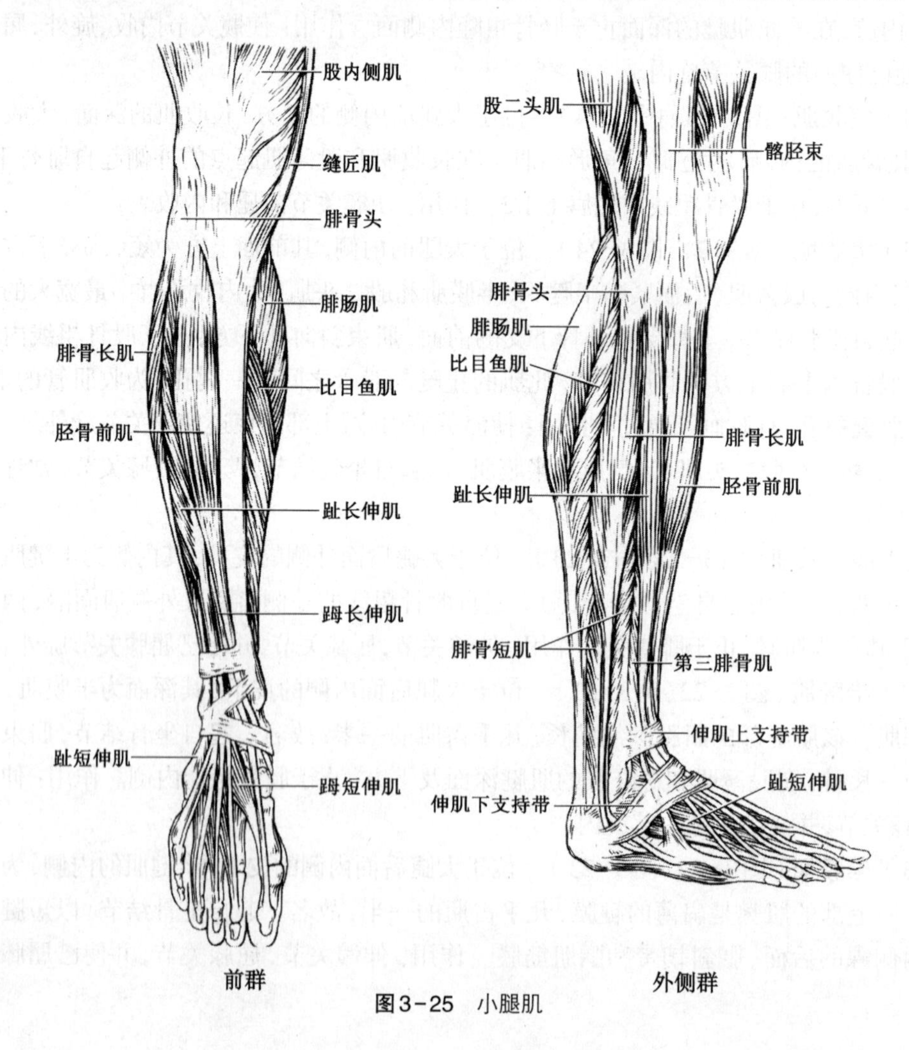

图3-25 小腿肌

个腱，分别止于第2～5趾的中节、远节趾骨底的背面。作用：伸第2～5趾，并可使足背屈。

（4）**第三腓骨肌**（图3-25）　起自腓骨前面下1/3及其邻近的小腿骨间膜，肌腹常与趾长伸肌融合，其腱至足背外侧，止于第5跖骨底的背面。作用：使足背屈，并助足外翻。

2. *外侧群*

（1）**腓骨长肌**（图3-25）　位于小腿外侧的皮下，紧贴腓骨的外侧面，下方遮盖腓骨短肌，其前面有趾长伸肌，后面为比目鱼肌，为双羽状肌。起自腓骨头、腓骨外侧面上2/3和小腿深筋膜，肌束向下移行为长腱，经腓骨短肌的后面，行于外踝的后方，经腓骨肌上、下支持带的深面至足底，止于内侧楔骨和第1跖骨底。作用：使足外翻，足跖屈。此外，腓骨长肌腱和胫骨前肌腱共同组成“腱环”，对维持足横弓和调节足内、外翻有重要作用。

（2）**腓骨短肌**（图3-25）　位于腓骨长肌的深面，为双羽状肌，较腓骨长肌短。起自腓骨外侧面下1/3及小腿前后肌间隔，其腱经外踝后方以及腓骨肌上、下支持带的深面，止于第5跖骨粗隆。作用：使足外翻，足跖屈。

3. *后群*

（1）**小腿三头肌**（图3-26）　该肌强大，由腓肠肌和比目鱼肌构成。**腓肠肌**位于小腿骨后面的皮下，比目鱼肌的表面。腓肠肌有内、外侧两个头，外侧头起自股骨外上髁，内侧头起自股骨内上髁，两个头的肌束向下，于小腿中部相互愈着，移行为腱膜，与比目鱼肌的腱膜愈着向下移行为**跟腱**，止于跟骨结节。**比目鱼肌**位于腓肠肌的深面，状如比目鱼，故名。起自腓骨上端、腓骨头、比目鱼肌腱弓、胫骨比目鱼肌线和胫骨体后面内侧缘中1/3，向下移行为跟腱，止于跟骨结节。作用：屈膝关节，足跖屈。在站立时，能固定膝关节和踝关节，防止身体向前倾斜，故对维持人体直立姿势也有重要作用。如此肌损伤或跟腱撕裂，则不能抬起足跟，会严重影响行走和跑跳。

（2）**跖肌**（图3-26）　位于腓肠肌外侧头与比目鱼肌之间，肌腹呈细小的梭形，但腱非常长。起自股骨腘面及膝关节囊后面，向下移行于跟腱内侧或单独止于跟骨结节。此肌已退化，其作用不大。

（3）**趾长屈肌**（图3-26）　位于小腿三头肌深面，胫骨后面，蹞长屈肌和胫骨后肌的内侧，为羽状肌。起自胫骨体后面中1/3，肌束向下移行为长腱，在胫骨下端后面与胫骨后肌腱交叉，经内踝后方、胫骨后肌腱与蹞长屈肌腱之间，穿踝管至足底，分为4条腱，止于第2～5趾的远节趾骨底。作用：屈第2～5趾，并使足跖屈及足内翻。

（4）**蹞长屈肌**（图3-26）　位于小腿三头肌深面，腓骨后面，为羽状肌。起自腓骨体后面下2/3及其邻近的小腿骨间膜，肌腱经内踝后方，穿踝管至足底，与趾长屈肌腱交叉后，止于蹞趾远节趾骨底。作用：屈蹞趾，并使足跖屈及足内翻。

（5）**胫骨后肌**（图3-26）　位于小腿三头肌的深面，趾长屈肌和蹞长屈肌之间，为羽状肌。起自小腿骨间膜后面上2/3及邻近的胫、腓骨后面，肌腱经内踝后方，穿踝管至足底内侧缘，止于足舟骨粗隆及内侧、中间和外侧楔骨的跖面。作用：足跖屈和足内翻。

（6）**腘肌**（图3-26）　位于腓肠肌的深面，胫骨上端的后面，为扁平的小三角形肌。以细腱起自股骨外上髁的外侧面上缘，肌束斜向内下方，经腓侧副韧带和外侧半月板之间，止于胫骨比目鱼肌线以上的骨面。作用：屈膝关节，使已屈膝关节旋内。

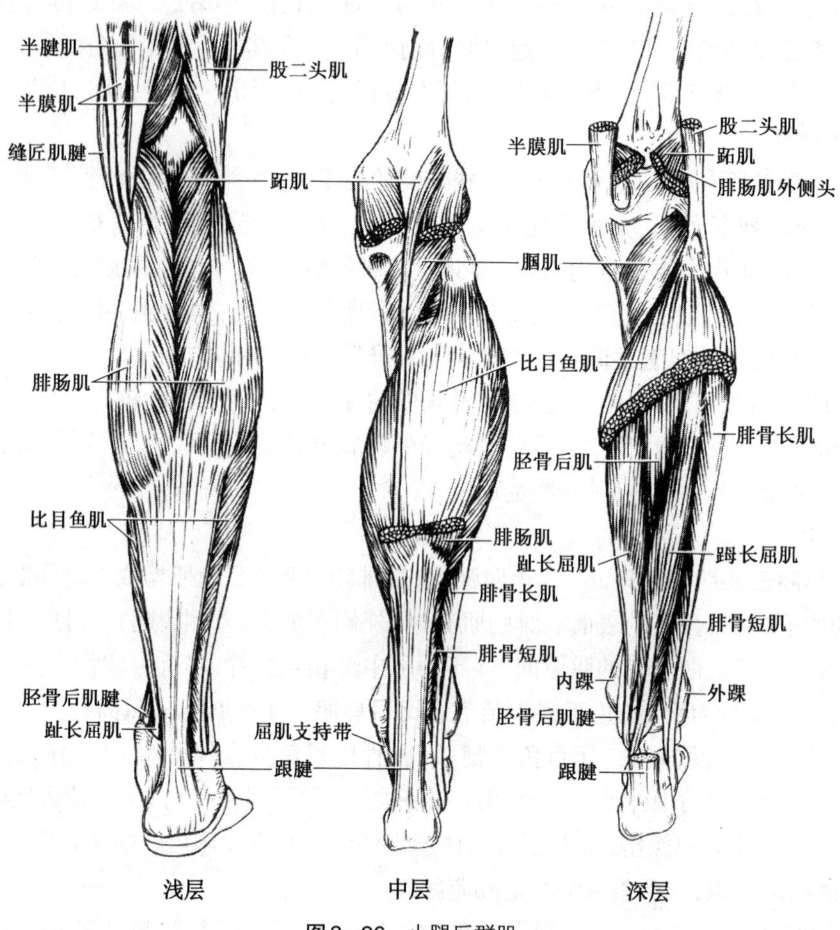

图3-26 小腿后群肌

（三）足肌

足肌共有21块，可分足背肌和足底肌。足背肌较弱小，为伸踇趾和伸第2～第4趾的小肌。足底肌的配布情况和作用与手掌的肌近似。

1. **足背肌**（图3-25） 位于足背，有2块，即内侧的**踇短伸肌**和外侧的**趾短伸肌**。作用：分别为伸踇趾和伸第2～第4趾。

2. **足底肌**（图3-27、图3-28） 相当于手掌肌，亦可分为内侧、中间和外侧三群。

（1）**内侧群** 相当于手的外侧群，因足趾不能对跖，故只有3块肌，即浅层内侧的**踇展肌**和外侧的**踇短屈肌**，两者深层为**踇收肌**。作用：分别为外展踇趾、屈踇趾以及内收踇趾。

（2）**外侧群** 有3块肌，即外侧的**小趾展肌**和内侧的**小趾短屈肌**，其深面有**小趾对跖肌**（不恒定）。作用：分别为外展小趾、屈小趾以及小趾对跖。

（3）**中间群** 共13块，分3层。浅层为**趾短屈肌**，其表面有致密坚韧的**足底腱膜**；中层后方有**足底方肌**和前方有4条**蚓状肌**；深层有3块**骨间足底肌**和4块**骨间背侧肌**。作用：屈、内收和外展足趾。足趾的内收和外展以第2趾为中轴。

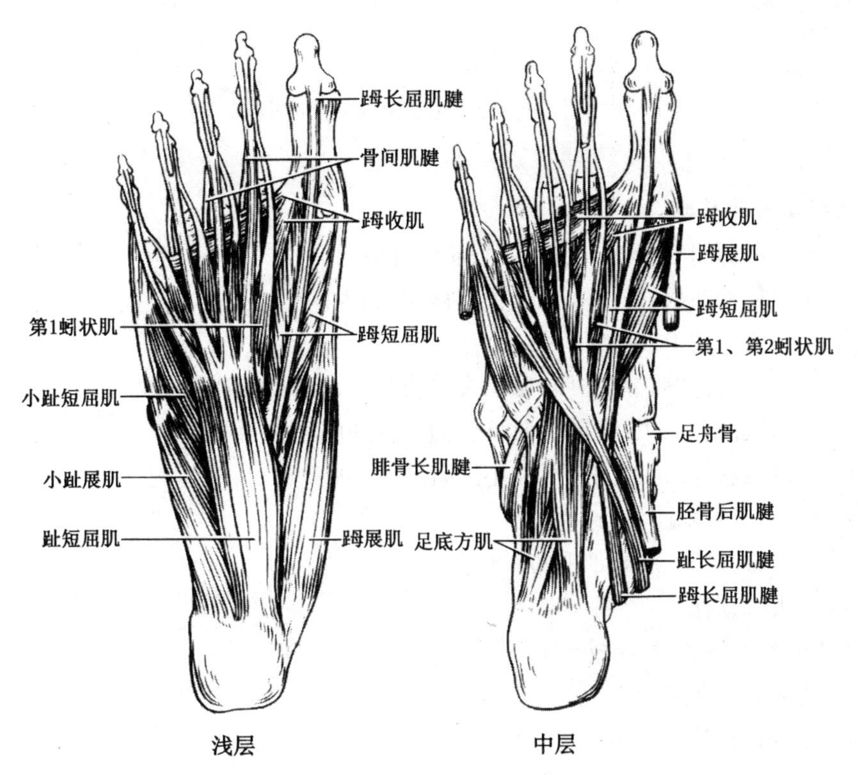

图3-27　足肌

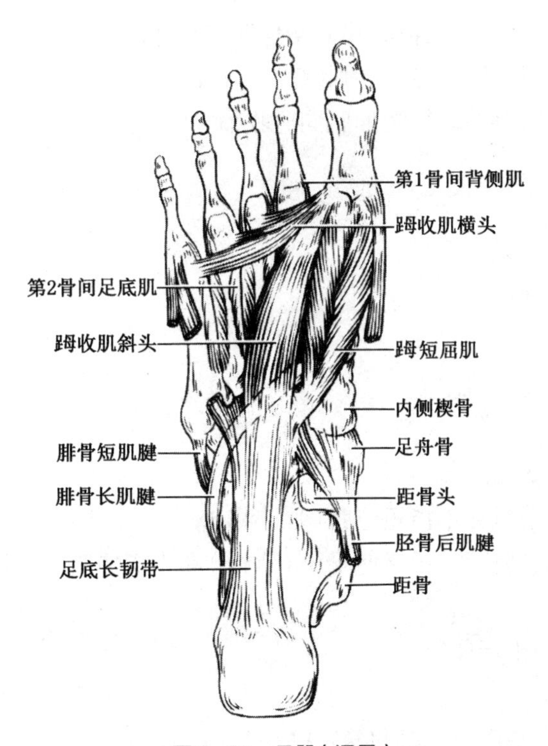

图3-28　足肌（深层）

附一　运动四肢关节的肌群

1. 运动肩关节的肌

屈：三角肌前部肌束、胸大肌、肱二头肌和喙肱肌。

伸：三角肌后部肌束、肱三头肌长头、背阔肌和大圆肌。

外展：三角肌和冈上肌。

内收：胸大肌、背阔肌、喙肱肌、肱三头肌长头、大圆肌和肩胛下肌。

旋内：三角肌前部肌束、肩胛下肌、胸大肌、背阔肌和大圆肌。

旋外：三角肌后部肌束、冈下肌和小圆肌。

2. 运动肘关节的肌

屈：肱二头肌、肱肌、肱桡肌和旋前圆肌。

伸：肱三头肌、肘肌。

3. 运动桡尺近侧、远侧关节的肌

旋前：旋前圆肌和旋前方肌。

旋后：旋后肌和肱二头肌。

4. 运动腕关节的肌

屈：桡侧腕屈肌、掌长肌、尺侧腕屈肌、指浅屈肌、指深屈肌和拇长屈肌。

伸：桡侧腕长伸肌、桡侧腕短伸肌、尺侧腕伸肌和指伸肌。

内收：尺侧腕屈肌和尺侧腕伸肌同时收缩。

外展：桡侧腕屈肌和桡侧腕长、短伸肌同时收缩。

5. 运动指关节的肌

（1）运动拇指的肌

屈：拇长屈肌、拇短屈肌。

伸：拇长伸肌、拇短伸肌。

内收：拇收肌。

外展：拇长展肌、拇短展肌。

对掌：拇指对掌肌。

（2）运动第2～5指的肌

屈：指浅屈肌、指深屈肌和小指短屈肌（屈小指）。

伸：指伸肌、骨间肌、蚓状肌、示指伸肌（伸示指）和小指伸肌（伸小指）。

内收：骨间掌侧肌。

外展：骨间背侧肌和小指展肌。

6. 运动髋关节的肌

屈：髂腰肌、股直肌、阔筋膜张肌和缝匠肌。

伸：臀大肌、股二头肌、半腱肌和半膜肌。

外展：梨状肌、臀中肌和臀小肌。

内收：耻骨肌、长收肌、短收肌、大收肌和股薄肌。

旋内：臀中肌和臀小肌的前部肌束。

旋外：髂腰肌、臀大肌、臀中肌和臀小肌的后部肌束、梨状肌、耻骨肌、长收肌、短收肌、大收肌和股薄肌。

7. 运动膝关节的肌

屈：股薄肌、缝匠肌、股二头肌、半腱肌、半膜肌和腓肠肌。

伸：股四头肌。

旋内：股薄肌、缝匠肌、半腱肌和半膜肌。

旋外：股二头肌。

8. 运动足关节的肌

足跖屈（屈踝关节）：小腿三头肌、趾长屈肌、胫骨后肌、䠀长屈肌、腓骨长肌和腓骨短肌。

足背屈（伸踝关节）：胫骨前肌、䠀长伸肌和趾长伸肌。

足内翻：胫骨前肌和胫骨后肌。

足外翻：腓骨长肌、腓骨短肌和第三腓骨肌。

9. 运动趾关节的肌

（1）运动䠀趾的肌

屈：䠀长屈肌和䠀短屈肌。

伸：䠀长伸肌和䠀短伸肌。

展：䠀展肌

收：䠀收肌

（2）运动第2～5趾的肌

屈：趾长屈肌、趾短屈肌、足底方肌、小趾短屈肌和小趾展肌（此两肌屈小趾）。

伸：趾长伸肌、趾短伸肌、蚓状肌（伸趾骨间关节）。

展：骨间背侧肌和小趾展肌（外展小趾）。

收：骨间足底肌。

附二 全身各部主要肌简表

1. 头肌（表3-1）

表3-1 头肌的起止、作用和神经支配

肌群	名称	起点	止点	主要作用	神经支配
面肌	枕额肌	额腹：帽状腱膜	眉部皮肤	提眉	面神经
		枕腹：枕骨	帽状腱膜	后牵帽状腱膜	
	眼轮匝肌	环绕眼裂周围		闭合眼裂	
	口轮匝肌	环绕口裂周围		闭合口裂	
	提上唇肌	上唇上方	口角	提口角与上唇	
	颧肌				
	降口角肌	下唇下方		降口角与下唇	
	降下唇肌				
	颊肌	面颊深部		使唇、颊紧贴牙齿，助咀嚼和吸吮	
咀嚼肌	咬肌	颧弓	咬肌粗隆	上提下颌骨(闭口)	三叉神经
	颞肌	颞窝	下颌骨冠突		
	翼内肌	翼突	下颌角内面		
	翼外肌	翼突	下颌颈	双侧收缩拉下颌骨向前(张口)；单侧收缩拉下颌骨向对侧	

2. 颈肌（表3-2）

表3-2 颈肌的起止、作用和神经支配

肌群	名称	起点	止点	作用	神经支配
颈浅肌群	颈阔肌	胸大肌、三角肌表面的筋膜	口角	紧张颈部皮肤	面神经
	胸锁乳突肌	胸骨柄、锁骨胸骨端	颞骨乳突	两侧收缩，使头向后仰；单侧收缩，使头屈向同侧，面转向对侧	副神经
舌骨上肌群	二腹肌	前腹：下颌体 后腹：乳突	中间腱附于舌骨体	上提舌骨，降下颌骨	前腹：三叉神经 后腹：面神经

续　表

肌群	名　称	起　　点	止　点	作　　用	神 经 支 配
舌骨上肌群	下颌舌骨肌	与名称一致		上提舌骨	三叉神经
	茎突舌骨肌				面神经
	颏舌骨肌				第1颈神经前支
舌骨下肌群	肩胛舌骨肌、胸骨舌骨肌、胸骨甲状肌、甲状舌骨肌	与名称一致		下降舌骨	颈襻（$C_{1\sim3}$）
颈深肌群	前、中斜角肌	颈椎横突	第1肋	上提第1肋，助吸气	颈神经前支（$C_{3\sim4}$）
	后斜角肌		第2肋	上提第2肋，助吸气	

3. **背肌**（表3-3）

表3-3　背肌的起止、作用和神经支配

肌群	名　称	起　　点	止　点	作　　用	神 经 支 配
浅肌群	斜方肌	上项线、枕外隆凸、项韧带、全部胸椎棘突	锁骨外侧1/3、肩峰、肩胛冈	内收、上提、下降肩胛骨	副神经
	背阔肌	下6个胸椎棘突、全部腰椎棘突、髂嵴、骶正中嵴	肱骨小结节嵴	后伸、内收及旋内肩关节	胸背神经
	肩胛提肌	上4个颈椎横突	肩胛骨上角	上提肩胛骨	肩胛背神经
	菱形肌	下2个颈椎和上4个胸椎棘突	肩胛骨内侧缘	上提、内收肩胛骨	
深肌群	竖脊肌	骶骨后面、髂嵴后部	椎骨、肋骨和颞骨乳突	单侧收缩使脊柱侧屈，双侧收缩使脊柱后伸和仰头	脊神经后支

4. **胸肌和膈**（表3-4）

表3-4　胸肌和膈的起止、作用和神经支配

肌群	名　称	起　　点	止　点	作　　用	神 经 支 配
胸上肢肌	胸大肌	锁骨内侧半、胸骨、第1～6肋软骨	肱骨大结节嵴	前屈、内收、旋内肩关节	胸内、外侧神经
	胸小肌	第3～5肋	肩胛骨喙突	拉肩胛骨向前下	胸内侧神经
	前锯肌	第1～8肋（或第1～9肋）	肩胛骨内侧缘及下角	拉肩胛骨向前	胸长神经

续　表

肌群	名　称	起　点	止　点	作　用	神经支配
胸固有肌	肋间外肌	上位肋骨下缘	下位肋骨上缘	提肋助吸气	肋间神经
	肋间内肌	下位肋骨上缘	上位肋骨下缘	降肋助呼气	
	膈	胸廓下口及腰椎前面	中心腱	助呼吸，增加腹压	膈神经

5. **腹肌**（表3-5）

表3-5　腹肌的起止、作用和神经支配

肌群	名　称	起　点	止　点	作　用	神经支配
前外侧群	腹直肌	耻骨联合与耻骨结节之间	胸骨剑突、第5～7肋软骨前面	增加腹压、脊柱前屈、旋转躯干	第5～11对肋间神经、肋下神经、髂腹下神经、髂腹股沟神经
	腹外斜肌	下8个肋外面	腹白线、髂嵴、腹股沟韧带		
	腹内斜肌	胸腰筋膜、髂嵴、腹股沟韧带外侧1/2	腹白线		
	腹横肌	下6个肋内面、胸腰筋膜、髂嵴、腹股沟韧带外侧1/3	腹白线		
后群	腰方肌	髂嵴	第12肋	降第12肋、脊柱腰部侧屈	腰神经前支

6. **上肢肌**（表3-6、表3-7、表3-8、表3-9）

表3-6　肩肌的起止、作用和神经支配

肌群	名　称	起　点	止　点	作　用	神经支配
浅层	三角肌	锁骨外侧1/3、肩峰、肩胛冈	肱骨三角肌粗隆	外展、前屈或后伸肩关节	腋神经
深层	冈上肌	肩胛骨冈上窝	肱骨大结节上部	外展肩关节	肩胛上神经
	冈下肌	肩胛骨冈下窝	肱骨大结节中部	旋外肩关节	
	小圆肌	肩胛骨外侧缘后面	肱骨大结节下部		腋神经
	大圆肌	肩胛骨下角后面	肱骨小结节嵴	后伸、内收、旋内肩关节	肩胛下神经
	肩胛下肌	肩胛下窝	肱骨小结节	内收、旋内肩关节	

表3-7 臂肌的起止、作用和神经支配

<table>
<tr><th>肌群</th><th>名 称</th><th>起 点</th><th>止 点</th><th>作 用</th><th>神 经 支 配</th></tr>
<tr><td rowspan="3">前群</td><td>肱二头肌</td><td>长头：肩胛骨盂上结节；短头：喙突</td><td>桡骨粗隆</td><td>屈肘，前臂旋后</td><td rowspan="3">肌皮神经</td></tr>
<tr><td>喙肱肌</td><td>肩胛骨喙突</td><td>肱骨中部内侧</td><td>前屈、内收肩关节</td></tr>
<tr><td>肱肌</td><td>肱骨下半前面</td><td>尺骨粗隆</td><td>屈肘</td></tr>
<tr><td>后群</td><td>肱三头肌</td><td>长头：肩胛骨盂下结节，外侧头、内侧头：分别在桡神经沟的外上方、内下方骨面</td><td>尺骨鹰嘴</td><td>伸肘</td><td>桡神经</td></tr>
</table>

表3-8 前臂肌的起止、作用和神经支配

<table>
<tr><th colspan="2">肌群</th><th>名 称</th><th>起 点</th><th>止 点</th><th>作 用</th><th>神 经 支 配</th></tr>
<tr><td rowspan="9">前群</td><td rowspan="5">浅层</td><td>肱桡肌</td><td>肱骨外上髁上方</td><td>桡骨茎突</td><td>屈肘</td><td>桡神经</td></tr>
<tr><td>旋前圆肌</td><td rowspan="4">肱骨内上髁</td><td>桡骨中部外侧面</td><td>前臂旋前、屈肘</td><td rowspan="3">正中神经</td></tr>
<tr><td>桡侧腕屈肌</td><td>第2掌骨底前面</td><td rowspan="3">屈腕</td></tr>
<tr><td>掌长肌</td><td>掌腱膜</td></tr>
<tr><td>尺侧腕屈肌</td><td>豌豆骨</td><td>尺神经</td></tr>
<tr><td rowspan="4">深层</td><td>指浅屈肌</td><td>肱骨内上髁及桡、尺骨前面</td><td>第2～5指中节指骨体两侧</td><td rowspan="2">屈腕、屈第2～5指</td><td>正中神经</td></tr>
<tr><td>指深屈肌</td><td>尺骨上端前面及附近骨间膜前面</td><td>第2～5指远节指骨底前面</td><td>正中神经和尺神经</td></tr>
<tr><td>拇长屈肌</td><td>桡骨前面及附近骨间膜</td><td>拇指远节指骨底前面</td><td>屈腕、屈拇指</td><td rowspan="2">正中神经</td></tr>
<tr><td>旋前方肌</td><td>尺骨下端前面</td><td>桡骨下端前面</td><td>前臂旋前</td></tr>
<tr><td rowspan="11">后群</td><td rowspan="6">浅层</td><td>桡侧腕长伸肌</td><td rowspan="6">肱骨外上髁</td><td>第2掌骨底后面</td><td rowspan="2">伸腕、腕外展</td><td rowspan="11">桡神经</td></tr>
<tr><td>桡侧腕短伸肌</td><td>第3掌骨底后面</td></tr>
<tr><td>指伸肌</td><td>第2～5指中节和远节指骨底后面</td><td rowspan="2">伸腕、伸指</td></tr>
<tr><td>小指伸肌</td><td>小指中节和远节指骨底后面</td></tr>
<tr><td>尺侧腕伸肌</td><td>第5掌骨底后面</td><td>伸腕、腕内收</td></tr>
<tr><td>肘肌</td><td>尺骨上1/3</td><td>伸肘</td></tr>
<tr><td rowspan="5">深层</td><td>旋后肌</td><td>肱骨外上髁和尺骨上端</td><td>桡骨上端前面</td><td>前臂旋后</td></tr>
<tr><td>拇长展肌</td><td>桡、尺骨后面的上部</td><td>第1掌骨底</td><td>外展拇指</td></tr>
<tr><td>拇短伸肌</td><td>桡骨后面</td><td>拇指近节指骨底</td><td rowspan="2">伸拇指</td></tr>
<tr><td>拇长伸肌</td><td rowspan="2">尺骨后面</td><td>拇指远节指骨底</td></tr>
<tr><td>示指伸肌</td><td>示指指背腱膜</td><td>伸示指</td></tr>
</table>

表3-9 手肌的起止、作用和神经支配

肌群	名 称	起 点	止 点	作 用	神经支配
外侧群	拇短展肌	屈肌支持带、腕骨	拇指近节指骨底	外展拇指	正中神经
	拇短屈肌			屈拇指	正中神经
	拇指对掌肌		第1掌骨	拇指对掌	正中神经
	拇收肌	屈肌支持带、腕骨、第3掌骨	拇指近节指骨	内收拇指	第1、第2蚓状肌由正中神经支配，其余肌均由尺神经支配
内侧群	小指展肌	屈肌支持带、腕骨	小指近节指骨底	外展小指	
	小指短屈肌			屈小指	
	小指对掌肌		第5掌骨内侧	小指对掌	
中间群	蚓状肌	指深屈肌腱	第2～5指指背腱膜	屈掌指关节，伸指骨间关节	
	骨间掌侧肌	第2、第4、第5掌骨	第2、第4、第5指指背腱膜	内收第2、第4、第5指	
	骨间背侧肌	第1～5掌骨相对缘	第2～4指指背腱膜	外展第2、第3、第4指	

7. **下肢肌**（表3-10、表3-11、表3-12、表3-13）

表3-10 髋肌的起止、作用和神经支配

肌群	名 称	起 点	止 点	作 用	神经支配
前群	髂腰肌	髂肌：髂窝 腰大肌：腰椎体侧面和横突	股骨小转子	屈和旋外髋关节	腰丛分支
	阔筋膜张肌	髂前上棘	胫骨外侧髁	紧张阔筋膜	臀上神经
后群	臀大肌	髂骨翼外面、骶骨后面	股骨臀肌粗隆及髂胫束	伸、旋外髋关节	臀下神经
	臀中、小肌	髂骨翼外面	股骨大转子	外展髋关节	臀上神经
	梨状肌	骶骨前面		外展、旋外髋关节	骶丛分支

表3-11 大腿肌的起止、作用和神经支配

肌群	名 称	起 点	止 点	作 用	神经支配
前群	缝匠肌	髂前上棘	胫骨上端内侧面	屈髋关节、屈膝关节	股神经
	股四头肌	股直肌：髂前下棘 股内侧肌：股骨粗线 股外侧肌：股骨粗线 股中间肌：股骨前面	胫骨粗隆	伸膝关节、屈髋关节（股直肌）	

续　表

肌群	名　称	起　　点	止　点	作　　用	神 经 支 配
内侧群	股薄肌	耻骨支、坐骨支和坐骨结节前面	胫骨上端内侧面	内收、旋外髋关节	闭孔神经
	耻骨肌		股骨粗线		
	长收肌				
	短收肌				
	大收肌				
后群	股二头肌	长头：坐骨结节 短头：股骨粗线	腓骨头	伸髋关节、屈膝关节	坐骨神经
	半腱肌	坐骨结节	胫骨上端内侧面		
	半膜肌		胫骨内侧髁后面		

表3-12　小腿肌的起止、作用和神经支配

肌群	名　称	起　　点	止　点	作　　用	神 经 支 配
前群	胫骨前肌	胫、腓骨上端及骨间膜前面	内侧楔骨、第1跖骨底	足背屈、足内翻	腓深神经
	踇长伸肌		踇趾远节趾骨底背面	伸踇趾、足背屈	
	趾长伸肌		第2～5趾中、远节趾骨底背面	伸第2～5趾、足背屈	
外侧群	腓骨长肌	腓骨外侧面	内侧楔骨与第1跖骨底	足跖屈、足外翻	腓浅神经
	腓骨短肌		第5跖骨粗隆		
后群	小腿三头肌	腓肠肌内、外侧头：股骨内、外上髁；比目鱼肌：胫、腓骨上端后面	跟骨结节	腓肠肌：屈膝关节、足跖屈；比目鱼肌：足跖屈	胫神经
	趾长屈肌	胫、腓骨及骨间膜后面	第2～5趾远节趾骨底	屈第2～5趾、足跖屈	
	胫骨后肌		足舟骨、3块楔骨	足跖屈、足内翻	
	踇长屈肌		踇趾远节趾骨底	屈踇趾、足跖屈	

表3-13　足肌的起止、作用和神经支配

肌群	名　称	起　　点	止　点	作　　用	神 经 支 配
足背肌	趾短伸肌	跟骨上面和外侧面	第2～4趾远节趾骨底	伸第2～4趾	腓深神经
	踇短伸肌		踇趾近节趾骨底	伸踇趾	

续表

<table>
<tr><th colspan="2">肌群</th><th>名称</th><th>起点</th><th>止点</th><th>作用</th><th>神经支配</th></tr>
<tr><td rowspan="10">足底肌</td><td rowspan="3">内侧群</td><td>踇展肌</td><td rowspan="5">跗骨</td><td rowspan="3">踇趾近节趾骨底</td><td>外展踇趾</td><td rowspan="3">足底内侧神经</td></tr>
<tr><td>踇短屈肌</td><td>屈踇趾</td></tr>
<tr><td>踇收肌</td><td>内收踇趾</td></tr>
<tr><td rowspan="2">外侧群</td><td>小趾展肌</td><td rowspan="2">小趾近节趾骨底</td><td>外展小趾</td><td rowspan="2">足底外侧神经</td></tr>
<tr><td>小趾短屈肌</td><td>屈小趾</td></tr>
<tr><td rowspan="5">中间群</td><td>趾短屈肌</td><td rowspan="2">跟骨</td><td>第2～5趾中节趾骨</td><td rowspan="2">屈第2～5趾</td><td>足底内侧神经</td></tr>
<tr><td>足底方肌</td><td>趾长屈肌腱</td><td>足底外侧神经</td></tr>
<tr><td>蚓状肌</td><td>趾长屈肌腱</td><td>第2～5趾伸肌腱</td><td>屈跖趾关节
伸趾骨间关节</td><td>足底内、外侧神经</td></tr>
<tr><td>骨间足底肌</td><td>第3～5跖骨体</td><td>第3～5趾近节趾骨底</td><td>内收第3～5趾</td><td rowspan="2">足底外侧神经</td></tr>
<tr><td>骨间背侧肌</td><td>跖骨相对缘</td><td>第2～4趾近节趾骨底</td><td>外展第2～4趾</td></tr>
</table>

第四章　肌的辅助装置

肌的辅助装置主要有筋膜、滑膜囊和腱鞘，这些结构是在肌运动的影响下，由肌周围的结缔组织转化而形成，这些结构有保护和辅助肌运动的作用。

第一节　筋　　膜

筋膜由结缔组织构成，遍布全身，分为浅筋膜和深筋膜两种。关于浅深筋膜的基本知识详见教材绪论，以下就全身各部的深筋膜逐一介绍。

一、头颈部筋膜

（一）颞筋膜

颞筋膜位于颞部皮下，覆盖颞肌表面，呈坚韧的纤维板状，分浅、中、深3层。**浅层**沿颞上线起自骨膜，其浅面在近颧弓处与帽状腱膜愈合，深面与颞筋膜中层粘连甚松；**中层**为一半透明的薄膜，起自颞上线下方的颞中线，与骨膜相连；浅层与中层大多数在颧弓上方与深层相混合，不易分离。**深层**起自颞下线，较上述两层发达，向下在颧弓上方，又分为浅深两层，浅层附着于颧弓外侧缘，深层在颧弓深面与咬肌筋膜相连续，两层之间夹有脂肪组织。

（二）腮腺咬肌筋膜

腮腺咬肌筋膜分为腮腺筋膜和咬肌筋膜，**腮腺筋膜**包裹腮腺形成腮腺鞘，**咬肌筋膜**覆盖于咬肌表面。腮腺咬肌筋膜并不十分发达，其上方固定于颧弓，下方在下颌角处移行于颈深筋膜的浅层，前方在咬肌前缘的稍前方与颊咽筋膜会合，后方固定于乳突和外耳道软骨。腮腺鞘与腮腺结合紧密，并发出间隔，伸入腮腺实质内，将腮腺分成许多小叶。由于腮腺有致密的筋膜鞘包裹，炎症时常引起剧痛。腮腺鞘浅层特别致密，而深层薄弱且不完整，当腮腺炎化脓时，脓肿不易从浅层穿透，而穿入深部，引起咽旁脓肿或颈部其他部位的脓肿。

（三）颊咽筋膜

颊咽筋膜覆盖颊肌外面和咽侧壁，较为薄弱。该筋膜在翼突钩和下颌骨颊肌嵴之间的部分显著增厚，并构成翼突下颌缝。该缝在口腔中呈突出的肥厚束状，从下颌骨走向后上方，故可以从口腔中摸到或看到1条纵行的黏膜嵴。

（四）颈筋膜

颈筋膜位于颈浅筋膜的深面，包绕颈项部诸肌和器官，并在血管和神经周围形成筋膜鞘及筋膜间隙。颈筋膜可分为浅、中、深3层（图4-1、图4-2）。

1. *颈筋膜浅层* 又名**封套筋膜**，围绕整个颈部，包绕斜方肌和胸锁乳突肌，构成两肌的鞘。其后方附着于第7颈椎棘突及项韧带；前方于前正中线处两侧交织，并与颈深筋膜中层交融构成**颈白线**；向上附着于下颌骨下缘、颧弓、乳突基底、上项线和枕外隆凸；向下附着于胸骨柄前缘、锁骨和肩峰。此筋膜在下颌下三角及腮腺区分两层，分别包裹下颌下腺和腮腺，形成两腺的鞘；在距胸骨柄上缘3～4 cm处分前后两层，向下分别附着于胸骨柄前后缘形成**胸骨上间隙**，内有颈静脉弓、颈前静脉下段、胸锁乳突肌胸骨头、淋巴结及脂肪组织等。

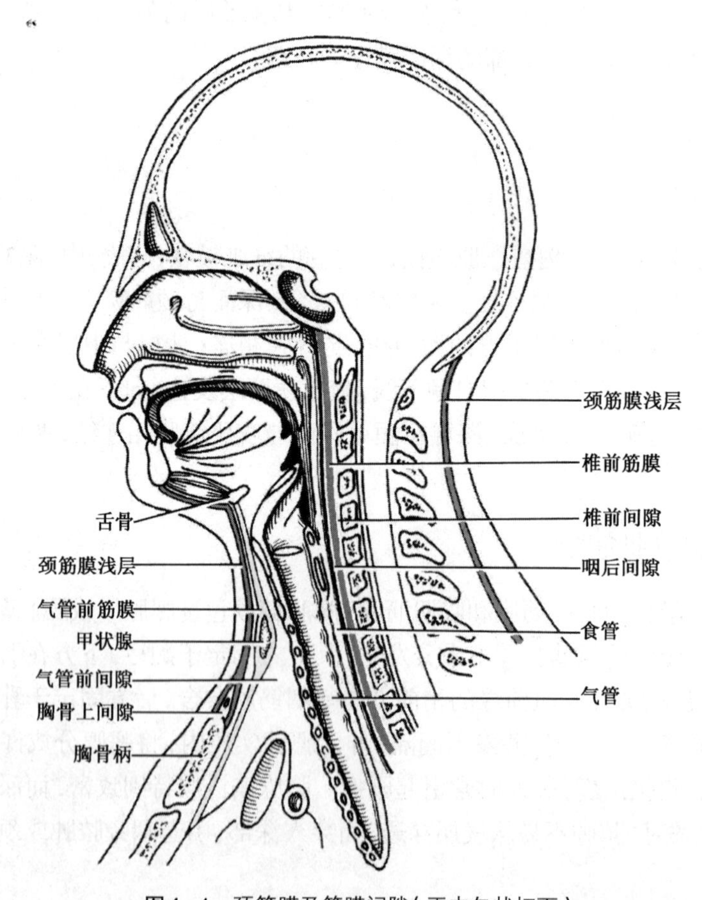

图4-1 颈筋膜及筋膜间隙（正中矢状切面）

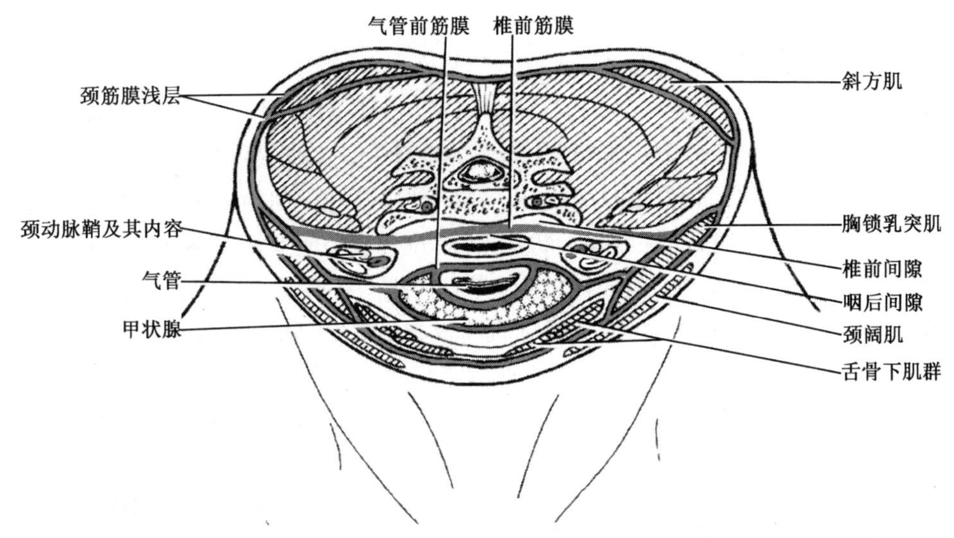

图4-2 颈筋膜及筋膜间隙（水平切面，平第5颈椎）

2. *颈筋膜中层* 又称为**内脏筋膜**，此筋膜包绕在喉、气管、咽、食管和甲状腺等器官周围。其前下部覆盖气管，称为**气管前筋膜**，后上部覆盖颊肌和咽缩肌，称为**颊咽筋膜**。气管前筋膜上附着于甲状软骨斜线、环状软骨弓及舌骨；向下包裹甲状腺形成**甲状腺鞘**，为甲状腺外被膜，又称**假被膜**，并继续向下经气管之前及两侧入胸腔，与心包上部相融合。气管前筋膜与气管颈部之间借疏松结缔组织相连形成**气管前间隙**，内有甲状腺峡、淋巴结、甲状腺下静脉、甲状腺最下动脉。当气管前间隙发生感染，脓液可扩散于前纵隔，亦可上行至颈部。颊咽筋膜的后方为椎前筋膜，两者之间形成**咽后间隙**。内脏筋膜向两侧延续，包裹颈总动脉、颈内动脉、颈内静脉和迷走神经周围，形成**颈动脉鞘**。

3. *颈筋膜深层* 又称**椎前筋膜**，覆盖于椎前肌群的表面。其向上附着于颅底；向下在第3胸椎体平面与前纵韧带相融合；向两侧覆盖前斜角肌、中斜角肌、肩胛提肌、臂丛和锁骨下血管，构成颈外侧区的底，并继续向后续于项部筋膜。此筋膜由斜角肌间隙起始，包裹臂丛和锁骨下血管，伸延到腋腔形成**腋鞘**，锁骨下臂丛麻醉，需将药液注入此鞘内。椎前筋膜与脊柱颈部之间形成**椎前间隙**，内有颈长肌、头长肌及表面的交感神经干和少许蜂窝组织。在颈椎结核，脓液可经椎前间隙流入后纵隔，还可蔓延到锁骨上大窝或腋鞘。

4. *颈动脉鞘*（图4-2） 为颈筋膜包裹颈总动脉、颈内动脉、颈内静脉及迷走神经等结构的筋膜鞘，上起自颅底，下续纵隔。鞘内有颈内静脉和迷走神经贯穿全长，颈内动脉行于鞘的上部，颈总动脉行经鞘的下部。在鞘内，颈总动脉、颈内动脉居内侧，颈内静脉居外侧，迷走神经行于两者之间的后方。

二、躯干部筋膜

（一）项筋膜

项筋膜位于项部斜方肌、菱形肌和上后锯肌的深面，包裹在头夹肌、颈夹肌和头半棘肌周围。其上方附着于上项线，下方移行于胸腰筋膜，内侧附于项韧带。

（二）胸腰筋膜

胸腰筋膜在背部较为薄弱，分浅深两层包裹在竖脊肌周围，向上续于项筋膜，内侧附于胸椎棘突和棘上韧带，外侧附于肋角，向下至腰部可分为浅、中、深3层（图4-3）。**浅层**位于斜方肌、背阔肌和下后锯肌的深面，遮盖竖脊肌的后面，向内侧附于胸椎棘突、腰椎棘突、棘上韧带和骶正中嵴，向外侧附于肋骨角和肋间筋膜，向下附于髂嵴和骶外侧嵴，在腰部显著增厚，呈腱膜状，色白，有光泽，且与背阔肌腱膜紧密结合。浅层与中层共同形成**竖脊肌鞘**。**中层**位于竖脊肌深面，分隔竖脊肌和腰方肌，向上附于第12肋下缘，向下附于髂嵴，向内侧附于腰椎横突，外侧在腰方肌外侧缘与深层愈合，中层与深层共同形成**腰方肌鞘**。中层张于第12肋与第1腰椎横突之间的增厚部分，称为**腰肋韧带**。**深层**位于腰方肌前面，又名**腰方肌筋膜**。3层筋膜在腰方肌外侧缘会合，作为腹内斜肌和腹横肌的起始部。由于腰部活动度大，在剧烈运动中，胸腰筋膜可被扭伤，尤以腰部损伤为多见，是引起腰腿痛的原因之一。

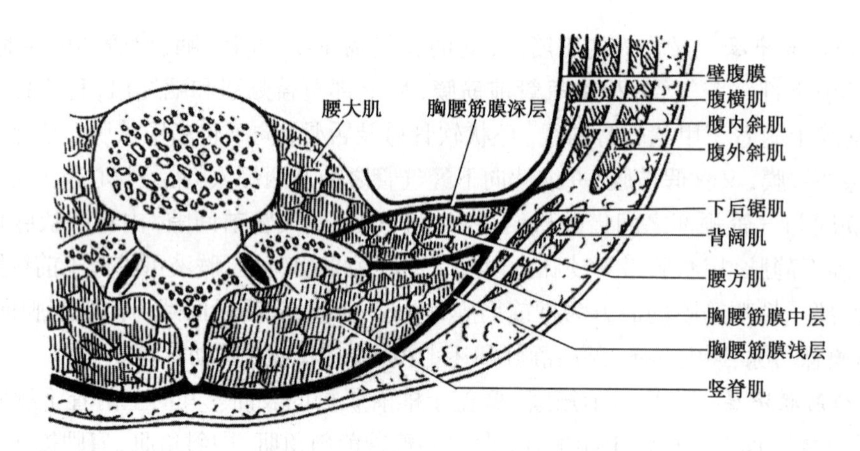

图4-3 胸腰筋膜（腹后壁水平切面）

（三）胸肌筋膜

胸肌筋膜较薄，依其位置可分为浅深两层。**浅层**覆盖于胸大肌表面，向上附于锁骨骨膜，向内移行于胸骨骨膜，向下移行于腹部深筋膜；**深层**位于胸大肌深面，上端附于锁骨，向下包绕锁骨下肌和胸小肌，并覆盖前锯肌表面，在胸小肌下缘与浅层汇合，并与腋筋膜相续。其中位于喙突、锁骨下肌与胸小肌上缘之间的筋膜，称为**锁胸筋膜**（图4-4），胸肩峰动脉的胸肌支和胸外侧神经的分支穿出该筋膜至胸大肌和胸小肌，头静脉和淋巴管则通过该筋膜分别注入腋静脉和腋淋巴结。手术切开锁胸筋膜时，应注意保护胸内侧神经和胸外侧神经，以免损伤而导致胸大肌和胸小肌瘫痪。

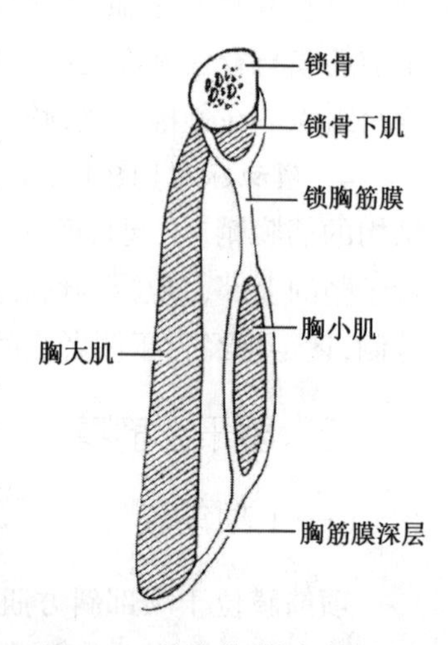

图4-4 锁胸筋膜（矢状切面）

（四）胸内筋膜

胸内筋膜覆盖于胸壁内面。该筋膜覆盖于膈肌上面的部分，称为**膈筋膜**。

（五）腋筋膜

胸肌筋膜浅深两层在胸小肌下缘处融合为1层，向后跨过腋窝底部而构成**腋筋膜**。其外侧与臂筋膜相延续，内侧与前锯肌筋膜相连，中央部被许多血管、神经及淋巴管贯穿，因此腋筋膜常常称为**筛状腋筋膜**。

（六）腹筋膜

1. *腹浅筋膜*　在腹上部为一层，在脐以下分浅深两层。浅层含有很多脂肪组织，称为**脂肪层（Camper筋膜）**，向下与大腿的浅筋膜、阴囊肉膜相续；深层较薄，缺乏脂肪，内有弹性纤维，称为**膜性层（Scarpa筋膜）**，向下与大腿阔筋膜愈着，向下内与会阴浅筋膜、阴囊肉膜相续。

2. *腹深筋膜*　可分数层，分别覆盖于腹前外侧群各肌的表面和深面。

3. *腹内筋膜*　覆盖于腹腔与盆腔各壁的内面，各部筋膜的名称与所覆盖的肌相同，如膈筋膜、腰方筋膜、腹横筋膜、髂腰筋膜、盆筋膜等。其中**腹横筋膜**范围较大，覆盖于腹横肌的内面。

（七）盆筋膜

盆筋膜是腹内筋膜的直接延续，可分为盆壁筋膜和盆脏筋膜两部分（图4-5、图4-6）。

1. *盆壁筋膜*　又称**盆筋膜壁层**，覆盖于盆壁的内表面，上与腹内筋膜相延续。位于骶骨前方的部分称为**骶前筋膜**；覆盖于梨状肌内表面的部分称为**梨状肌筋膜**；覆盖于闭孔内肌内表面的部分称为**闭孔筋膜**。耻骨体盆面至坐骨棘的闭孔筋膜呈线形增厚，称为**肛提肌腱弓**，为肛提肌和盆膈上、下筋膜提供起点和附着处。覆盖于肛提肌和尾骨肌上面的部分称为**盆膈上筋膜**，其前方和两侧附着于肛提肌腱弓，后方与梨状肌筋膜和骶前筋膜相延续。覆盖于肛提肌和尾骨肌下面的部分称为**盆膈下筋膜**，其前端附着于肛提肌腱弓，后端与肛门外括约肌的筋膜相融合，构成了坐骨肛门窝的内侧壁。

2. *盆脏筋膜*　又称**盆筋膜脏层**，在盆腔脏器穿过盆膈或尿生殖膈时，由盆壁筋膜向上反折，呈鞘状包裹脏器形成。包裹前列腺的部分称为**前列腺鞘**；前列腺鞘向上延续包裹膀胱的部分称为**膀胱筋膜**；包裹直肠的部分称为**直肠筋膜**。盆脏筋膜向下与盆膈上筋膜相移行。在男性，直肠与膀胱、前列腺、精囊及输精管壶腹之间形成**直肠膀胱隔**；在女性，直肠与阴道之间形成**直肠阴道隔**。此外，盆脏筋膜还伸入阴道与膀胱、尿道之间，分别形成**膀胱阴道隔**和**尿道阴道隔**。盆脏筋膜也包括一些韧带，它们由血管、神经及周围结缔组织形成，如子宫主韧带、子宫骶韧带和直肠侧韧带等，有维持脏器位置的作用。

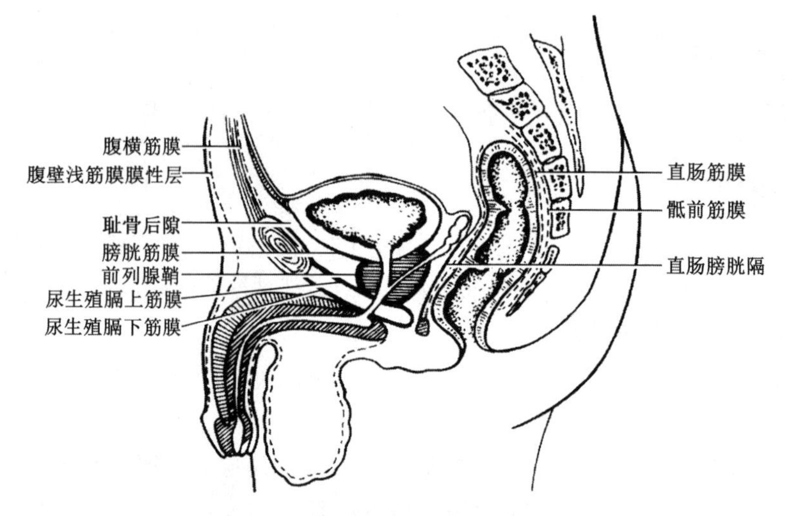

图4-5 男性盆筋膜(正中矢状切面)

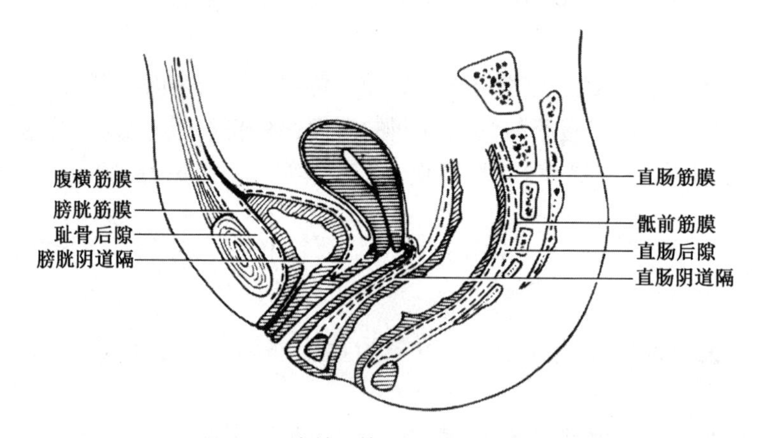

图4-6 女性盆筋膜(正中矢状切面)

三、上肢筋膜

(一)肩胛筋膜

肩胛筋膜覆盖于肩胛骨前后各肌的表面,依其被覆盖肌的名称而命名,如冈上筋膜、冈下筋膜和肩胛下筋膜。**冈上筋膜**位于冈上肌的表面,附着于肩胛骨冈上窝的边缘,此筋膜不甚发达。**冈下筋膜**位于冈下肌和小圆肌的表面,附着于肩胛骨冈下窝的边缘,在冈下肌和小圆肌之间,向深面发出不明显的肌间隔,此筋膜比较发达。**肩胛下筋膜**位于肩胛下肌的表面,不甚显著。

(二)三角肌筋膜

三角肌筋膜分为浅深两层,构成三角肌的筋膜鞘。**浅层**位于三角肌的表面,在肌束之间向深部发出小隔,并沿三角胸肌间沟与胸肌筋膜深层相连;**深层**位于三角肌和肩关节囊、冈下肌、小圆肌之间,沿三角肌后缘移行于肱三头肌筋膜和冈下肌筋膜。

（三）臂筋膜

臂筋膜是臂部的深筋膜。该筋膜上方移行于三角肌筋膜与腋筋膜，下方与前臂筋膜相连，在臂远侧半的内、外侧发出纵行的肌间隔，深入臂部屈肌与伸肌之间，附着于肱骨内、外侧缘和肱骨内、外上髁，构成**臂内侧肌间隔**和**臂外侧肌间隔**（图4-7）。臂筋膜、臂内外侧肌间隔、肱骨共同围成**臂前骨筋膜鞘**和**臂后骨筋膜鞘**，前者内有肱血管、正中神经、肌皮神经、尺神经和桡神经的一段、肱二头肌、喙肱肌和肱肌，尺神经、尺侧上副动脉在臂中点处，自前向后穿臂内侧肌间隔至臂后侧；后者内有肱三头肌、桡神经、肱深血管和尺神经的一段，桡神经经肱骨肌管由臂后侧转向外侧，在臂下端穿过臂外侧肌间隔至臂前侧。

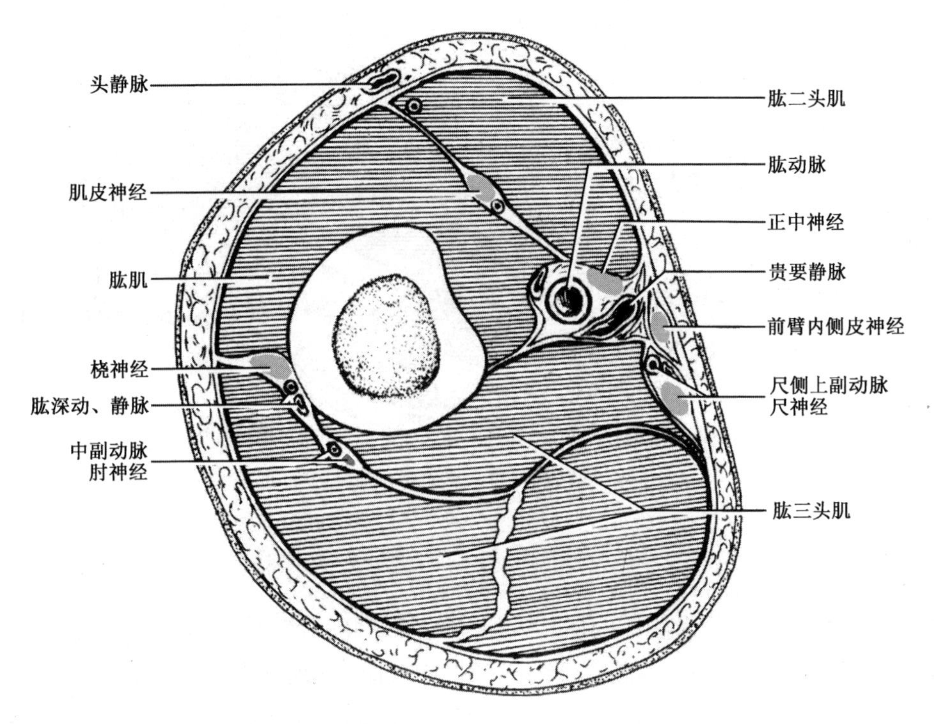

图4-7　臂中1/3水平切面（右侧，下面观）

（四）肘筋膜

肘筋膜是肘关节前面的深筋膜，构成肘窝的顶部。该筋膜上续臂筋膜，下连前臂筋膜。从肱二头肌腱内侧，向下内止于前臂筋膜的部分，称为**肱二头肌腱膜**。其弓状游离的上缘是肘前区重要的肌性标志，它与肱二头肌腱交接处，是触及肱动脉搏动和测量血压的听诊部位。

（五）前臂筋膜

前臂筋膜是前臂的深筋膜，薄而坚韧。在肘窝前面有肱二头肌腱膜加强，在肘窝后面有肱三头肌腱膜增强，在前臂远侧腕掌侧增厚形成腕掌侧韧带和屈肌支持带，在前臂远侧腕背侧增厚形成伸肌支持带。前臂筋膜发出**前臂内侧肌间隔**和**前臂外侧肌间隔**（图4-8），分别从前臂内、外侧缘深入至前臂前、后群肌之间，附着于桡骨和尺骨。前臂筋膜、前臂内外侧肌间隔、桡尺骨及前臂骨间膜共同围成**前臂前骨筋膜鞘**和**前臂后骨筋膜鞘**，前者内有前臂前群肌、桡血管神经束、尺血管神经束、骨间前血管神经束和正中神经等，后者内有前臂后群肌、骨间后血管神经束等。

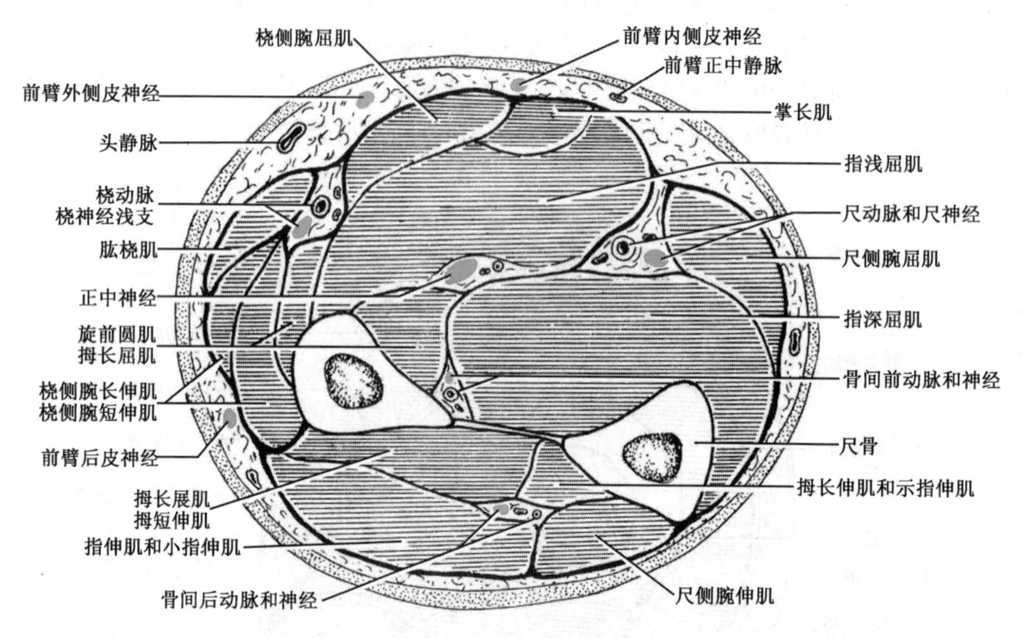

图4-8 前臂中1/3水平切面（右侧，下面观）

（六）腕筋膜

1. **腕掌侧筋膜** 分为浅深两层。浅层称为**腕掌侧韧带**，位于腕横纹深面，两侧与腕背侧的伸肌支持带相延续，远侧变薄。深层称为**屈肌支持带**（又称**腕横韧带**），位于腕掌侧韧带的深面，厚而坚韧（图4-9）。屈肌支持带尺侧端附着于豌豆骨和钩骨钩，并与腕掌侧韧带共同构成**腕尺侧管**，管内有尺神经、尺动脉、尺静脉通过；桡侧端分两层附着于手舟骨结节和大多角骨结节，形成**腕桡侧管**，管内有桡侧腕屈肌腱及其腱鞘通过。

2. **腕背侧筋膜** 腕背侧深筋膜增厚形成**伸肌支持带**（又称**腕背侧韧带**），其内侧附于尺骨茎突和三角骨，外侧附于桡骨远端外侧缘。此韧带向深面发出5个纤维隔，附着于桡、尺骨背面，形成6个骨纤维管。管内从桡侧向尺侧依次通过的是：① 拇长展肌腱、拇短伸肌腱及其腱鞘；② 桡侧腕长、短伸肌腱及其腱鞘；③ 拇长伸肌腱及其腱鞘；④ 指伸肌腱、示指伸肌腱及其腱鞘；⑤ 小指伸肌腱及其腱鞘；⑥ 尺侧腕伸肌腱及其腱鞘（图4-10）。

（七）手筋膜

1. **手掌筋膜**（图4-11） 分为浅深两层。浅层由覆盖于鱼际肌表面的**鱼际筋膜**、覆盖于小鱼际肌表面的**小鱼际筋膜**和覆盖于指浅屈肌腱表面的**掌腱膜**构成。掌腱膜位于掌

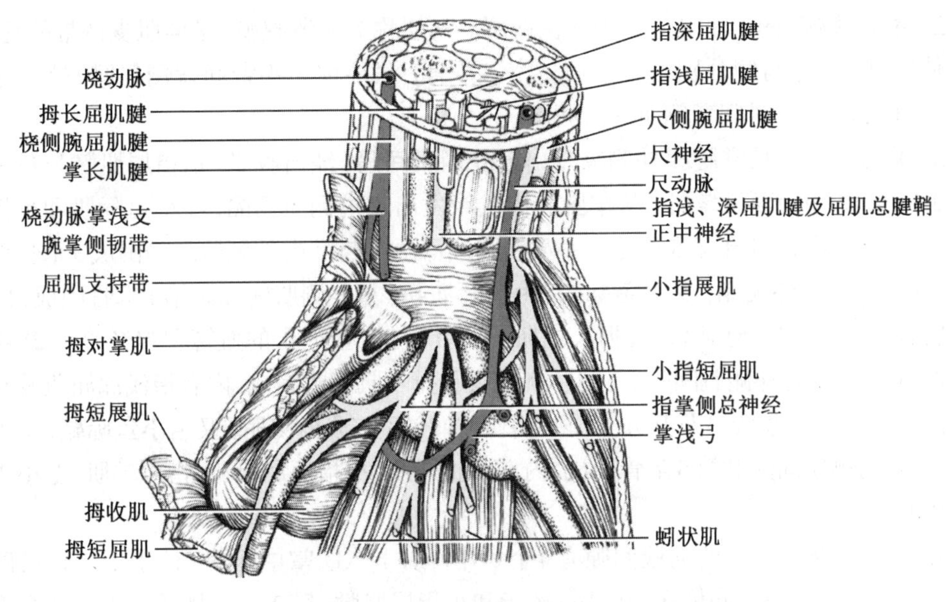

图4-9　腕前深层结构

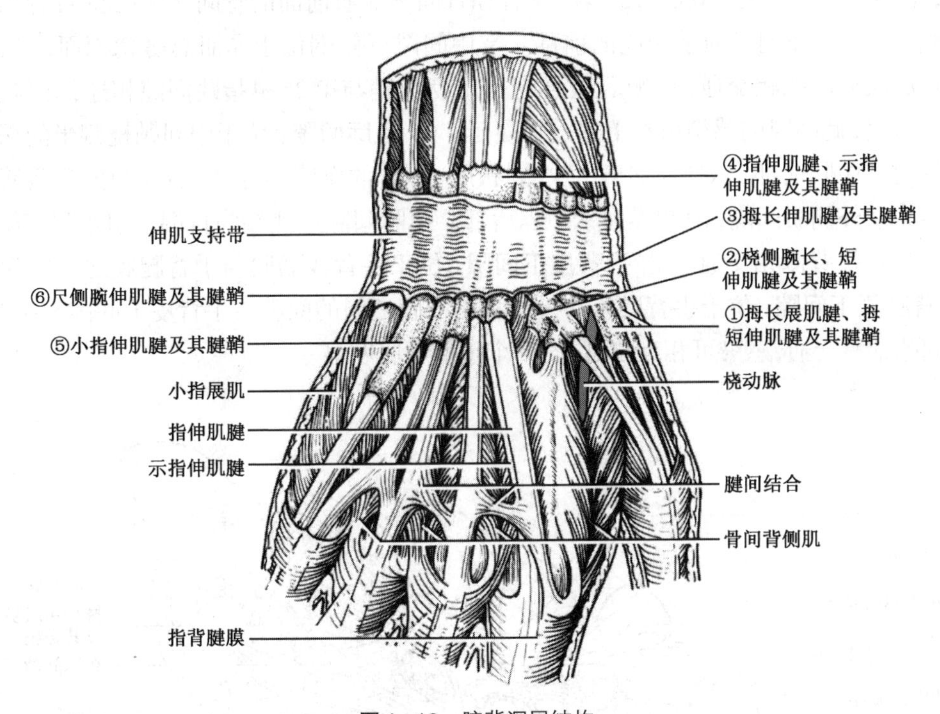

图4-10　腕背深层结构

心部，为致密的腱性纤维膜，厚而坚韧，略呈三角形，尖向近侧，在屈肌支持带的浅面与掌长肌腱相连，两侧部连于鱼际筋膜和小鱼际筋膜，远侧部的纵行纤维分成4束，分别延续至第2～5指，附着于各指的指纤维鞘和掌指关节的侧副韧带上。掌腱膜可协助屈指，外伤和炎症时，可引起掌腱膜挛缩，影响手指运动。深层包括**骨间掌侧筋膜**和**拇收肌筋膜**，前者覆盖于各掌骨及骨间掌侧肌的前面，后者覆盖于拇收肌的前面。

2. **手背筋膜**（图4－11） 分为浅深两层。浅层称为**手背腱膜**，是伸肌支持带的延续，并与伸肌腱结合，两侧分别附着于第2、第5掌骨；深层称为**手骨间背侧筋膜**，覆盖于第2～5掌骨及第2～4骨间背侧肌的后面。

3. **骨筋膜鞘** 从掌腱膜外侧缘发出**掌外侧肌间隔**，经拇收肌、示指屈肌腱与鱼际肌之间走向深方，止于第1掌骨；从掌腱膜内侧缘发出**掌内侧肌间隔**，经小鱼际肌和小指屈肌腱之间走向深方，止于第5掌骨。手掌筋膜浅深两层与掌内外侧肌间隔围成3个骨筋膜鞘（图4－11）：① **外侧鞘**：又名**鱼际鞘**，由鱼际筋膜、掌外侧肌间隔和第1掌骨围成，内有拇短展肌、拇短屈肌、拇对掌肌、拇长屈肌腱及其腱鞘、至拇指的血管和神经等。② **中间鞘**：由掌腱膜、掌内外侧肌间隔、骨间掌侧筋膜和拇收肌筋膜围成，内有指浅深屈肌及其屈肌总腱鞘、蚓状肌、掌浅弓及其分支、指血管和神经等。③ **内侧鞘**：又名**小鱼际鞘**，由小鱼际筋膜、掌内侧肌间隔和第5掌骨围成，内有小指展肌、小指短屈肌、小指对掌肌、至小指的血管和神经等。

4. **筋膜间隙** 手部的筋膜间隙有4个（图4－11）。① **掌中间隙**：位于中间鞘尺侧半的深面。其前界自桡侧起依次为中指、环指和小指屈肌腱，第2～4蚓状肌，手掌的血管和神经；后界为掌中隔的后部，第3、第4掌骨和骨间掌侧肌前面的骨间掌侧筋膜；内侧界为掌内侧肌间隔；外侧界为掌中隔的前部。掌中间隙近侧端位于屈肌总腱鞘深面，经腕管与前臂屈肌后间隙相交通，远侧端经第2～4蚓状肌鞘与第2～4指蹼间隙相连，并与手背相通。因此，此间隙的感染可经上述途径蔓延。② **鱼际间隙**：位于中间鞘桡侧半的深面。其前界为掌中隔前部、示指屈肌腱、第1蚓状肌、手掌的血管和神经，后界为拇收肌筋膜，外侧界为掌外侧肌间隔，内侧界为掌中隔后部。鱼际间隙近侧端为盲端，远侧端经第1指蹼间隙与示指背侧相交通。③ **手背皮下间隙**：位于手背浅筋膜与手背腱膜之间的间隙。④ **手背腱膜下间隙**：位于手背腱膜与骨间背侧筋膜之间的间隙。手背皮下间隙与手背腱膜下间隙常有交通，感染可相互蔓延，使整个手背肿胀明显。

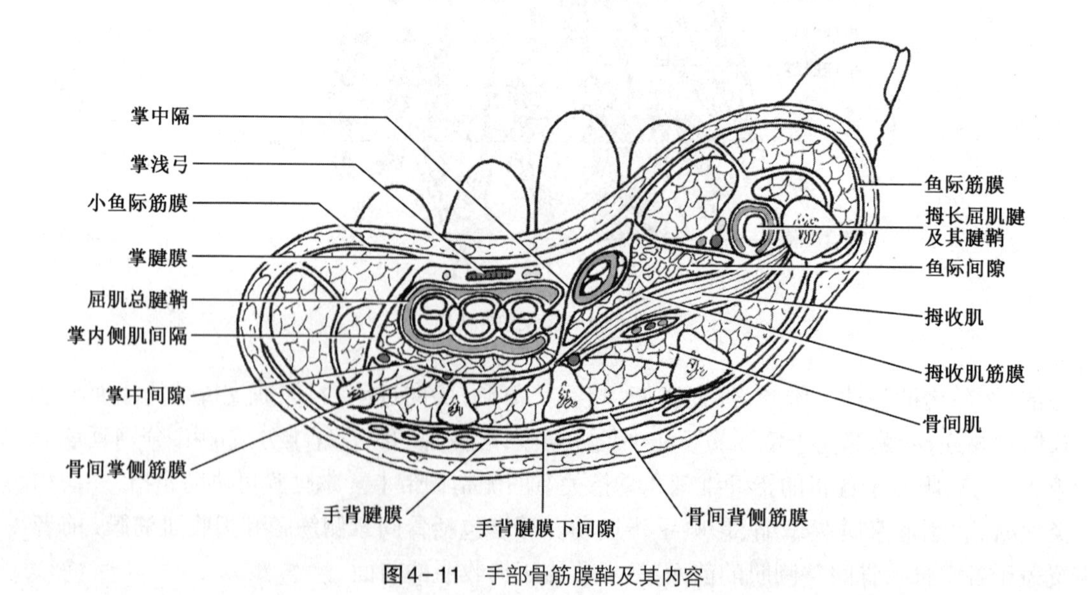

图4－11 手部骨筋膜鞘及其内容

四、下肢筋膜

（一）臀筋膜

臀筋膜是臀部的深筋膜，上部与髂嵴愈着，下部与阔筋膜相延续。在臀部外侧，臀筋膜移行为阔筋膜，向下参与构成髂胫束。该筋膜各部厚薄不一，覆盖臀中肌的部分厚而坚韧，并有部分肌纤维起于筋膜的深面，包绕臀大肌的部分薄而致密，并发出纤维隔伸入肌束之间，与肌层难以分离。臀筋膜损伤时，引起腰腿痛，是腰腿痛的常见原因之一，称为**臀筋膜综合征**。

（二）阔筋膜

阔筋膜是大腿的深筋膜，宽阔而坚韧，为全身面积最大、最厚的筋膜。该筋膜上方附着于腹股沟韧带和髂嵴，并与臀筋膜和会阴筋膜相延续；下方与腘筋膜和小腿筋膜相延续。在大腿外侧上部，阔筋膜分两层包裹着阔筋膜张肌，其下部的纵行纤维明显增厚，呈束带状，称为**髂胫束**，其下端附于胫骨外侧髁、腓骨头和膝关节囊下部。阔筋膜在耻骨结节外下方3～4 cm处的卵圆形缺损，称为**隐静脉裂孔**（**卵圆窝**），其表面覆盖一层疏松结缔组织称为**筛筋膜**。大隐静脉末端及其属支穿筛筋膜后注入股静脉。阔筋膜向深面发出**股内侧肌间隔**、**股外侧肌间隔**和**股后肌间隔**附着于股骨粗线，形成**股前骨筋膜鞘**、**股内侧骨筋膜鞘**和**股后骨筋膜鞘**（图4-12）。前骨筋膜鞘内有大腿前群肌、股血管、股神经和腹股

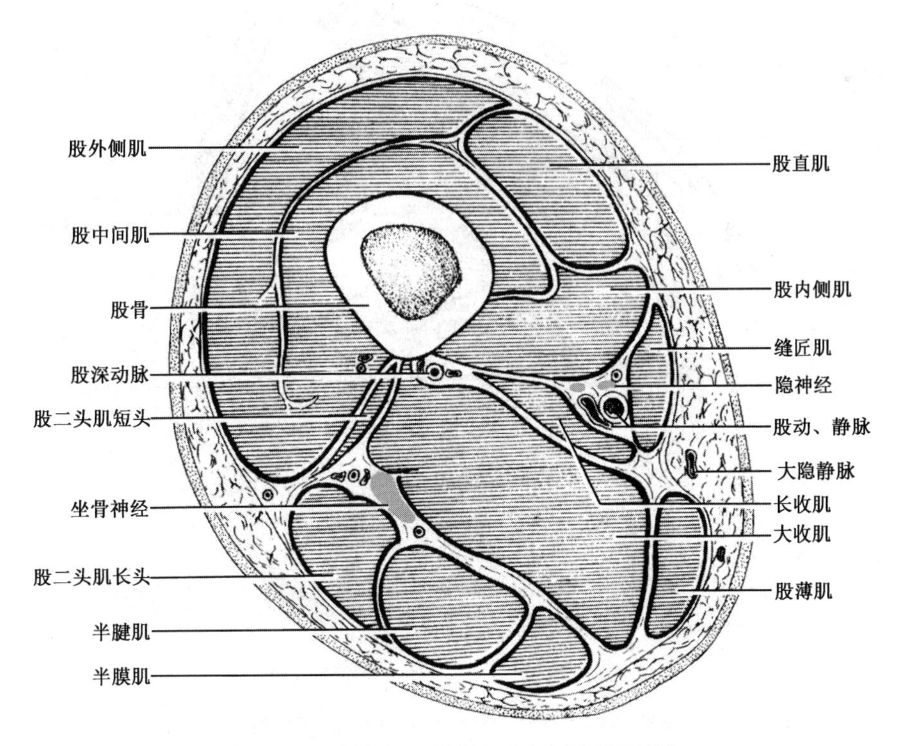

图4-12　大腿中1/3水平切面（右侧，下面观）

沟淋巴结等，内侧骨筋膜鞘内有大腿内侧群肌、闭孔血管和闭孔神经，后骨筋膜鞘内有大腿后群肌、坐骨神经等，各鞘之间不完全独立，而是互相交通，故一鞘内发生感染，可蔓延至其他各鞘。

（三）腘筋膜

腘筋膜是膝关节后面的深筋膜，厚而坚韧，构成腘窝的顶。该筋膜是阔筋膜的延续，向下与小腿筋膜相移行。由于腘筋膜坚韧致密，深层结构发生感染时，脓肿不易向浅面破溃，而是随血管神经周围的结缔组织向大腿部或小腿部蔓延。

（四）小腿筋膜

小腿筋膜是小腿的深筋膜，厚而致密，在内侧与胫骨体内侧面骨膜相融合，外侧发出**小腿前肌间隔**和**小腿后肌间隔**附着于腓骨骨膜。小腿筋膜外侧部、小腿前肌间隔、小腿后肌间隔和腓骨外侧面骨膜共同围成一骨纤维鞘，称为**外侧骨筋膜鞘**，内有小腿外侧群肌和腓浅神经。小腿骨间膜前面、胫骨前外侧面骨膜、小腿筋膜前部和小腿前肌间隔共同围成一骨纤维鞘，称为**前骨筋膜侧鞘**，内有小腿前群肌、胫前血管和腓深神经。小腿骨间膜后面、胫腓骨后面骨膜、小腿筋膜后部和小腿后肌间隔共同围成一骨纤维鞘，称为**后骨筋膜侧鞘**，内有小腿后群肌、胫后血管和胫神经（图4-13）。

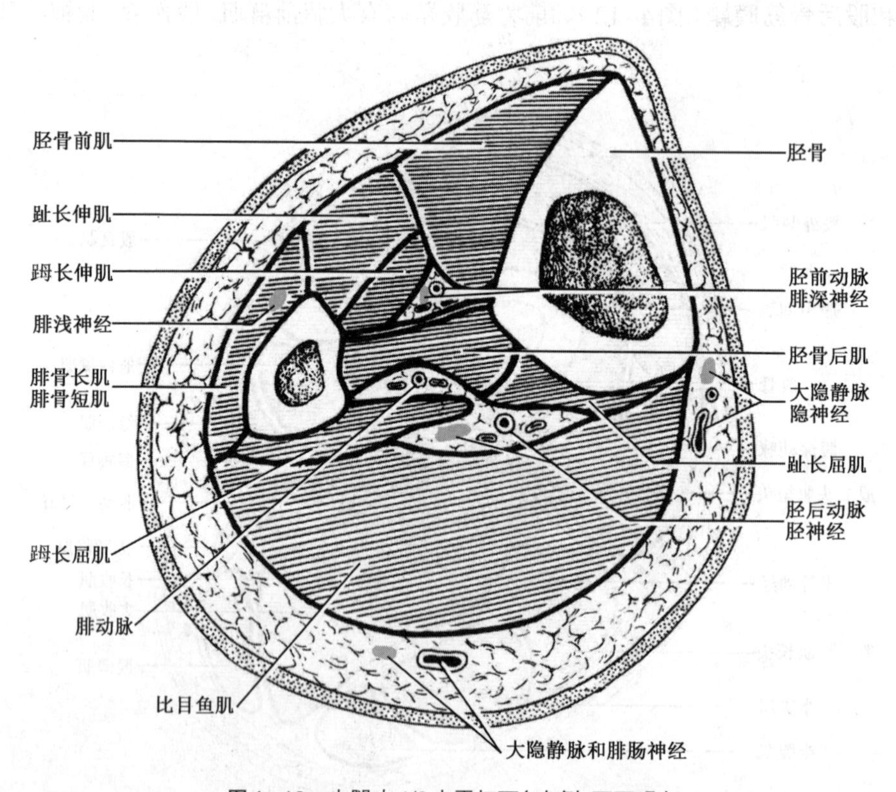

图4-13　小腿中1/3水平切面（右侧，下面观）

（五）踝筋膜

踝筋膜为小腿筋膜的延续，并向足背延伸，在踝关节周围增厚形成各种支持带。

1. **伸肌上支持带** 又称**小腿横韧带**，位于踝关节稍上方，连于胫骨和腓骨之间。伸肌上支持带深面有2个间隙，内侧间隙有胫骨前肌腱、胫前血管和腓深神经通过，外侧间隙有跗长伸肌腱、趾长伸肌腱和第三腓骨肌腱通过。

2. **伸肌下支持带** 又称**小腿十字韧带**，位于踝关节前方及足背，呈横置的"Y"字形，外侧端附着于跟骨外侧面，内侧端分叉分别附着于内踝和足内侧缘。伸肌下支持带深面有3个间隙：内侧管有胫骨前肌腱通过，中间管有跗长伸肌腱、足背血管和腓深神经通过，外侧管有趾长伸肌腱和第三腓骨肌腱通过，各肌腱表面均有腱鞘包裹（图4-14）。

3. **屈肌支持带** 又称**分裂韧带**，位于踝关节内侧，起自内踝后下方，止于跟骨内侧面，其深面为踝管（图4-15）。

4. **腓骨肌上支持带**（图4-14） 位于踝关节的外侧，起自外踝后缘，止于跟骨外侧面上部，有固定腓骨长肌腱和腓骨短肌腱于外踝后下方的作用。

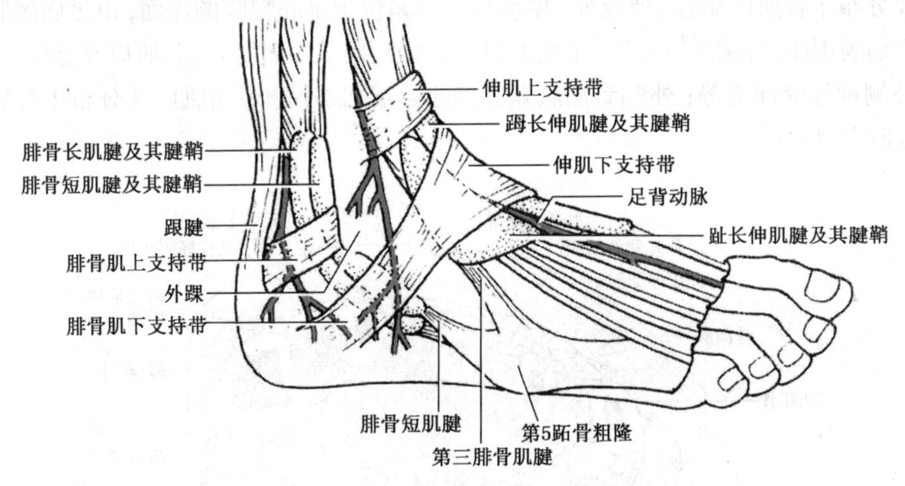

图4-14 踝部支持带及腱鞘（外侧面观）

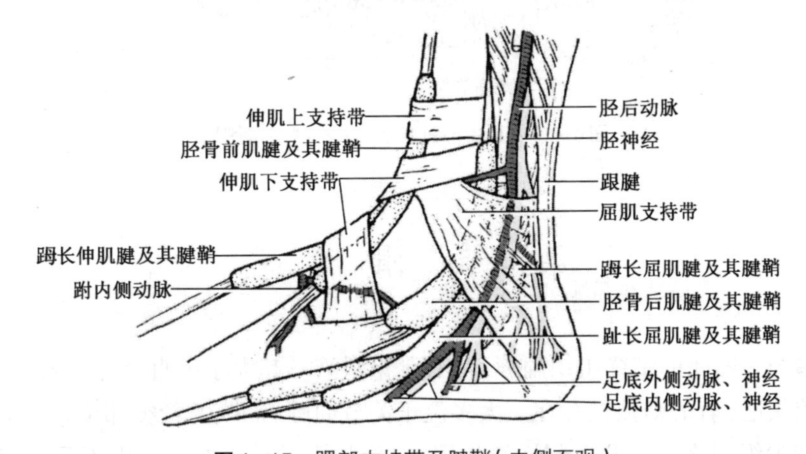

图4-15 踝部支持带及腱鞘（内侧面观）

5. **腓骨肌下支持带**（图4-14） 位于跟骨外侧面，前端续于伸肌下支持带，后端附着于跟骨外侧面前部，有固定腓骨长肌腱和腓骨短肌腱于跟骨外侧面的作用。

（六）足筋膜

1. **足背筋膜** 分浅深两层。浅层是小腿筋膜的延续，近侧直接与伸肌下支持带相续，此层筋膜很薄，但坚韧，与足两侧的骨膜愈着；深层称为**足骨间背侧筋膜**，遮盖骨间肌的背面，与跖骨背面的骨膜愈着。浅深两层之间的间隙，称为**足背筋膜间隙**，内有趾长伸肌腱及其腱鞘、趾短伸肌及其腱鞘、腓深神经、足背动、静脉通过。

2. **足底筋膜** 分浅深两层。浅层覆盖于足底肌表面，两侧部较薄，分别覆盖于足底内、外侧群肌表面，中间部特别增厚的腱性组织，称为**足底腱膜**（**跖腱膜**）；深层覆盖于骨间肌表面，并与跖骨骨膜愈合，称为**骨间足底筋膜**。足底腱膜呈尖端向后的三角形，含有较多的纵行纤维，向后的尖端附着于跟骨，前端分成5束，延伸至第1～5趾。足底腱膜具有保护足底血管、神经，加强足纵弓的作用。足底腱膜两侧缘向深面发出肌间隔，附着于第1、第5跖骨，将足底分为3个骨筋膜鞘。**内侧骨筋膜鞘**容纳䟴展肌、䟴短屈肌、䟴长屈肌腱以及分布于各肌的血管、神经等；**中间骨筋膜鞘**位于足底腱膜的深面，由足底腱膜和骨间足底筋膜围成，容纳趾短屈肌、足底方肌、䟴收肌、趾长屈肌腱、蚓状肌以及足底动脉弓、足底外侧神经的深支等；**外侧骨筋膜鞘**容纳小趾展肌、小趾短屈肌以及分布于各肌的血管、神经（图4-16）。

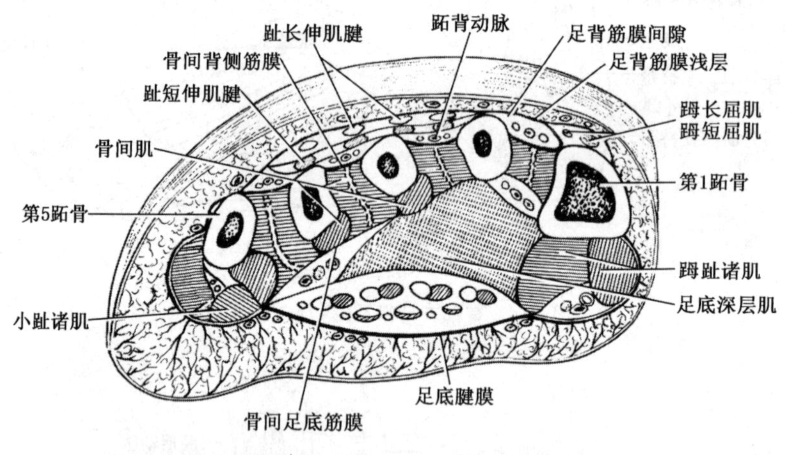

图4-16 足中部冠状切面（右侧，前面观）

第二节 滑 膜 囊

滑膜囊为一密闭的结缔组织扁囊，内有少量滑液。其大小由直径几毫米至几厘米，有的与关节腔相通，有的则独立存在。大多位于关节周围、筋膜的骨突部位和肌腱下面。滑膜囊具有减少组织之间的摩擦起润滑作用，又保护有关组织在运动中不受损害。滑膜囊在慢性损伤和感染时，形成滑膜囊炎，若滑膜囊炎未及时治疗或治疗不彻底，可机化为滑膜囊肿。滑膜囊一般可分四类：① **腱下囊**：多见于肌腱与一些坚硬的结构之间，如肌腱与骨、软骨、韧带或其他的肌腱之间，常见于四肢，有的与关节囊相通，故关节囊的感染可蔓延到滑膜囊。② **皮下囊**：位于关节凸面的皮下，如髌前皮下囊、肘后鹰嘴囊；还有位于骨及韧带常受压迫与摩擦的部位，如跟骨底面的皮下囊。这种皮下囊偶见于肩峰、坐骨结节、髌韧带、胫骨粗隆、内踝、外踝、跟腱及第1跖骨头的皮下。③ **肌下囊**：位于肌肉与坚硬组织之间，如三角肌下囊。④ **关节滑膜囊**：功能上类似关节腔，如枢椎齿突与寰椎横韧带之间的滑膜囊。

一、头颈部滑膜囊

1）**喉结皮下囊**（图4-17）　位于甲状软骨上方的喉结与皮肤之间。

2）**舌骨后囊**（图4-17）　位于舌骨体和甲状舌骨膜之间。

3）**舌骨下囊**（图4-17）　位于胸骨舌骨肌上端和甲状舌骨膜之间。

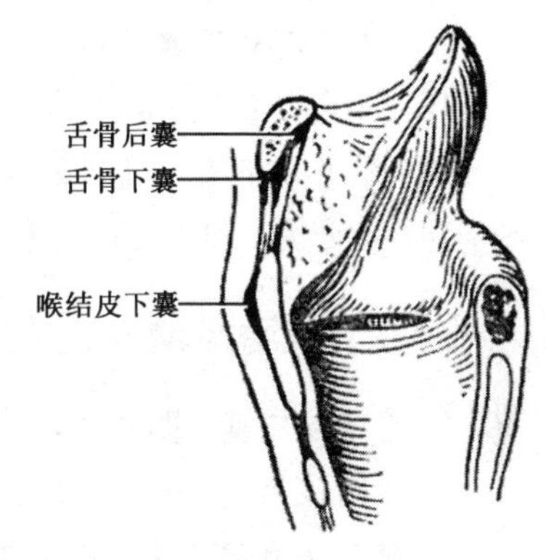

图4-17　颈部滑膜囊

二、躯干部滑膜囊

1. **斜方肌腱下囊**　位于斜方肌与肩胛骨的肩胛冈内侧端之间。
2. **肩峰皮下囊**（图4-18）　位于肩胛骨肩峰与皮肤之间。
3. **肩峰下囊**（图4-18）　位于肩胛骨肩峰和冈上肌腱之间。

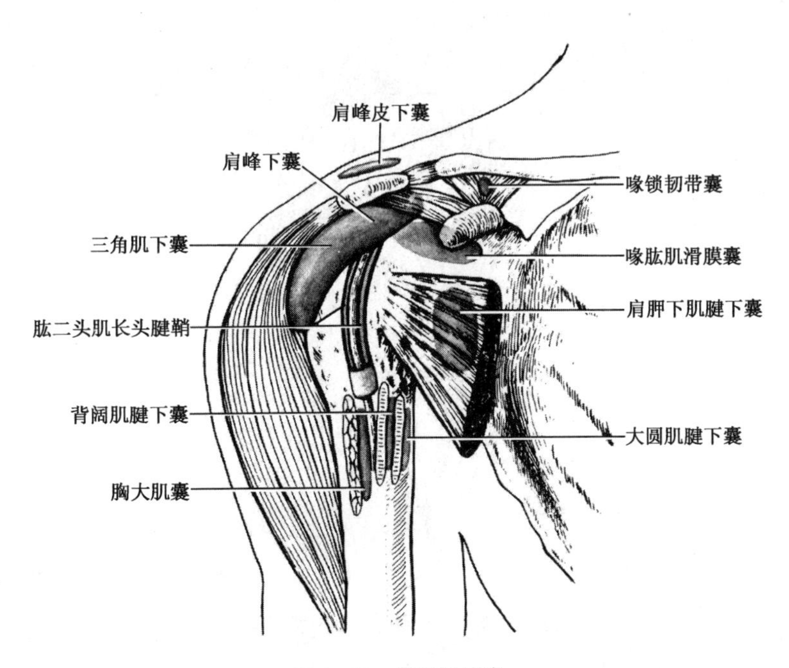

图4-18　肩部滑膜囊

4. **喙突下囊** 位于喙突根部下方与肩关节囊之间。

5. **三角肌下囊**（图4-18） 位于三角肌中部上份与肱骨大结节之间，有时与肩峰下囊相通。

6. **喙肱肌滑膜囊**（图4-18） 位于喙突尖下方，肩胛下肌止腱和喙肱肌起腱之间。

7. **喙锁韧带囊**（图4-18） 位于喙锁韧带和喙突之间。

8. **肩胛下肌腱下囊**（图4-18） 位于肩胛下肌止腱和肩关节囊之间。

9. **大圆肌腱下囊**（图4-18） 位于大圆肌止腱和肱骨之间。

10. **背阔肌腱下囊**（图4-18） 位于大圆肌止腱和背阔肌止腱之间。

11. **冈下肌腱下囊** 位于冈下肌止腱和肩关节囊之间。

12. **胸大肌囊**（图4-18） 位于胸大肌止腱和肱骨之间。

13. **骶骨皮下囊**（图4-20） 位于骶尾骨后面的胸腰筋膜与皮肤之间。

14. **尾骨囊**（图4-20） 位于臀部后下部肛尾韧带附近。

三、上肢滑膜囊

1. **鹰嘴皮下囊**（图4-19） 位于尺骨鹰嘴与皮肤之间。

2. **鹰嘴腱内囊**（图4-19） 位于肱三头肌止腱内。

3. **肱三头肌腱下囊**（图4-19） 位于肱三头肌止腱与尺骨鹰嘴之间。

4. **肱骨内上髁皮下囊** 位于肱骨内上髁与皮肤之间。

5. **肱二头肌桡骨囊**（图4-19） 位于肱二头肌止腱与桡骨粗隆前面之间。

6. **肘骨间囊**（图4-19） 位于肱二头肌腱和尺骨之间。

7. **桡侧腕短伸肌滑膜囊** 位于桡侧腕短伸肌止腱与第3掌骨底之间。

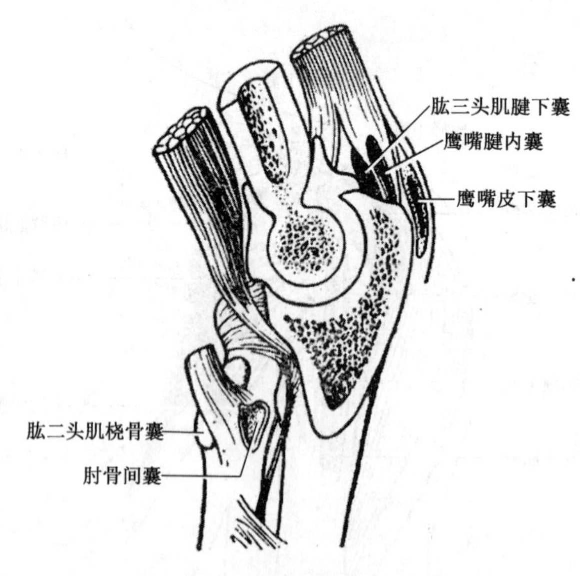

图4-19 肘部滑膜囊（矢状切面）

四、下肢滑膜囊

1. **大转子皮下囊**（图4-20）　位于股骨大转子与皮肤之间。

2. **臀大肌转子囊**（图4-20）　位于臀大肌外下部的腱膜与股骨大转子之间。

3. **臀肌肌间囊**（图4-20）　位于臀大肌外下部的腱膜与臀中肌止腱之间。

4. **臀中肌转子囊**（图4-20）　包括前后2个滑膜囊，前方的1个在臀中肌止腱与股骨大转子之间，后方的1个在臀中肌止腱与梨状肌之间。

5. **臀小肌转子囊**（图4-20）　位于臀小肌止腱与股骨大转子之间。

6. **梨状肌囊**（图4-20）　位于梨状肌止腱与股骨大转子之间。

7. **闭孔内肌坐骨囊**　位于坐骨小切迹的软骨面和闭孔内肌腱之间。

8. **闭孔内肌腱下囊**（图4-20）　位于闭孔内肌止腱的深面。

9. **臀肌股骨囊**（图4-20）　位于股骨臀肌粗隆与臀大肌止腱之间，一般有2、3个滑膜囊。

10. **臀大肌坐骨囊**（图4-20）　位于臀大肌深面和坐骨结节之间。

11. **髂耻囊**（图4-20）　位于髂肌与髂耻隆起、髋关节囊之间，常与髋关节囊相通。

12. **髂肌腱下囊**（图4-20）　位于髂腰肌止腱与股骨小转子之间，此囊不恒定。

13. **股二头肌上囊**（图4-20）　位于股二头肌长头与半膜肌起始部之间。

14. **股直肌上囊**（图4-20）　位于股直肌起腱与髂前下棘之间。

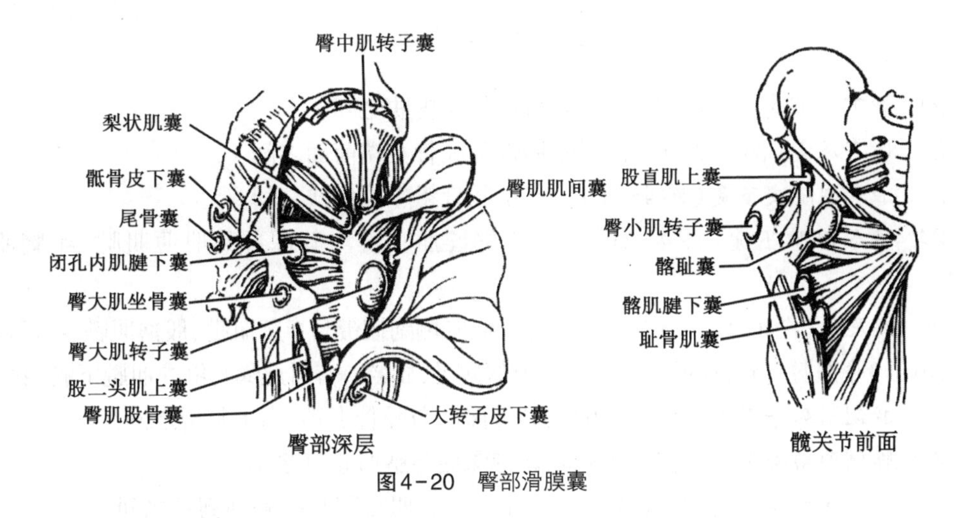

图4-20　臀部滑膜囊

15. **股直肌下囊**（图4-21）　位于股直肌止腱与股中间肌之间。

16. **耻骨肌囊**（图4-20）　位于耻骨肌止腱的深面。

17. **髌前皮下囊**（图4-21）　位于髌骨前面与皮肤之间。当膝前经常受摩擦时，此囊可因刺激过度而肿大。

18. **髌前筋膜下囊**（图4-21）　位于大腿阔筋膜与股四头肌腱之间。

19. **髌前腱下囊**（图4-21）　位于股四头肌腱与髌骨之间，不恒定。

20. **髌上囊**（图4-21）　位于髌骨上方，股四头肌腱和股骨前面之间，此囊成年后常与关节腔相通。当膝关节腔积液时，可出现浮髌感。

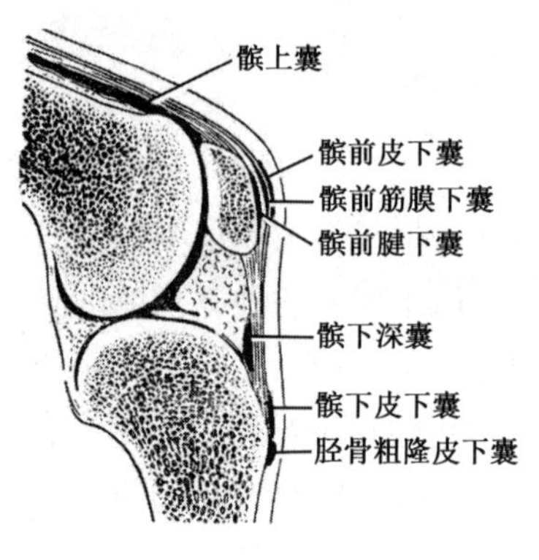

矢状切面

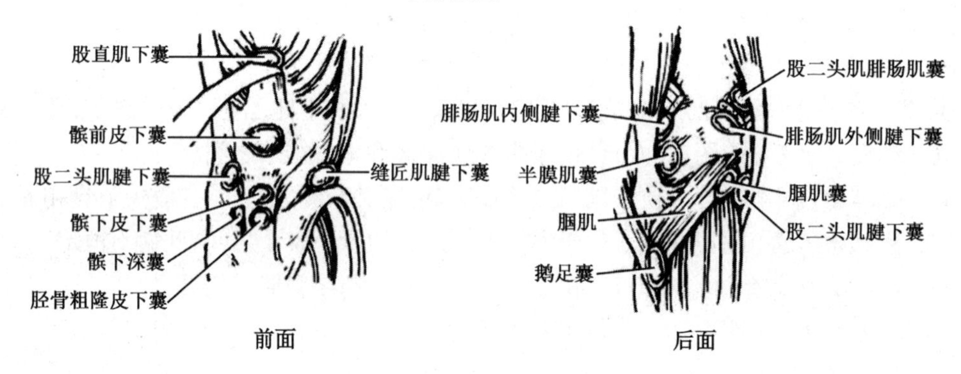

图4-21 膝部滑膜囊

21. **髌下皮下囊**（图4-21） 位于髌韧带与皮肤之间。

22. **髌下深囊**（图4-21） 位于髌韧带与胫骨上端前面之间。

23. **胫骨粗隆皮下囊**（图4-21） 位于胫骨粗隆与皮肤之间。

24. **缝匠肌腱下囊**（图4-21） 位于缝匠肌止腱与其深部的股薄肌腱、半腱肌腱之间。

25. **鹅足囊**（图4-21） 位于膝关节内侧，胫侧副韧带与半腱肌腱、股薄肌腱、缝匠肌腱之间，由于3个肌腱有致密的纤维膜相连，形似鹅足，故名。有时此囊与缝匠肌腱下囊相通。

26. **胫侧副韧带下囊** 位于胫侧副韧带深面与胫骨上端、内半月板之间。

27. **腓侧副韧带下囊** 位于腓侧副韧带深面与腘肌止腱之间。

28. **股二头肌腱下囊**（图4-21） 位于股二头肌止腱与腓侧副韧带之间。

29. **股二头肌腓肠肌囊**（图4-21） 位于股二头肌止腱与腓肠肌外侧头起腱之间。

30. **腘肌囊**（图4-21） 位于股骨外侧髁上，腘肌起腱与关节囊之间，常与膝关节腔相通，有时与胫腓关节腔相通。

31. **腓肠肌外侧腱下囊**（图4-21） 位于股骨外侧髁与腓肠肌外侧头起腱之间。

32. **腓肠肌内侧腱下囊**（图4-21） 位于股骨内侧髁与腓肠肌内侧头起腱之间。

33. **半膜肌囊**（图4-21） 位于半膜肌止腱与关节囊之间，常与膝关节腔相通。

34. **半膜肌固有囊** 位于半膜肌止腱与胫骨内侧髁、腓肠肌内侧头之间，有的与关节腔相通。

35. **外踝皮下囊**（图4-22）　位于外踝与皮肤之间。

36. **内踝皮下囊**（图4-22）　位于内踝与皮肤之间。

37. **胫骨前肌腱下囊**（图4-22）　位于胫骨前肌止腱与第1楔骨之间。

38. **胫骨后肌腱下囊**　位于胫骨后肌止腱与舟骨之间。

39. **踇长伸肌腱下囊**　位于踇长伸肌止腱与第1楔跖关节囊之间。

40. **跟骨皮下囊**（图4-22）　位于跟骨与皮肤之间。

41. **跟腱滑膜囊**（图4-22）　位于跟骨后面与跟腱止端之间。

42. **蚓状肌囊**　位于蚓状肌各肌腱与跖趾关节之间。

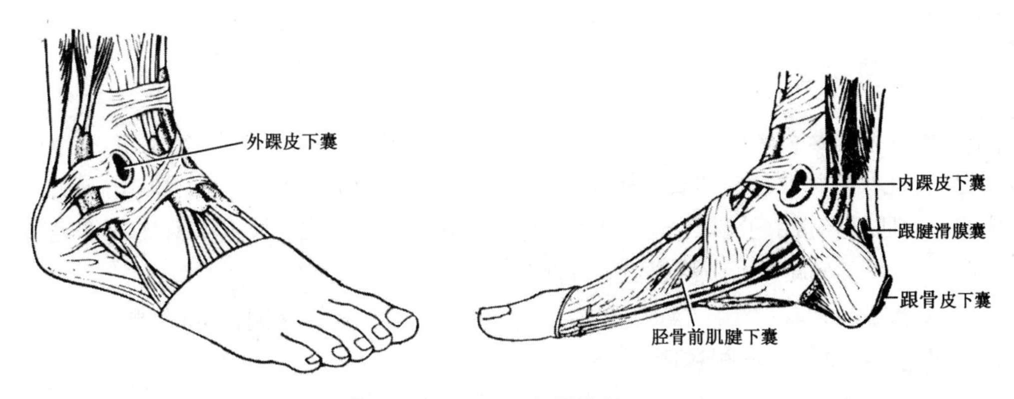

图4-22　足部滑膜囊

第三节　腱　　鞘

腱鞘为套在长腱周围的鞘管（图4-23）。多位于手足摩擦较大部位，如腕部、踝部、手指掌侧和足趾跖侧等处。腱鞘分为两层：外层为**腱纤维鞘**，由增厚的深筋膜和骨膜共同构成，呈管状并附着于骨面，它容纳肌腱并对其有固定作用。内层为**腱滑膜鞘**，由滑膜构成，呈双层筒状，又分为脏壁两层。脏层（内层）紧包于肌腱的表面；壁层（外层）紧

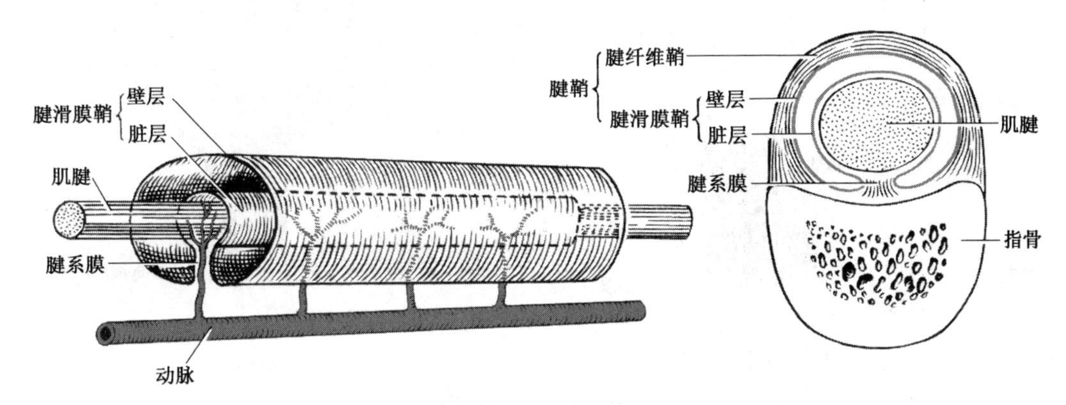

图4-23　腱鞘模式图

贴于腱纤维鞘的内面。脏壁两层之间含有少量滑液，这两层在肌腱的深面相互移行的部分，称为**腱系膜**，内有血管和神经通过。腱鞘有约束肌腱的作用，并可减少肌腱在运动时与骨面的摩擦。

若不恰当地做长期、过度且快速的活动，可导致腱鞘损伤，产生疼痛并影响在鞘内自由滑动，称为**腱鞘炎**。**弹响指**又叫**狭窄性腱鞘炎**，当患者屈伸手指时产生震动，甚至可闻及声音，故名。其病理变化是腱鞘、肌腱受损后发生水肿、增生、肉芽组织形成、粘连等慢性损伤性炎症，使骨与韧带隧道狭窄，压迫水肿和增生的肌腱，形成葫芦形肿大，阻碍腱鞘的滑动。当肿大的腱鞘通过狭窄的隧道时，即可产生震动。不能通过时，则手指不能屈伸，叫闭锁。

一、上肢腱鞘

1. **肱二头肌长头腱鞘**（图4-18） 肱二头肌长头腱在经过结节间沟时，周围包以结节间腱鞘，此鞘称为肱二头肌长头腱鞘。该鞘与肩关节囊相通，由肩关节囊的滑膜突出所形成的。此肌腱经常由于损伤，造成与周围组织慢性粘连，导致上肢上举困难，后伸疼痛。

2. **桡侧腕屈肌腱鞘** 包绕桡侧腕屈肌腱，位于大多角骨沟内。

3. **拇长屈肌腱鞘**（图4-24） 包绕拇长屈肌腱，位于腕管桡侧，亦称**桡侧囊**，其上下两端均超过屈肌支持带近侧和远侧2.5 cm。

4. **屈肌总腱鞘**（图4-24） 包绕指浅屈肌腱、指深屈肌腱，位于腕管尺侧，又称**尺侧囊**，其上下两端均超过屈肌支持带近侧和远侧2.5 cm。

5. **手指腱鞘**（图4-24） 包绕指浅屈肌腱、指深屈肌腱和拇长屈肌腱，位于第1～5指的掌面。拇指腱鞘与拇长屈肌腱鞘一般情况下彼此相通。

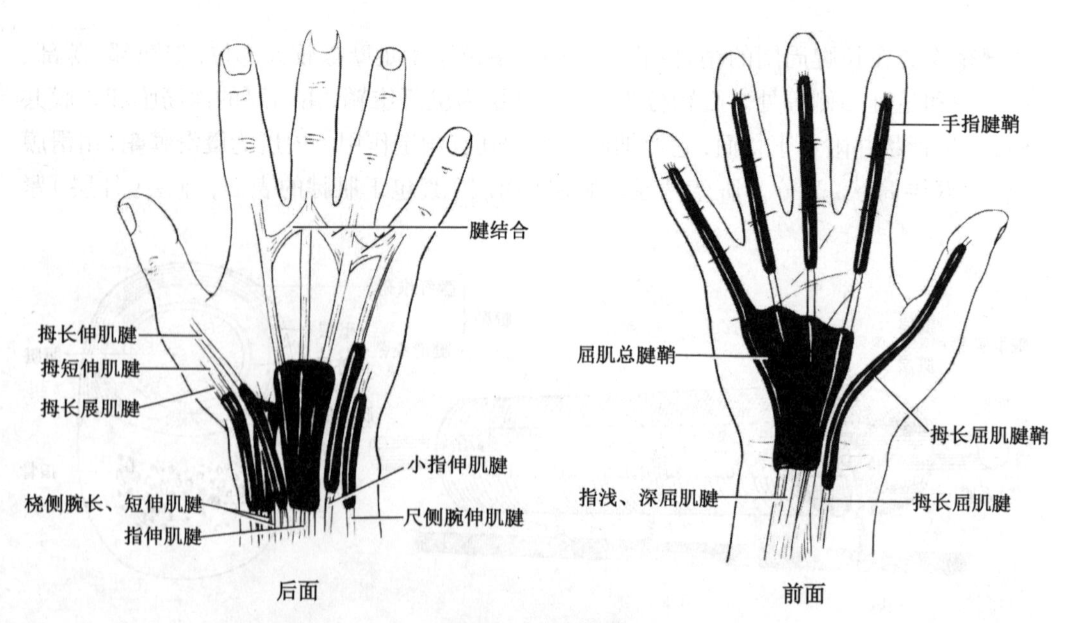

图4-24 手的腱鞘

6. **拇长展肌和拇短伸肌腱鞘**（图4-10、图4-24） 包绕拇长展肌腱、拇短伸肌腱，位于腕背伸肌支持带下方的第1个骨纤维管内，其上下两端均超过伸肌支持带近侧和远侧2.5 cm。桡骨茎突狭窄性腱鞘炎指的就是该腱鞘的炎症。

7. **桡侧腕长、短伸肌腱鞘**（图4-10、图4-24） 包绕桡侧腕长、短伸肌腱，位于腕背伸肌支持带下方的第2个骨纤维管内，其上下两端均超过伸肌支持带近侧和远侧2.5 cm。

8. **拇长伸肌腱鞘**（图4-10、图4-24） 包绕拇长伸肌腱，位于腕背伸肌支持带下方的第3个骨纤维管内，其上下两端均超过伸肌支持带近侧和远侧2.5 cm。

9. **指伸肌和示指伸肌腱鞘**（图4-10、图4-24） 包绕指伸肌腱、示指伸肌腱，位于腕背伸肌支持带下方的第4个骨纤维管内，其上下两端均超过伸肌支持带近侧和远侧2.5 cm。

10. **小指伸肌腱鞘**（图4-10、图4-24） 包绕小指伸肌腱，位于腕背伸肌支持带下方的第5个骨纤维管内，其上下两端均超过伸肌支持带近侧和远侧2.5 cm。

11. **尺侧腕伸肌腱鞘**（图4-10、图4-24） 包绕尺侧腕伸肌腱，位于腕背伸肌支持带下方的第6个骨纤维管内，其上下两端均超过伸肌支持带近侧和远侧2.5 cm。

二、下肢腱鞘

1. **胫骨前肌腱鞘**（图4-14） 包绕胫骨前肌腱，位于小腿伸肌上、下支持带深面的内侧，其上端达伸肌上支持带的上缘，下端至伸肌下支持带的远侧缘。

2. **踇长伸肌腱鞘**（图4-14） 包绕踇长伸肌腱，位于小腿伸肌上、下支持带深面的中间，其上端稍越过伸肌下支持带的上缘，下端达第1楔跖关节处。

3. **趾长伸肌和第三腓骨肌腱鞘**（图4-14） 包绕趾长伸肌腱和第三腓骨肌腱，位于小腿伸肌上、下支持带深面的外侧，其上端越过伸肌下支持带的上缘，下端平外侧楔骨的中点。

4. **胫骨后肌腱鞘**（图4-15） 包绕胫骨后肌腱，位于小腿屈肌支持带深面的前方，其近端在内踝上方约4 cm处，远端达腱的止点（足舟骨附近）。

5. **趾长屈肌腱鞘**（图4-15） 包绕趾长屈肌腱，位于小腿屈肌支持带深面的中间，其上端在内踝稍上方，下端达足舟骨平面附近。

6. **踇长屈肌腱鞘**（图4-15） 包绕踇长屈肌腱，位于小腿屈肌支持带深面的后方，其上端平内踝，下端达第1跖骨底。

7. **腓肌长、短肌腱鞘**（图4-14） 位于腓骨肌上、下支持的深面，其近端为一单独的总鞘，把腓骨长、短肌的肌腱包裹在一起，远端分为2个单独的鞘，分别包绕腓骨长、短肌腱。其上端达外踝尖上方约4 cm，下端至外踝尖下方约4 cm。

第五章　体 表 血 管

血管是运送血液和进行物质交换的器官，由无数口径粗细不等和管壁厚薄不同的管道相连而成。根据其功能、构造和血流方向不同，可分为动脉、静脉和毛细血管三种。

1. *动脉*　是运送血液离心的管道。在行程中不断分支为大动脉、中动脉和小动脉，愈分愈细，最后移行为毛细血管。动脉因承受压力较大，故管壁较厚。大动脉管壁富有弹性纤维，弹力较大，当心室收缩向动脉内射血时，大动脉的管腔扩大；心室舒张时，管壁弹性回缩，促使血液继续向前流动。中、小动脉尤其是小动脉的管壁，平滑肌较发达，在神经、体液的调节下收缩或舒张，改变管腔的大小，可影响局部血流阻力和血流量，借此维持和调节血压。动脉干的分支离开主干进入器官前的一段，称为**器官外动脉**。器官外动脉分布的一般规律是：① 与人体结构相适应，其分支呈对称性分布。② 每一大局部（头颈、躯干和上、下肢）都有1～2条动脉干。③ 躯干部在结构上有体壁和内脏之分，动脉也有壁支和脏支之分。④ 动脉常有静脉、神经伴行，构成血管神经束。⑤ 动脉在行程中，多居于身体的屈侧、深部或安全隐蔽的部位。⑥ 动脉常以最短距离到达它所分布的器官。⑦ 动脉分布的形式与器官的形态有关，如胃、肠等容积经常发生变化的器官多先在其外形成弓状的血管吻合，肝、肾等实质性器官常从其凹侧穿入。⑧ 动脉的管径有时不完全决定于它所供血器官的大小，而与该器官的功能有关。

2. *静脉*　是引导血液返心的管道。静脉起于毛细血管，在回心的过程中不断接纳属支，逐级汇合，由细变粗，最后注入心房。静脉的数量比动脉多，管径较粗，管腔较大。与其伴行的动脉比较，因其承受的压力较小，故管壁薄而柔软，弹性也小。静脉管壁内有**静脉瓣**，成对，半月形，游离缘朝向心，有保证血液向心流动和防止血液逆流的作用。受重力影响较大的四肢静脉瓣较多，而躯干较大的静脉少或无瓣膜。体循环的静脉分为浅静脉和深静脉。浅静脉位于皮下浅筋膜内，又称**皮下静脉**。浅静脉不与动脉伴行，最后注入深静脉。临床上常经浅静脉注射、输液、输血、采血和插入导管等。深静脉位于深筋膜深面，与同名动脉伴行，又称**伴行静脉**。深静脉的名称和行程与伴行动脉相同，收集范围与伴行动脉的分布范围大体一致。静脉的吻合比较丰富。浅静脉之间、深静脉之间和浅深静脉之间，都存在丰富的交通支，这有利于侧支循环的建立。

3. *毛细血管*　是连于最小的动、静脉之间的微细血管。管径一般为6～8 μm，管壁主要由一层内皮细胞和基膜构成。分布广泛，除软骨、角膜、晶状体、毛发、指甲、牙釉质等处无毛细血管外，几乎遍布全身。毛细血管的数量多，管壁极薄，通透性大，管内血流缓慢，是血液与组织、细胞间进行物质及气体交换的场所。

血液由心室射出，经动脉、毛细血管和静脉返回心房，这种周而复始的循环流动称为**血液循环**。依循环途径的不同，可分为相互衔接的体循环和肺循环两部分。这两个循环是同步进行的，彼此通过房室口相通（图5-1）。左心室收缩时，动脉血由左心室射入主动脉，经主动脉的各级分支到达全身的毛细血管，血液在此与周围组织、细胞进行物质和气体交换，然后再经各级静脉，最后经上、下腔静脉和冠状窦返回右心房的过程，称为**体循环**（**大循环**）。其特点是行程长、流经范围广，主要功能是以氧饱和和营养物质丰富的动脉血营养全身各部器官、组织和细胞，并将其代谢产物经静脉运回心。右心室收缩时，静脉血由右心室射出，经肺动脉干及其各级分支到达肺泡毛细血管，血液在此进行气体交换，再经肺静脉进入左心房的过程，称为**肺循环**（**小循环**）。其特点是行程短、血液只经过肺，主要功能是使静脉血转变成氧饱和的动脉血。

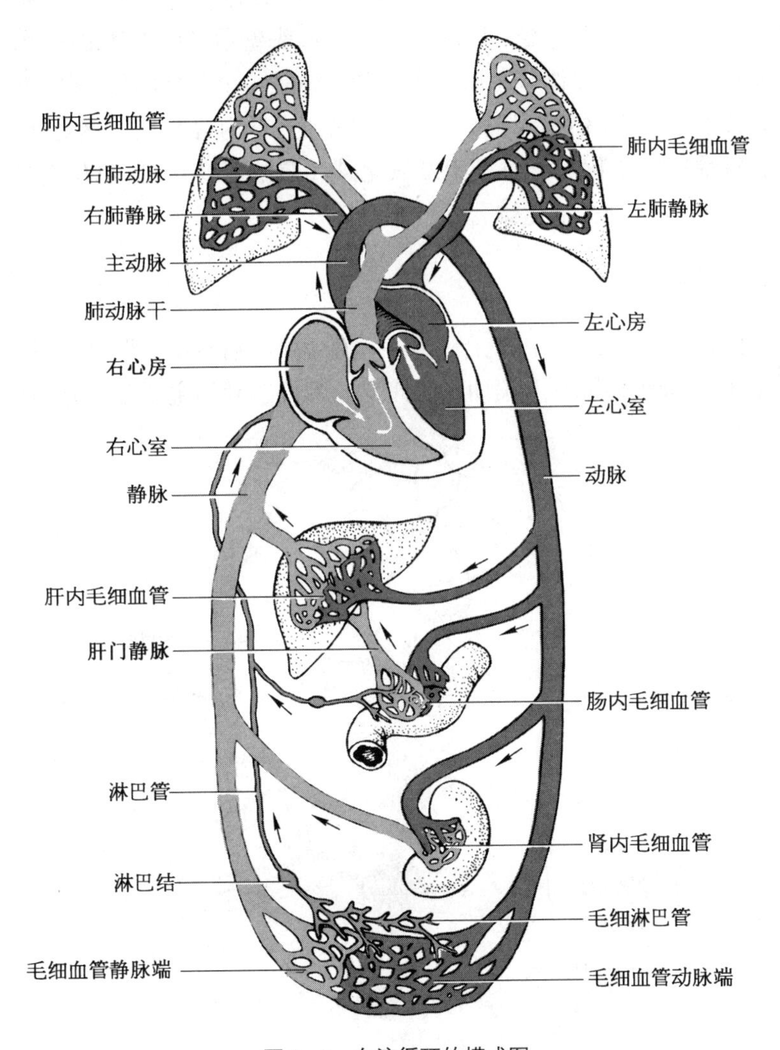

图5-1 血液循环的模式图

第一节 动　　脉

一、头颈部动脉

（一）颈总动脉

颈总动脉是头颈部的动脉主干，左右各一。**左颈总动脉**起自主动脉弓，**右颈总动脉**起自头臂干。它们均经胸锁关节后方，沿食管、气管、喉两侧上升，至甲状软骨上缘水平分为颈内动脉和颈外动脉（图5-2）。颈总动脉的外侧有颈内静脉，两者之间的后方有迷走神经，三者共同被包裹在颈动脉鞘中。

在颈总动脉分叉处，有颈动脉窦和颈动脉小球两个重要结构。**颈动脉窦**为颈总动脉末端和颈内动脉起始部的膨大部分，窦壁内含有丰富的感觉神经末梢，可感受血压的变化，称为压力感受器。当血压改变（升高或降低）时，窦壁承受压力随之改变，可反射性地改变心率和末梢血管口径，以调节血压。**颈动脉小球**是一个扁椭圆形小体，位于颈内动脉与颈外动脉分叉处的后方，借结缔组织连于动脉壁上，球内含有化学感受器，能感受血液中二氧化碳和氧浓度的变化。当血液中二氧化碳和氧浓度变化时，可反射性地调节呼吸运动，以保持血液中氧气和二氧化碳含量的平衡。

（二）颈外动脉

颈外动脉自颈总动脉发出后，先行于颈内动脉内侧，后从前方跨至其外侧，上行穿腮腺达下颌颈处，分为颞浅动脉和上颌动脉两终支。颈外动脉的主要分支有（图5-2）：

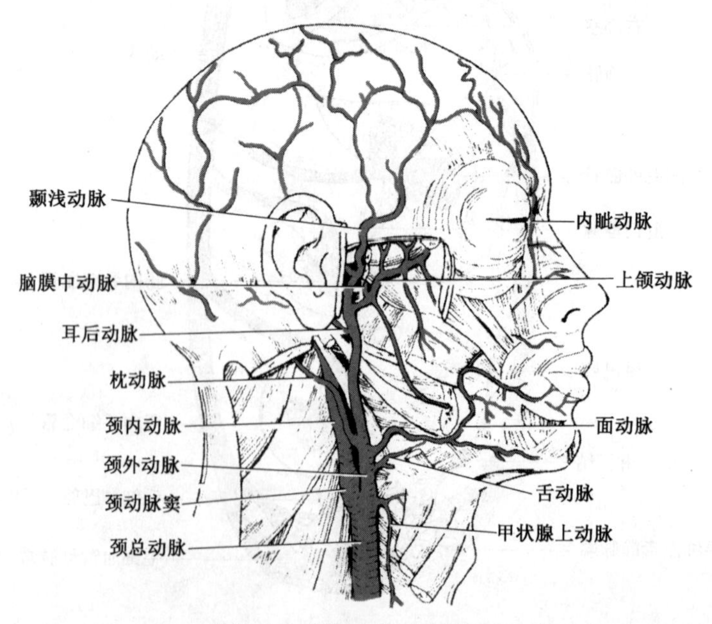

图5-2　颈外动脉及其分支

1. **甲状腺上动脉** 自颈外动脉起始处发出，向前下方行至甲状腺侧叶上端，分支分布于甲状腺和喉。

2. **舌动脉** 在舌骨水平起自颈外动脉，向前内上方行至口腔底入舌，分支分布于舌、口腔底结构和腭扁桃体等。

3. **面动脉** 在下颌角水平起自颈外动脉，向前上经下颌下腺深面，于咬肌止点前缘处绕过下颌体下缘至面部后，沿口角、鼻翼外侧迂曲上行到眼内眦移行为**内眦动脉**。面动脉沿途分支分布于腭扁桃体、下颌下腺和面部等。

4. **枕动脉** 在二腹肌后腹下缘起自颈外动脉，向后横过颈内动脉、颈内静脉的表面，经颞骨乳突内面进入项区，在夹肌深面、头半棘肌外侧缘越过枕下三角，在胸锁乳突肌与斜方肌附着点之间穿出深筋膜至皮下，分布于颅顶后部。

5. **耳后动脉** 在二腹肌后腹和茎突舌骨肌上缘处起自颈外动脉后壁，或与枕动脉共干，在乳突前方上升，经腮腺深面至耳郭软骨与乳突之间，分布于耳郭以上的头皮。

6. **咽升动脉** 从颈外动脉起始处的内侧壁发出，沿咽侧壁上升至颅底，主要分布于咽侧壁。

7. **颞浅动脉** 为颈外动脉的终支之一，在外耳门前方跨颧弓根部至颞部，分支分布于腮腺和颞、顶、额部的软组织。

8. **上颌动脉** 为颈外动脉的另一终支，又称**颌内动脉**。在下颌颈水平发出后向前内行，沿途分支分布于上、下颌牙和鼻腔、腭、颊、咀嚼肌等处。上颌动脉的主要分支有**脑膜中动脉**。该动脉向上穿棘孔进入颅腔，随即分为前后两支分布于硬脑膜。其中脑膜中动脉前支在翼点内面紧贴骨面上行，翼点骨折时易受损伤，形成硬膜外血肿。

（三）颈内动脉

颈内动脉由颈总动脉发出后，向上经颅底颈动脉管外口进入颅腔，分布于大脑半球大部分、眼及其附属装置。

（四）锁骨下动脉

左侧锁骨下动脉直接起自主动脉弓，**右侧锁骨下动脉**起自头臂干，分别沿肺尖内侧出胸廓上口至颈根部，斜越胸膜顶前上方，穿斜角肌间隙向外，横过第1肋上面，在第1肋外侧缘移行为腋动脉。锁骨下动脉以前斜角肌为界分为3段：自锁骨下动脉起始处至前斜角肌内侧缘为第1段；被前斜角肌所覆盖的部分为第2段；自前斜角肌外侧缘至第1肋骨外侧缘为第3段。锁骨下动脉的主要分支有（图5-3）：

1. **椎动脉** 起自锁骨下动脉第一段，向上穿第6～1颈椎横突孔，再经枕骨大孔入颅，分支分布于脊髓和脑。根据椎动脉位置和行程可分为4段：自锁骨下动脉的起始处至进入颈椎横突孔以前的部分为第1段，称为**椎前部或颈部**；穿经颈椎横突孔的部分为第2段，称为**椎骨部或横突部**；位于枕下三角的部分为第3段，称为**枕部**，由于经寰椎侧块后方的椎动脉沟，故又称**寰椎部**；椎动脉进入颅腔的部分为第4段，称为**颅内部**。

2. **胸廓内动脉** 起自锁骨下动脉第1段的下壁，与椎动脉的起始部相对，向下进入

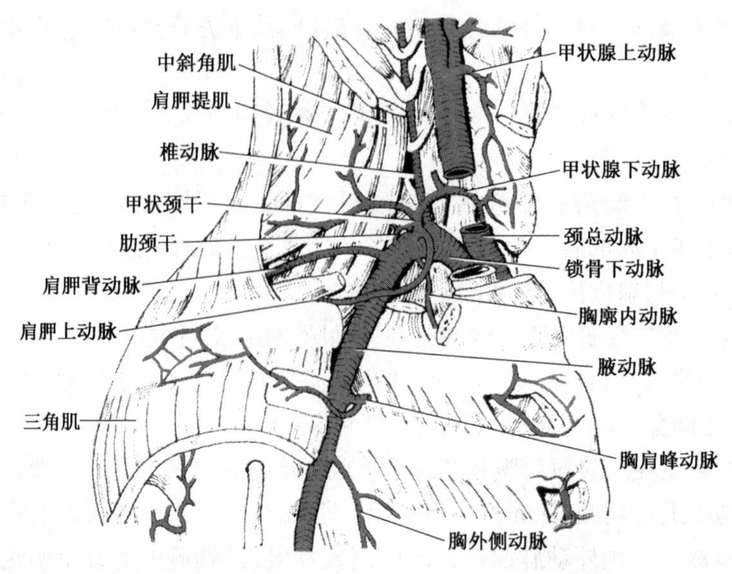

图5-3 锁骨下动脉及其分支

胸腔，于胸骨外侧缘约1 cm，贴第1～7肋软骨后面下行，行程中分支分布于胸前壁、心包等处。其末支继续向下越肋弓内面穿膈至腹前壁，改名为**腹壁上动脉**，分布于膈和腹直肌。

3. **甲状颈干** 为一粗短干，起自锁骨下动脉第1段的前上壁，其主要分支有甲状腺下动脉、肩胛上动脉和颈横动脉等。**甲状腺下动脉**沿前斜角肌内侧缘上行，分布于甲状腺，该动脉又有颈升动脉等分支；**肩胛上动脉**经膈神经和前斜角肌前方、锁骨后方，至肩胛区；**颈横动脉**经锁骨与膈神经、前斜角肌之间，向外入斜方肌深面，然后再分为颈浅动脉和肩胛背动脉。

4. **肋颈干** 是一短干，起自锁骨下动脉第1或第2段的后壁，在胸膜顶的上方向后至第1肋骨颈处分为颈深动脉和最上肋间动脉。

二、上肢动脉

（一）腋动脉

腋动脉由锁骨下动脉经第1肋外侧缘直接移行而来，在腋窝深部下降，至背阔肌及大圆肌下缘延伸为肱动脉。腋动脉以胸小肌为界分为3段：自第1肋骨外缘至胸小肌上缘为第1段；被胸小肌所覆盖的部分为第2段；自胸小肌下缘至背阔肌（或大圆肌）下缘为第3段。腋动脉的主要分支如下（图5-4）。

1. **胸上动脉** 起自腋动脉第1段，分布于第1～2肋间隙。

2. **胸肩峰动脉** 为一短干，起自腋动脉第1段或第2段，穿锁胸筋膜分为肩峰支、胸肌支、三角肌支和锁骨下肌支，分布于肩关节、三角肌、胸大肌、胸小肌和锁骨下肌等处。

3. **胸外侧动脉** 起自腋动脉第2段，沿胸小肌下行，于腋中线前方沿前锯肌下行，分布于前锯肌、胸大肌、胸小肌和乳房。

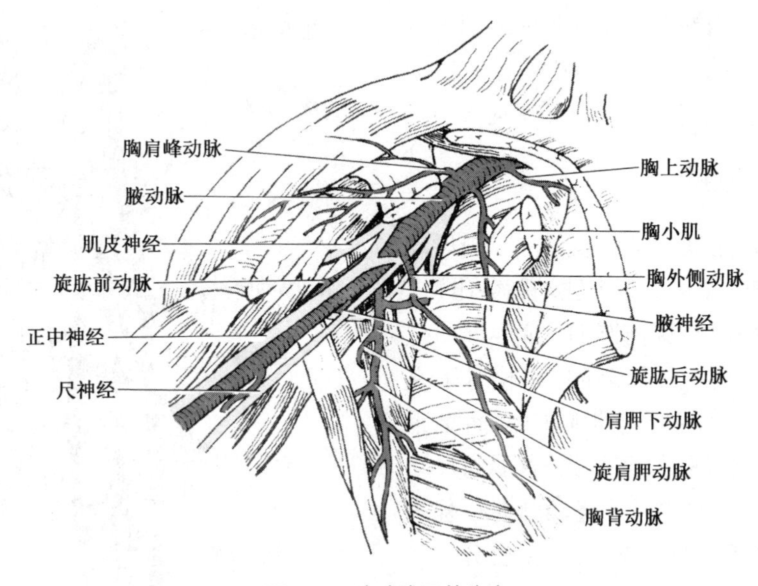

图5-4 腋动脉及其分支

4. *肩胛下动脉* 起自腋动脉第3段，在肩胛下肌下缘附近发出，向后下行，分为**胸背动脉**和**旋肩胛动脉**。前者分布于背阔肌和前锯肌；后者穿三边孔至冈下窝，分布于冈下肌、肩胛下肌、肩胛骨、大圆肌、小圆肌、三角肌后部和肱三头肌长头。

5. *旋肱前动脉* 起自腋动脉第3段，经喙肱肌、肱二头肌短头与肱骨外科颈之间，向外侧与旋肱后动脉吻合，分布于肩关节、肱二头肌长头腱、胸大肌止腱等处。

6. *旋肱后动脉* 起自腋动脉第3段，伴腋神经穿四边孔，绕肱骨外科颈的背侧与旋肱前动脉吻合，分布于三角肌、小圆肌和肩关节等处。

（二）肱动脉

肱动脉是腋动脉的直接延续，与正中神经伴行，沿肱二头肌内侧沟下降至肘窝，在桡骨颈稍下方，分为尺动脉和桡动脉。在肱二头肌内侧沟内，可触及肱动脉的搏动，以肘关节稍上方最为明显，是测量血压的听诊部位。肱动脉行程中主要的分支如下（图5-5）。

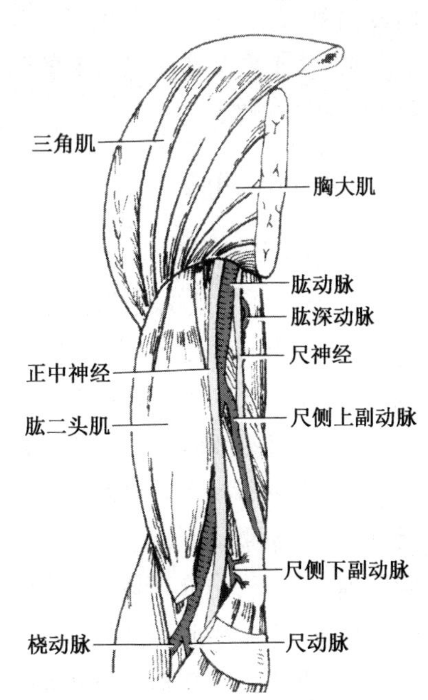

图5-5 肱动脉及其分支

1. *肱深动脉* 是肱动脉的最大分支，在大圆肌腱的稍下方起自肱动脉的后内侧壁，伴桡神经进入肱骨肌管，又分为**桡侧副动脉**和**中副动脉**，分布于三角肌、喙肱肌、肱三头肌、肱骨、肘关节等处。

2. *尺侧上副动脉* 在肱深动脉起点的稍下方起自肱动脉的内侧壁，或与肱深动脉共干，伴尺神经穿过臂内侧肌间隔，沿其背侧面下降，至肱骨内上髁与鹰嘴之间，分布于肘关节。

3. **尺侧下副动脉** 在肱骨内上髁上方约5 cm处起自肱动脉的内侧壁，经肱肌前面向内侧，分为前、后两支，分布于肘关节。

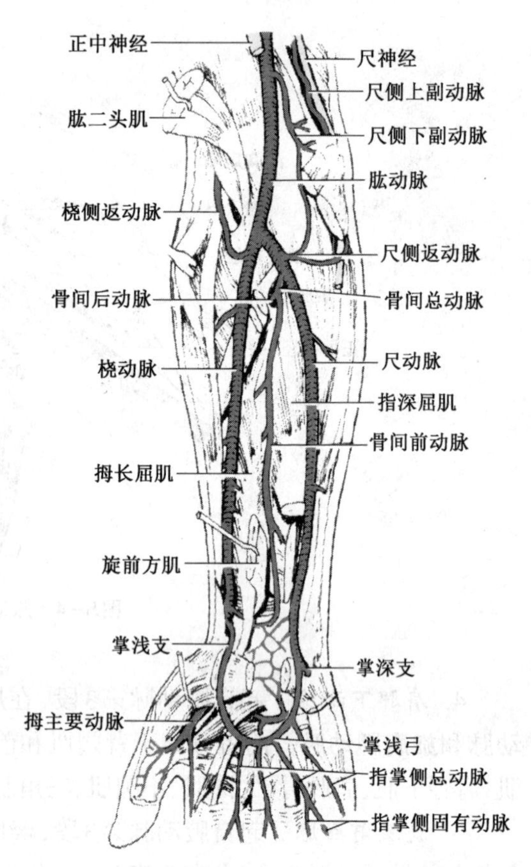

图5-6 前臂的动脉(前面)

(三)桡动脉

桡动脉是肱动脉的终支之一，较尺动脉稍细，在桡骨颈稍下方由肱动脉分出，向外侧先经肱桡肌与旋前圆肌之间，继而位于肱桡肌与桡侧腕屈肌之间，至桡骨下端斜过拇长展肌和拇短伸肌腱的深面至手背，穿第1骨间背侧肌至手掌，末端与尺动脉掌深支吻合成掌深弓。桡动脉在行程中分布于前臂桡侧肌肉、桡骨，其主要分支如下(图5-6)。

1. **桡侧返动脉** 在桡动脉起始1 cm内发出，向外上方与桡神经伴行，分布于附近的肌和肘关节。

2. **第1掌背动脉** 桡动脉穿第1骨间背侧肌时分出，分布于拇指背侧的两侧缘和示指的桡侧缘。

3. **掌浅支** 在腕关节处发出，穿鱼际肌或沿其表面至手掌，与尺动脉末端吻合成掌浅弓。

4. **拇主要动脉** 在第1掌骨间隙内由桡动脉发出，立即再分为3支，分布于拇指两侧缘和示指桡侧缘。

(四)尺动脉

尺动脉是肱动脉的终支之一，比桡动脉粗大，在桡骨颈的稍下方发出，向内下行，再在尺侧腕屈肌与指浅屈肌之间下行，至豌豆骨桡侧，经腕掌侧韧带与屈肌支持带之间至手掌，其末端与桡动脉掌浅支吻合成掌浅弓。尺动脉在行程中分支分布于前臂尺侧肌肉、尺骨，其主要分支如下(图5-6)。

1. **尺侧返动脉** 自尺动脉起始点下约2 cm处发出，向上分为前、后支，分布于肘关节。

2. **骨间总动脉** 自尺动脉起始点下约3 cm发出，向外下至前臂骨间膜上缘处，分为**骨间前、后动脉**。前者分出后，在指深屈肌和拇长屈肌之间，伴同名静脉和神经沿前臂骨膜的前面下降，分布于附近的肌和腕关节。后者分出后，经前臂骨间膜上缘与斜索之间至前臂后面，穿旋后肌与拇长展肌之间下行，与骨间后神经伴行，分布于附近的肌和腕关节。

3. **掌深支** 在豌豆骨远侧起自尺动脉，穿小鱼际至掌深部，与桡动脉末端吻合形成掌深弓。

（五）掌浅弓

掌浅弓由尺动脉末端与桡动脉掌浅支吻合而成，位于掌腱膜的深面，小指短屈肌、正中神经、尺神经的指掌侧总神经、指屈肌腱以及蚓状肌等结构的浅面。掌浅弓凸侧缘约平掌骨中部，由弓发出3条指掌侧总动脉和1条小指尺掌侧动脉。前者下行至掌指关节附近，每条再分为两条指掌侧固有动脉，分布于第2～5指相对缘；后者分布于小指掌面尺侧缘（图5-7）。

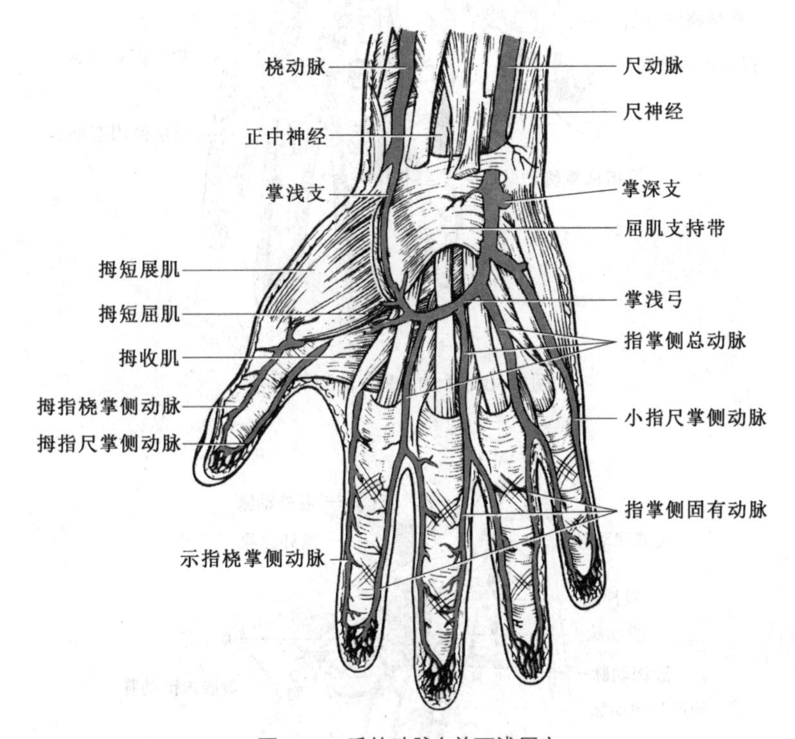

图5-7 手的动脉（前面浅层）

（六）掌深弓

掌深弓由桡动脉末端和尺动脉掌深支吻合而成，位于指浅、深屈指肌腱、蚓状肌、拇短屈肌浅头和小指短屈肌的深面。掌深弓凸侧缘在掌浅弓的近侧，约平腕掌关节，由弓发出3条掌心动脉，行至掌指关节附近，分别与指掌侧总动脉吻合（图5-8）。

三、下肢动脉

（一）股动脉

股动脉是下肢动脉的主干，髂外动脉的直接延续，在腹股沟韧带中点的深面经血管腔隙至股三角底部，其内侧有股静脉，外侧有股神经与之伴行，向下进入收肌管，穿大收肌腱裂孔至腘窝，移行于腘动脉。股动脉的主要分支如下（图5-9）。

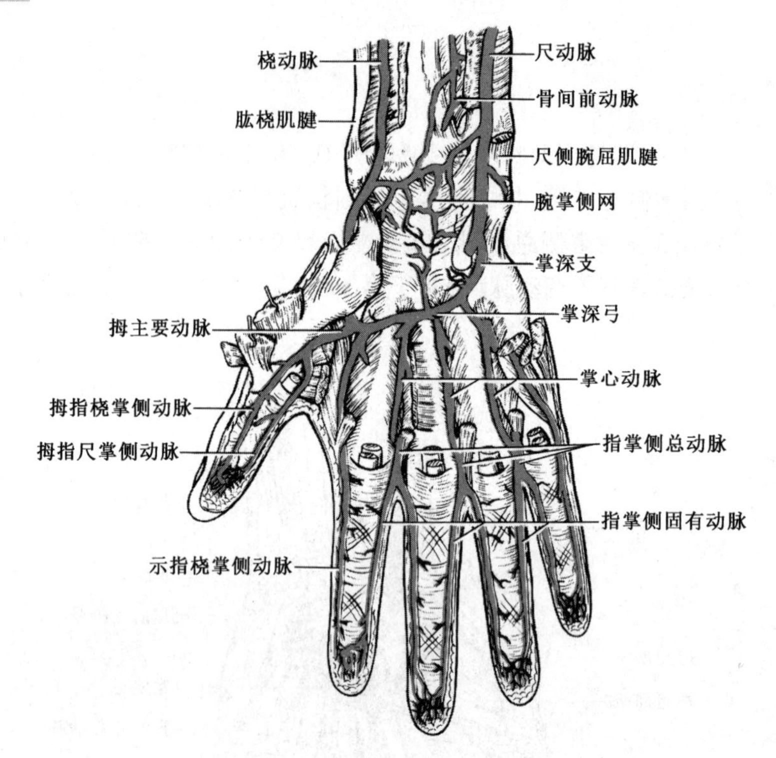

图5-8 手的动脉(前面深层)

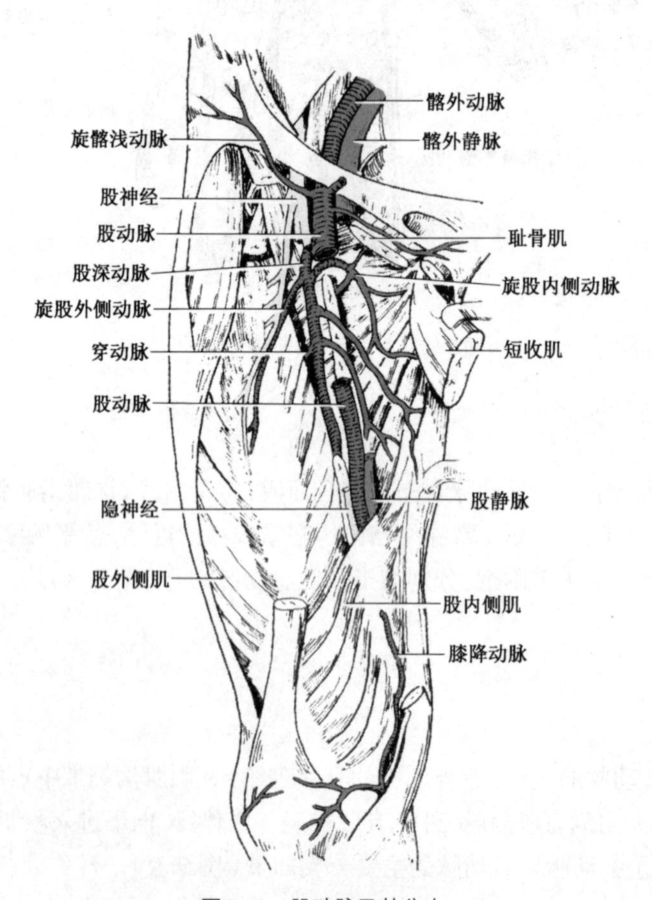

图5-9 股动脉及其分支

1. **腹壁浅动脉** 在腹股沟韧带下方，由股动脉分出，穿经隐静脉裂孔上部，向上越腹股沟韧带的浅面上升，分布腹壁的皮肤和浅筋膜。

2. **旋髂浅动脉** 在腹股沟韧带下方，由股动脉分出，自隐静脉裂孔出皮下，沿腹股沟韧带下缘向外上，至髂前上棘附近，分布于附近的皮肤和浅筋膜。

3. **股深动脉** 为股动脉最大的分支，自股动脉起始部下方2～5 cm处发出，向下行股内侧肌与内收肌之间，沿途分出旋股内侧动脉、旋股外侧动脉及第1～4穿动脉，分布于大腿诸肌。

4. **膝降动脉** 在收肌管内自股动脉发出，分布于膝关节、股内侧肌和大收肌。

（二）腘动脉

腘动脉由股动脉直接延续而来，自收肌管下口处，向下在腘窝深面下降，至腘窝下角处分为胫前动脉和胫后动脉。腘动脉的分支主要有膝中动脉、膝上内侧动脉、膝上外侧动脉、膝下内侧动脉、膝下外侧动脉，分布于膝关节及邻近诸肌（图5-10）。

（三）胫后动脉

胫后动脉为腘动脉的终支，在小腿后群浅深两层肌之间下行，经内踝后方的踝管入足底，分布于小腿后群、外侧群肌和足底结构。胫后动脉在行程中主要分支如下（图5-10、图5-11）。

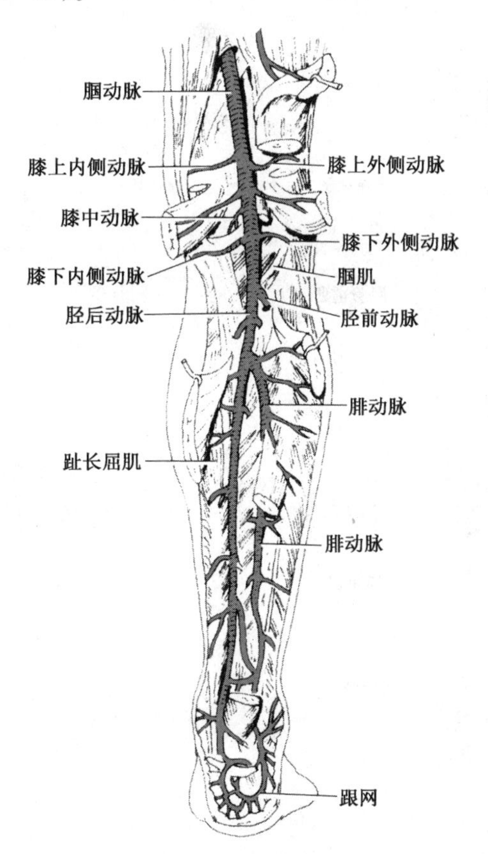

图5-10 小腿的动脉（后面）

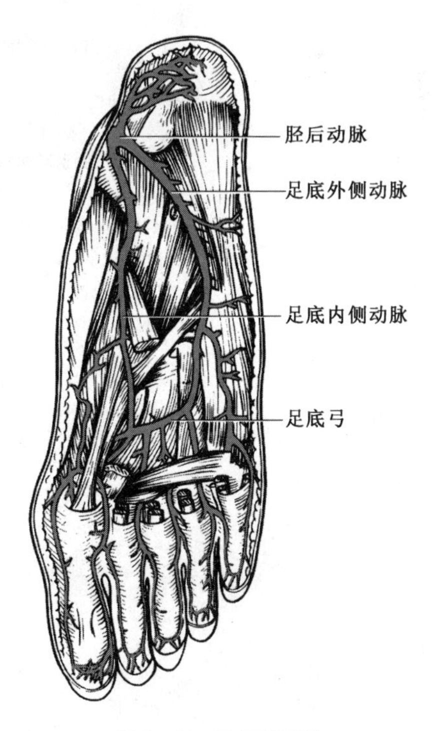

图5-11 足底的动脉

1. **腓动脉** 距腘肌下缘2～3 cm处，自胫后动脉分出，经腓骨后面与踇长屈肌之间下行至外踝，分布于邻近诸肌及腓、胫骨。

2. **足底内侧动脉** 为胫后动脉较细的终支之一，伴同名静脉和神经沿足底内侧缘前行，末端与第1～3跖足底总动脉吻合，分布于足底内侧。

3. **足底外侧动脉** 为胫后动脉较粗的终支之一，伴同名静脉和神经斜向前外，穿趾短屈肌深面至足底外侧缘，终支向内弯行至第1跖骨间隙处与足背动脉的足底深支吻合成**足底弓**，由弓发出4条**跖足底总动脉**，每条向前又分2条**趾足底固有动脉**，分布于足趾。

（四）胫前动脉

胫前动脉为腘动脉的终支之一，在腘肌下缘处，由腘动脉分出，穿小腿骨间膜上方的孔至小腿前群肌深面下行，至踝关节前方移行为**足背动脉**。胫前动脉分布于小腿前群肌和足背结构，其主要分支如下（图5-12）。

1. **胫后返动脉** 胫前动脉尚未穿过小腿骨间膜时发出，向上外斜行，分布于膝关节。

2. **胫前返动脉** 胫前动脉穿小腿骨间膜之后发出，向前上方行，穿胫骨前肌，分布于膝关节。

3. **外踝前动脉** 在踝平面起自胫前动脉，向外至外踝，分布于踝关节。

4. **内踝前动脉** 在踝平面起自胫前动脉，向内至内踝，分布于踝关节。

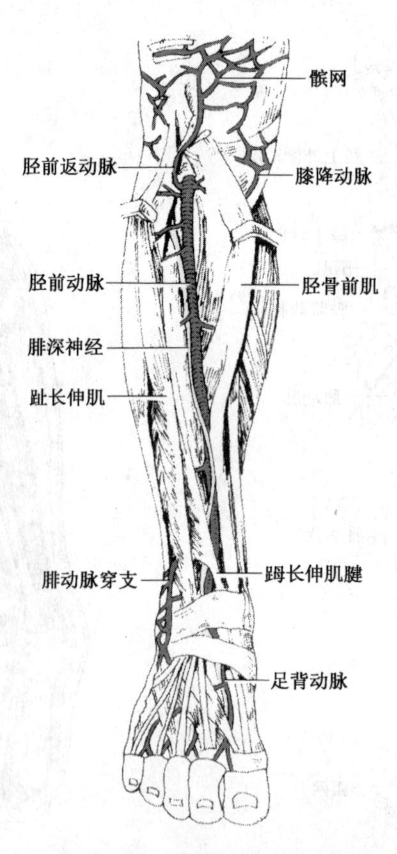

图5-12 小腿的动脉（前面）

附 全身主要动脉网

1. *肩胛动脉网*（图5-13） 位于肩胛骨的周围，由3条动脉的分支彼此吻合成网。① 肩胛上动脉起自甲状颈干，经肩胛上横韧带的上方达冈上窝。② 肩胛背动脉为颈横动脉的降支，沿肩胛骨内侧缘下行，分支分布于冈下窝内侧部。③ 旋肩胛动脉为肩胛下动脉的分支，经三边孔至冈下窝的外侧部。肩胛动脉网是肩部的重要侧支循环途径，当腋动脉血流受阻时，通过该网仍可维持上肢的血供。

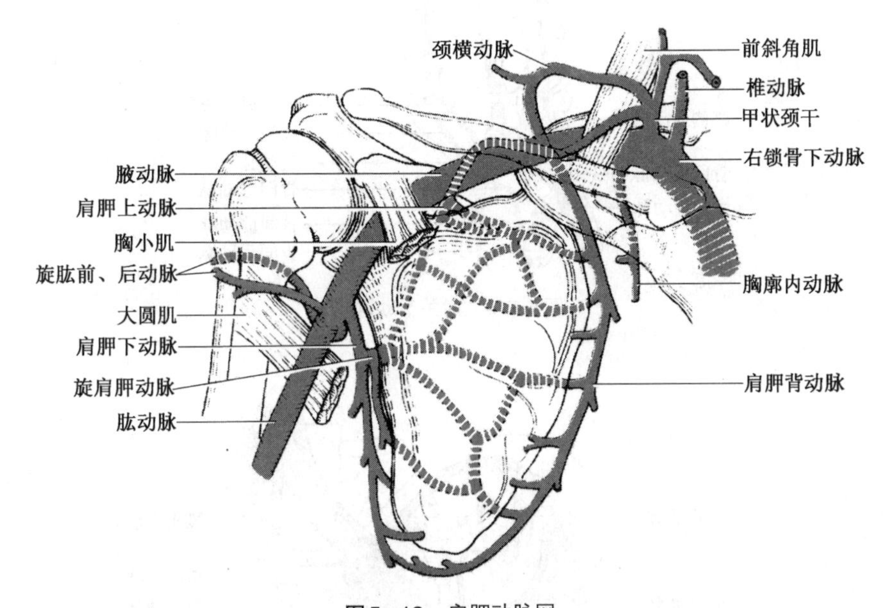

图5-13 肩胛动脉网

2. *肘关节动脉网*（图5-14） 由肱动脉、桡动脉及尺动脉发出的9条分支在肘关节前后吻合而成。① 尺侧下副动脉的前支与尺侧返动脉的前支吻合。② 尺侧下副动脉的后支、尺侧上副动脉与尺侧返动脉后支吻合。③ 桡侧副动脉与桡侧返动脉吻合。④ 中副动脉与骨间后动脉的骨间返动脉吻合。肘关节动脉网构成了肘关节周围丰富的侧支循环途径，在肱深动脉发出点以下结扎肱动脉时，通过该网形成侧支循环，其远端仍可得到血供。

3. *髋周围动脉网*（图5-15） 由髋骨内外面的髂内外动脉的分支和股动脉的分支互相吻合而成，分盆内和盆外两部分。**盆外部分吻合**主要位于臀大肌深面，为股方肌和股骨大转子附近的“**十字吻合**”，参与“十字吻合”的动脉有旋股内侧动脉的深支、旋股外侧动脉的升支和横支、臀下动脉的降支和第1穿动脉等。**盆内部分吻合**位于靠近髋关节的盆腔侧壁处，由旋髂深动脉、髂腰动脉、闭孔动脉、腹壁下动脉、骶外侧动脉和骶正中动脉的吻合支共同构成。此外，盆内外动脉之间、盆腔脏器左右两侧之间的动脉也有丰富的吻合。

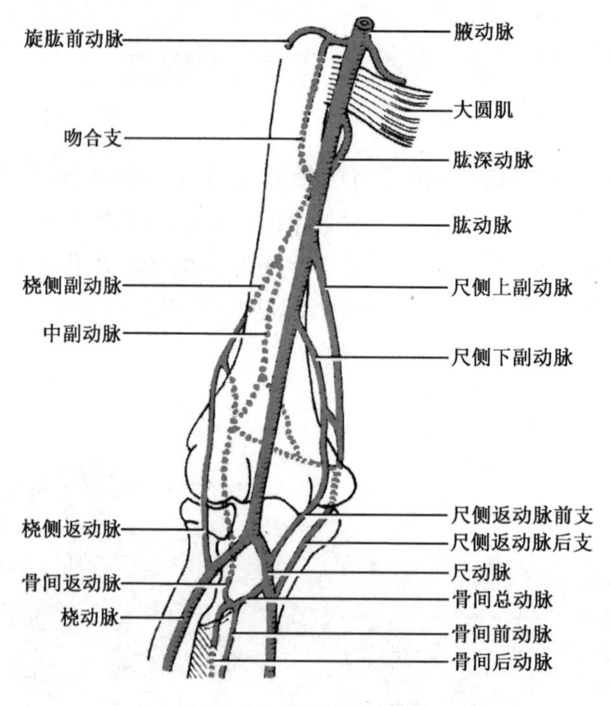

图5-14 肘关节动脉网

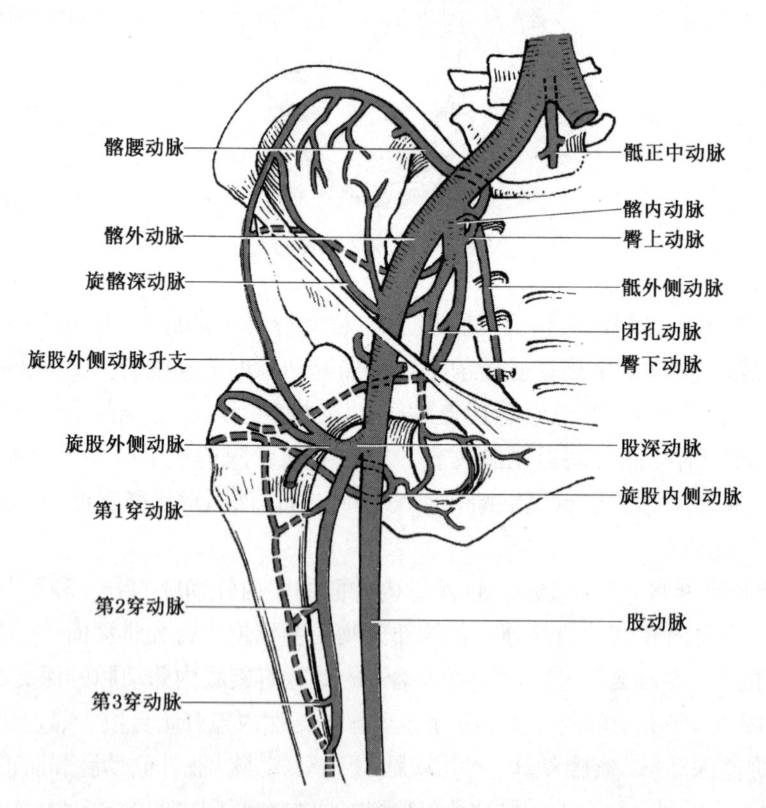

图5-15 髋周围动脉网

因此临床上如结扎一侧髂内动脉及其分支，经髋周围动脉网可建立侧支循环，以代偿结扎动脉分布区的血供。

4. **膝关节动脉网**（图5-16）　由股动脉、腘动脉、股深动脉和胫前动脉的多个分支在膝关节周围互相吻合而形成。参与构成膝关节动脉网的分支有：腘动脉发出的膝上内侧动脉、膝上外侧动脉、膝下内侧动脉、膝下外侧动脉和膝中动脉，股动脉发出的膝降动脉，股深动脉发出的第3、第4穿动脉，旋股外侧动脉的降支以及胫前动脉发出的胫前返动脉。膝关节动脉网保证膝关节的血液供应，同时也是股动脉和胫前、后动脉之间的重要侧支循环途径。当腘动脉损伤或栓塞时，该网可形成侧支循环，保证肢体远端的血供。

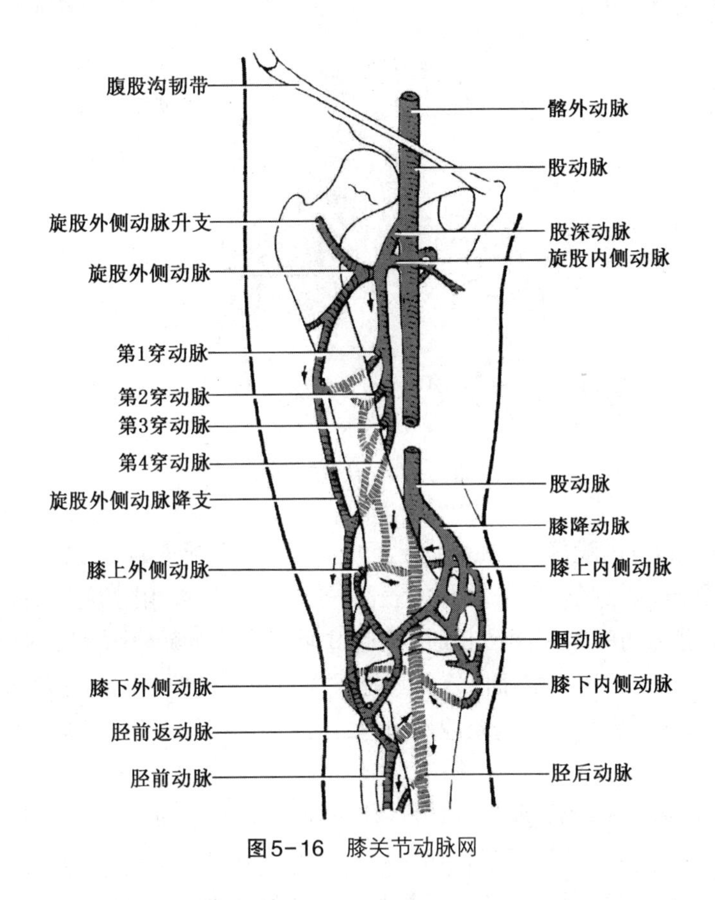

图5-16　膝关节动脉网

第二节　静　　脉

一、头颈部静脉

（一）浅静脉

头颈部浅静脉收集颅顶前后头皮，面部和颈部浅层结构的静脉血，通过颈内静脉和锁骨下静脉至上腔静脉。主要有以下浅静脉（图5-17）。

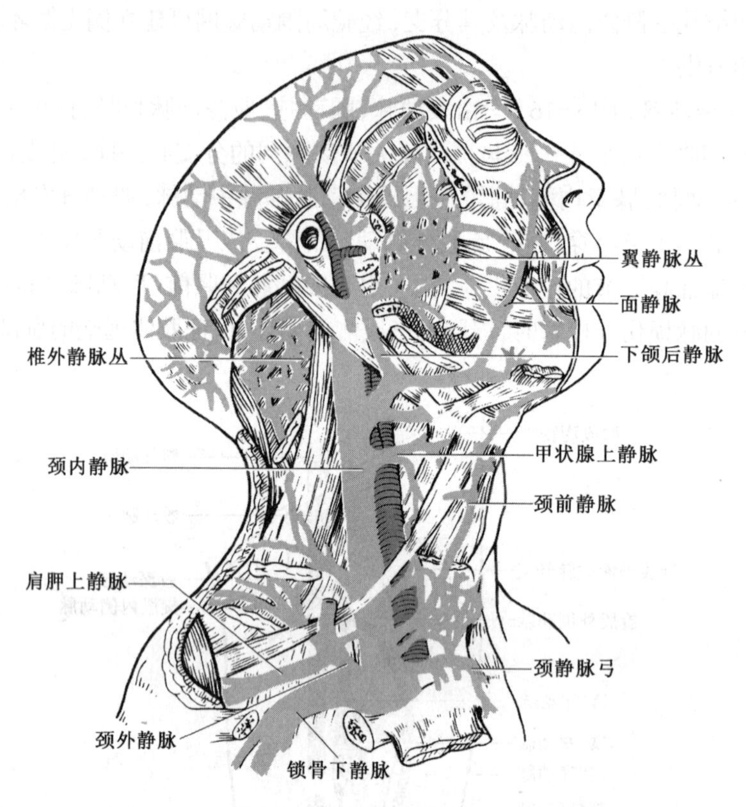

图5-17 头颈部静脉

1. **面静脉** 起自内眦静脉，在面动脉后方下行，至下颌角的后方，与下颌后静脉的前支汇合成**面总静脉**，跨过颈内、外动脉的表面，下行至舌骨大角附近注入颈内静脉。面静脉通过眼上、下静脉与颅内海绵窦相通，并通过面深静脉与翼静脉丛交通，继而与海绵窦相通。面静脉缺少静脉瓣，故在面部，尤其是鼻根至两侧口角之间的三角形区内发生感染时，切忌挤压，以防细菌经上述途径进入颅内，引起颅内感染，故该三角称为面部的“**危险三角**”。

2. **下颌后静脉** 由颞浅静脉和上颌静脉在腮腺内汇合而成。上颌静脉起自翼内肌和翼外肌之间的**翼静脉丛**。下颌后静脉下行至腮腺下端处分为前、后两支，**前支**注入面静脉，**后支**与耳后静脉、枕静脉汇合成颈外静脉。下颌静脉收集面侧区和颞区的静脉血。

3. **颈外静脉** 由下颌后静脉的后支与耳后静脉、枕静脉在下颌角处汇合而成，沿胸锁乳突肌表面下行，在锁骨上方穿深筋膜注入锁骨下静脉或静脉角。颈外静脉主要收集头皮和面部的静脉血。该静脉末端有一对瓣膜，但不能防止血液逆流。颈外静脉浅居于皮下，属于浅静脉，正常人站立或坐位时不显露。右心衰竭的患者，上腔静脉压升高，可见颈外静脉怒张。由于颈外静脉的位置浅表，也是临床上儿科常用的采血、输液或注射药物的部位。

4. **颈前静脉** 起自颏下方的浅静脉，沿颈前正中线两侧下行，注入颈外静脉末端或锁骨下静脉。左、右颈前静脉在胸骨柄上方常吻合成**颈静脉弓**。

（二）深静脉

头颈部深静脉主要包括颈内静脉和锁骨下静脉等（图5-17）。

1. **颈内静脉**　于颈静脉孔处续于乙状窦，在颈动脉鞘内沿颈内动脉、颈总动脉的外侧下行，至同侧胸锁关节的后方与锁骨下静脉汇合成**头臂静脉**，其收纳范围相当于颈总动脉的分布范围，有颅内属支和颅外属支。

（1）**颅内属支**　有乙状窦和岩下窦，收集颅骨、脑、脑膜、泪器、前庭蜗器等部位的静脉血。

（2）**颅外属支**　有面总静脉、舌静脉、咽静脉、甲状腺上静脉和甲状腺中静脉等，收纳咽、舌、甲状腺、面部和颈部的静脉血。

2. **锁骨下静脉**　由腋静脉越过第1肋外侧缘后延续而成，向内横过第1肋上面至胸锁关节的后方与颈内静脉汇成头臂静脉。两静脉汇合部的夹角，称为**静脉角**，是淋巴导管的注入部分。锁骨下静脉主要收纳上肢、颈部浅层结构的静脉血。临床上常经锁骨上、下入路作锁骨下静脉导管插入。

二、上肢静脉

（一）浅静脉

上肢浅静脉位于皮下浅筋膜中，深筋膜表面，不与动脉伴行（图5-18）。临床上常在手背静脉网、前臂和肘部浅静脉进行采血、输液或注射药物等。

1. **头静脉**　起自手背静脉网的桡侧部，转至前臂前面，沿前臂下部的桡侧、前臂上部和肘部前面以及肱二头肌外侧沟上行，经三角肌和胸大肌之间的三角肌胸大肌间沟，穿过深筋膜注入腋静脉或锁骨下静脉。收集手背和前臂桡侧浅层结构的静脉血。

2. **贵要静脉**　起自手背静脉网的尺侧部，转至前臂前面，沿前臂尺侧上行，于肘部转至前面，在肘窝处接受肘正中静脉，再经肱二头内侧沟行至臂中点平面，穿过深筋膜注入肱静脉或腋静脉。收集手背和前臂尺侧浅层结构的静脉血。

3. **肘正中静脉**　位于肘窝皮下，一般为1条，起自头静脉，斜向内上方连于贵要静脉，但该静脉变异较多。

4. **前臂正中静脉**　起自手掌静脉丛，沿前臂前面上行，注入肘正中静脉。前臂正中静脉有时分叉，分别注入头静脉和贵要静脉。收集手掌侧和前臂浅层结构的静脉血。

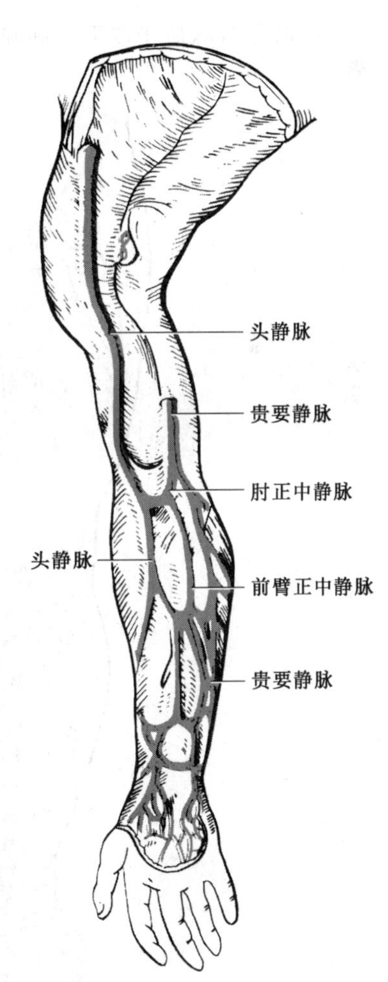

图5-18　上肢浅静脉

（二）深静脉

上肢深静脉与同名的动脉伴行，且多为两条。

1. **桡静脉** 起自手背静脉网，与桡动脉伴行，向上至肘窝，与尺静脉汇合成肱静脉。

2. **尺静脉** 比桡静脉稍粗大，接受掌深静脉弓的属支，在腕部与浅静脉交通，至肘部附近收集骨间前、后静脉，然后与桡静脉汇合成肱静脉。

3. **肱静脉** 与同名动脉伴行，至大圆肌下缘接受贵要静脉后，向上延续为腋静脉。

4. **腋静脉** 较粗大，接纳上肢浅、深静脉的血液。通常在大圆肌下缘由肱静脉延续而成，经腋窝至第1肋外侧缘移行于锁骨下静脉。腋静脉位于腋动脉的内侧，两者之间有胸内侧神经、臂丛内侧束、尺神经、前臂内侧皮神经通过。

三、下肢静脉

（一）浅静脉

下肢浅静脉位于皮下浅筋膜中，有多数交通支穿过深筋膜，与深静脉交通（图5-19）。

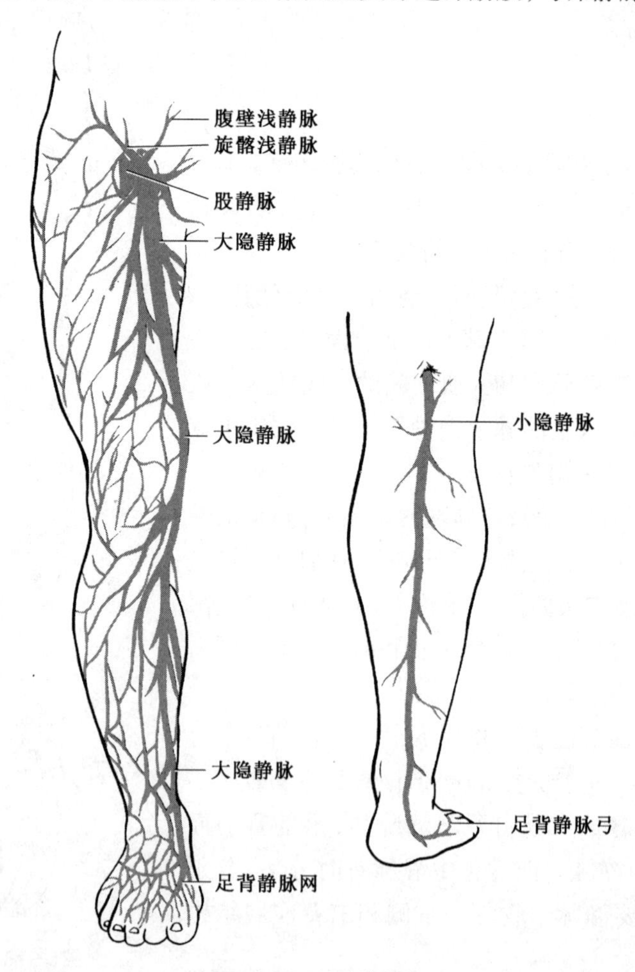

图5-19 下肢浅静脉

1. **大隐静脉**　是全身最长的浅静脉。起自足背静脉弓的内侧端，经内踝前方，沿小腿内侧面、膝关节内后方、大腿内侧面上行，至耻骨结节外下方3～4 cm处，穿阔筋膜的隐静脉裂孔注入股静脉。在注入股静脉之前，还有腹壁浅静脉、旋髂浅静脉、阴部外静脉、股内侧浅静脉和股外侧浅静脉等5条属支注入。收集足、小腿、大腿的内侧部以及大腿前部浅层结构的静脉血。大隐静脉在内踝前方位置浅表而恒定，是输液和注射的常用部位。

2. **小隐静脉**　起自足背静脉弓的外侧端，经外踝的后方，沿小腿后面中线上行，至腘窝下角穿深筋膜，再经腓肠肌两头之间上行，注入腘静脉。收集足外侧部和小腿后部浅层结构的静脉血。

大隐静脉和小隐静脉借穿静脉与深静脉交通，穿静脉的瓣膜朝向深静脉，可将浅静脉的血液引流入深静脉。当深静脉回流受阻时，穿静脉瓣膜则出现关闭不全，深静脉血液反流入浅静脉，从而导致下肢静脉曲张。

（二）深静脉

下肢深静脉与同名动脉伴行，在膝部以下1条动脉有两条同名静脉伴行，静脉瓣比上肢为多，深静脉的瓣膜又比浅静脉多。

1. **胫后静脉**　由足底内、外侧静脉合成后，至小腿与同名动脉伴行，并接受腓静脉，向上至腘肌下缘与胫前静脉汇合成腘静脉。

2. **胫前静脉**　起自足背静脉网，与同名动脉伴行，经过小腿时，接受胫前动脉分支并行的静脉，向上穿小腿骨间膜上部至后面，在腘肌下缘与胫后静脉汇合成腘静脉。

3. **腘静脉**　由胫前、后静脉合成后上升至腘窝下部，居于腘动脉与胫神经之间，向上至大腿中下1/3交界处，穿过收肌管的收肌腱裂孔移行于股静脉。

4. **股静脉**　由腘静脉向上延续而成。自收肌管的收肌腱裂孔起始向上至腹股沟韧带下缘处移行于髂外静脉，全程与股动脉伴行。经收肌管时，股静脉位于股动脉的后外侧；至股三角尖端处则位于股动脉的后方；向上在腹股沟韧带的稍下方位于股动脉的内侧，临床上常在此处做静脉穿刺插管。

第六章　周围神经

周围神经是指除脑和脊髓以外的31对脊神经和12对脑神经（图6-1）。在神经活动的过程中，周围神经使感受器、中枢神经系统及各效应器联系起来，因而使机体内各器官的活动统一和协调，也使机体与外界环境间保持相对平衡。

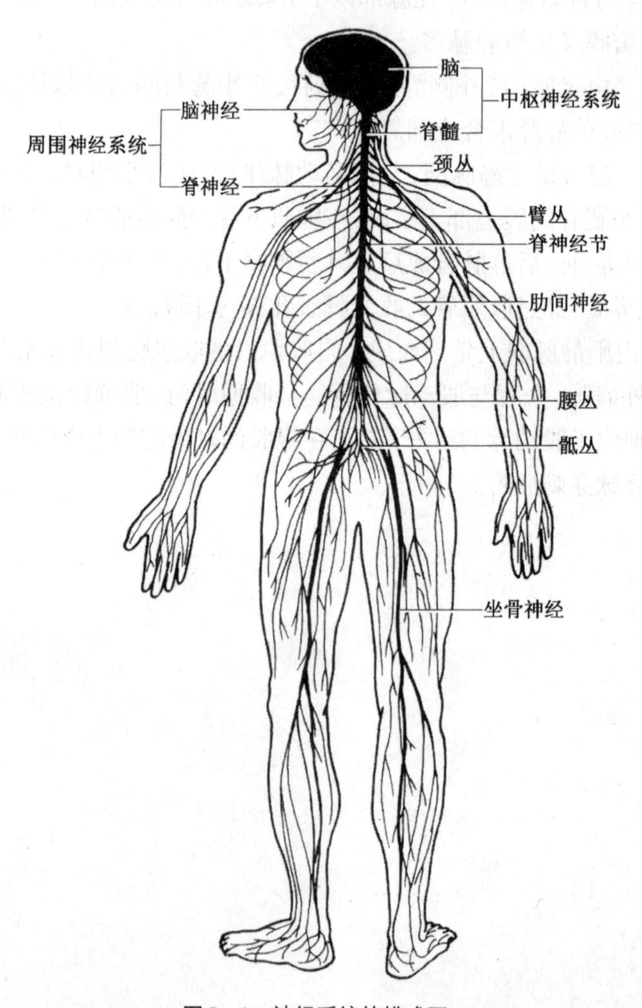

图6-1　神经系统的模式图

第一节　脊神经

一、脊神经的构成和纤维成分

（一）脊神经的构成

脊神经共31对，即**颈神经**8对；**胸神经**12对；**腰神经**5对；**骶神经**5对；**尾神经**1对（图6-2）。每对脊神经连于1个**脊髓节段**，每对脊神经借**前根**连于脊髓前外侧沟；借**后根**连于脊髓后外侧沟。每对脊神经都是由前根和后根在椎间孔处合并而成。脊神经前根属运动性；脊神经后根属感觉性，所以脊神经是混合性的。第1～7颈神经在相应椎骨上方的椎间孔出椎管。第8颈神经在第7颈椎与第1胸椎之间的椎间孔出椎管。胸、腰神经均分别在同序数椎骨下方的椎间孔穿出。第1～4骶神经在相应的骶前、后孔穿出。第5骶神经和尾神经由骶管裂孔穿出。由于椎管比脊髓长，各部椎体高度和椎间盘厚度不一，因

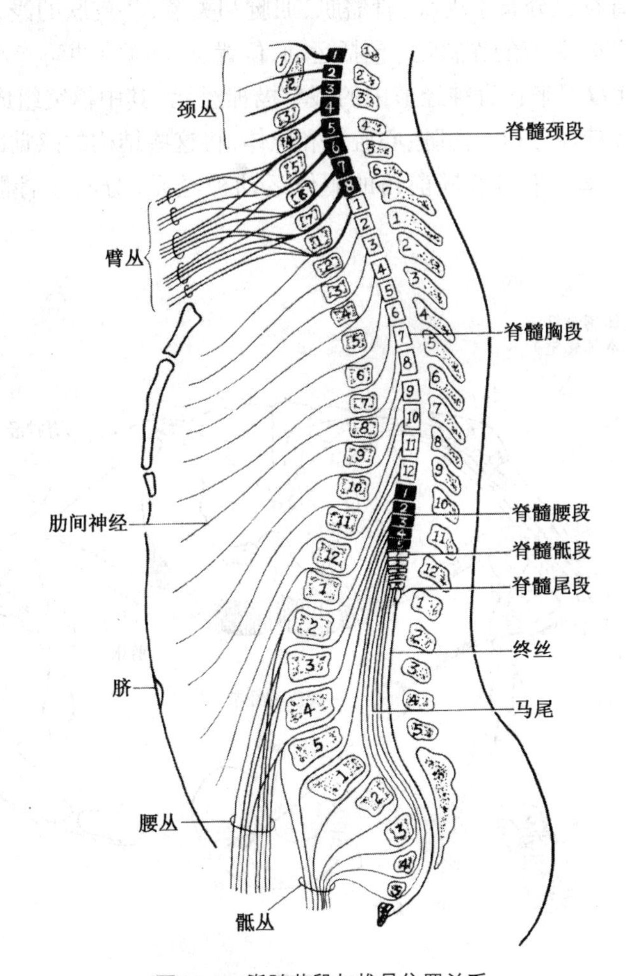

图6-2　脊髓节段与椎骨位置关系

此，脊神经前、后根在椎管内走行的方向和长度也各异。颈神经根最短，行程近水平位；胸神经根较长，斜行向下；而腰骶神经根最长，近似垂直下行，构成**马尾**。

在椎间孔处，脊神经的毗邻是：其前方为椎体和椎间盘，后方为关节突关节和黄韧带，上方为上位椎骨的椎下切迹，下方为下位椎骨的椎下切迹。因此，椎间盘突出、椎骨骨折、骨质增生或韧带钙化都会累及脊神经，出现运动和感觉功能障碍，最突出表现的症状是疼痛。如：颈部椎间盘慢性变性，导致椎间孔相应缩小，多发生于第5、第6颈椎之间，影响最粗大的第6颈神经受压时，产生典型的肩臂痛，伴有感觉异常，延至拇指，肱二头肌腱反射减弱；腰部椎间盘破裂时，髓核常在后纵韧带的两侧突出，特别是在第4、第5腰椎之间，或第5腰椎与骶骨之间为多见，从而压迫神经根，引起腰部疼痛或下肢放射痛。

（二）脊神经的纤维成分

脊神经为混合性神经，含有躯体运动纤维、内脏运动纤维、躯体感觉纤维、内脏感觉纤维4种纤维成分（图6-3）。

1. **躯体感觉纤维** 来自脊神经节中的假单极神经元，其中枢突组成脊神经后根进入脊髓，周围突进入脊神经分布于皮肤、骨骼肌、肌腱和关节，将皮肤的浅感觉（包括痛、温、触觉）和骨骼肌、肌腱、关节的深感觉（包括运动、位置、震动觉）冲动传入中枢。

2. **内脏感觉纤维** 来自脊神经节中的假单极神经元，其中枢突组成脊神经后根进入脊髓，周围突进入脊神经分布于内脏、心血管和腺体，将这些结构的感觉冲动传入中枢。

3. **躯体运动纤维** 来自脊髓前角的躯体运动神经元，分布于骨骼肌，支配其随意运动。

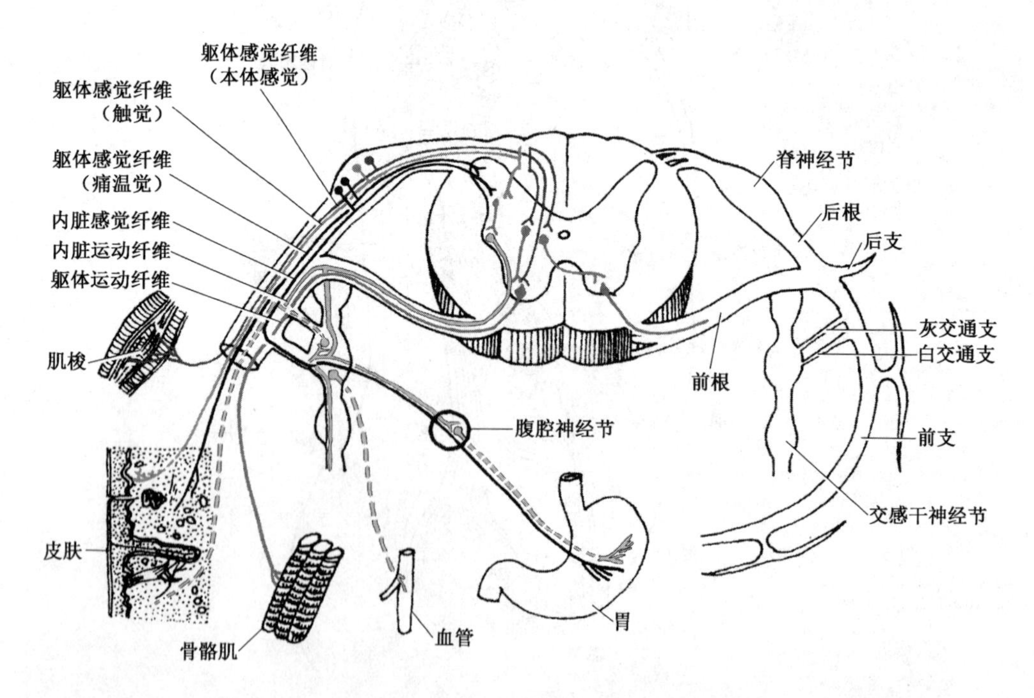

图6-3 脊神经的组成和分布模式图

4. *内脏运动纤维*　来自脊髓侧角的交感神经元及骶副交感核的副交感神经元，分布于内脏、心血管和腺体，支配心肌、平滑肌的运动，控制腺体的分泌。

二、脊神经的分支和特点

（一）脊神经的分支

脊神经干很短，在出椎间孔后立即分为前支、后支、脊膜支和交通支。

1. *前支*　是脊神经干发出的最粗大分支，为混合性神经，分布范围广，主要分布于躯干、四肢的肌和皮肤。除胸神经前支保持明显的节段性，其余前支分别交织成神经丛，由丛再分支分布于相应的区域。脊神经前支形成的神经丛，共计有**颈丛**、**臂丛**、**腰丛**和**骶丛**。

2. *后支*　一般较相应的前支细而短，经相邻椎骨横突之间或骶后孔向后走行，除骶神经外，一般脊神经后支绕上关节突外侧向后行，至相邻横突之间再分为**内侧支**（后内侧支）和**外侧支**（后外侧支），它们又都分成**皮支**和**肌支**，呈节段性分布于枕、项、背、腰、骶部皮肤及脊柱两侧深部肌。主要皮神经如下（图6-4）。

（1）**枕下神经**　为第1颈神经后支，较粗大，穿寰椎后弓上方和椎动脉下方，进入枕下三角，分布于枕下肌。

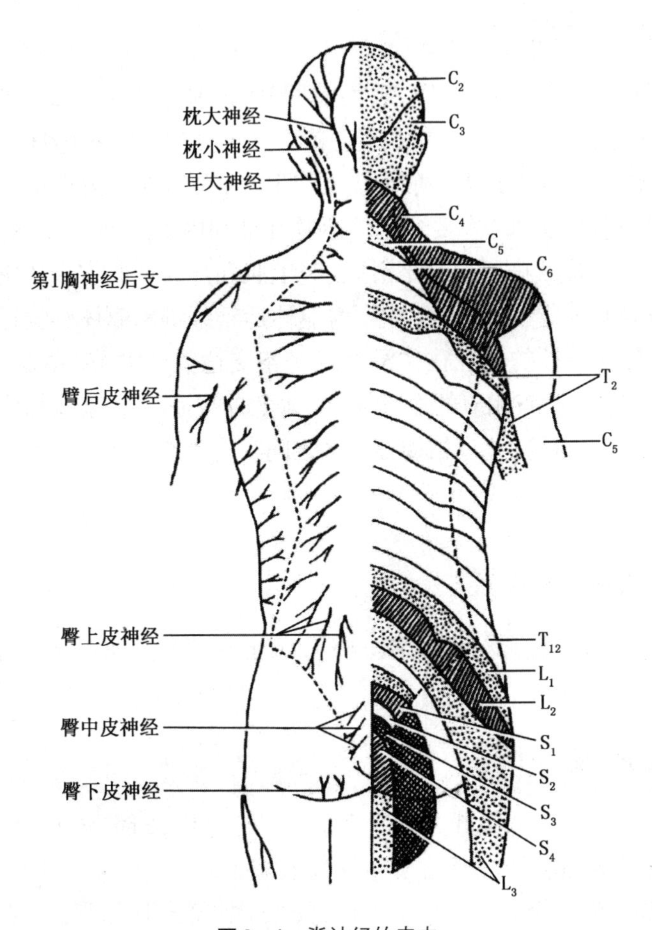

图6-4　脊神经的皮支

（2）**枕大神经** 为第2颈神经后支的内侧支，粗大，穿斜方肌腱至皮下，伴枕动脉上行，分布于枕部皮肤。

（3）**第3枕神经** 为第3颈神经后支的内侧支，穿斜方肌浅出，分布于枕下区皮肤。

（4）**臀上皮神经** 为第1～3腰神经后支的外侧支，较粗大，在髂嵴上方竖脊肌外侧缘处穿深筋膜至皮下，分布于臀上部皮肤。该神经在跨越髂嵴时，由于外伤等原因，可导致臀上皮神经炎，引起腰腿痛。

（5）**臀中皮神经** 为第1～3骶神经后支的皮支，穿过臀大肌起始部达皮下，分布于臀中部皮肤。

3. *交通支* 属于交感神经系统的结构，为连于脊神经与交感干之间的细支。可分为白交通支和灰交通支（图6-3）。**白交通支**是脊髓侧角细胞发出的节前纤维离开脊神经进入交感干神经节的部分，仅见于全部胸神经和第1~3腰神经与交感干神经节之间，因纤维有髓鞘，色泽亮白，故名。**灰交通支**是交感干神经节发出的节后纤维进入脊神经的部分，存在于全部交感干神经节与全部脊神经之间，因纤维无髓鞘，色泽灰暗，故名。

4. *脊膜支* 为脊神经出椎间孔后发出的1条返回椎管的细支。脊膜支返回椎管后，旋即分为横支、升支和降支，分布于脊髓被膜、血管壁、骨膜、韧带和椎间盘等处。

（二）脊神经的特点

脊神经在走行和分布上有一定的规律：① 较大的神经干多与血管伴行，并行于同一结缔组织鞘内，构成血管神经束。在肢体关节处，神经与血管一般多行于关节的屈侧，并发出浅深支。② 较大神经的分支一般为皮支、肌支和关节支。皮支从深面穿过深筋膜浅出于皮下，与浅静脉伴行分布，主要含躯体感觉纤维和内脏运动纤维，前者与皮肤内的感受器相连，后者分布于皮肤内的血管平滑肌、竖毛肌和汗腺。肌支多从肌的近侧端或肌的起点附近发出，并伴行血管一起入肌，主要含躯体运动纤维和躯体感觉纤维。关节支在关节附近发出，1条行程较长的神经往往沿途发多条支达数个关节，主要含躯体感觉纤维。③ 某些神经在其行程中没有相应的血管伴行，如坐骨神经。④ 某些部位的脊神经仍然保持着进化早期节段性分布的特点，相邻分布区之间存在重叠现象。

三、颈丛

（一）颈丛的组成和位置

颈丛由第1～4颈神经前支组成（图6-5），位于胸锁乳突肌上部的深面，中斜角肌和肩胛提肌起端的前方。

（二）颈丛的分支

1. *皮支*（图6-6） 在胸锁乳突肌后缘中点附近穿出，行向各方，其穿出部位是颈部皮肤浸润麻醉的一个阻滞点。主要皮支包括以下4种。

（1）**枕小神经** 沿胸锁乳突肌后缘上行，分布于枕部及耳郭背面上部的皮肤。

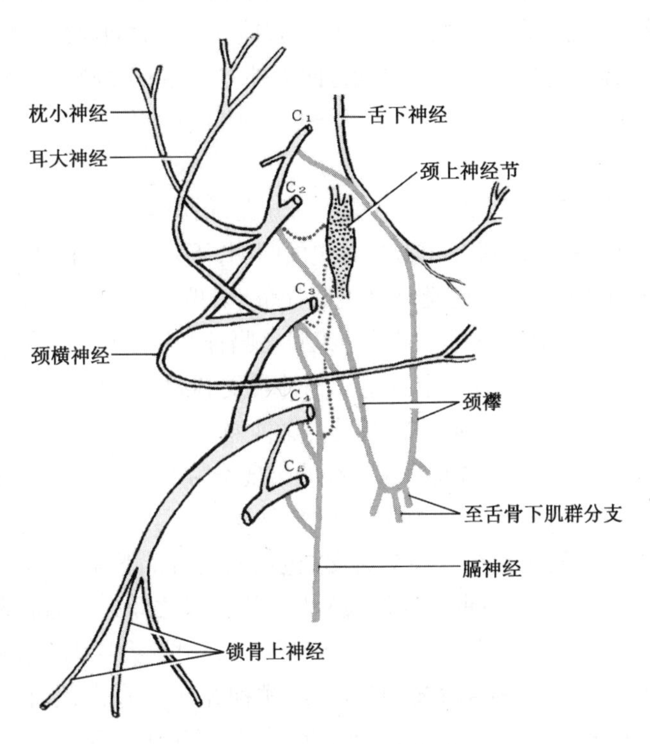

图6-5　颈丛组成及颈襻模式图

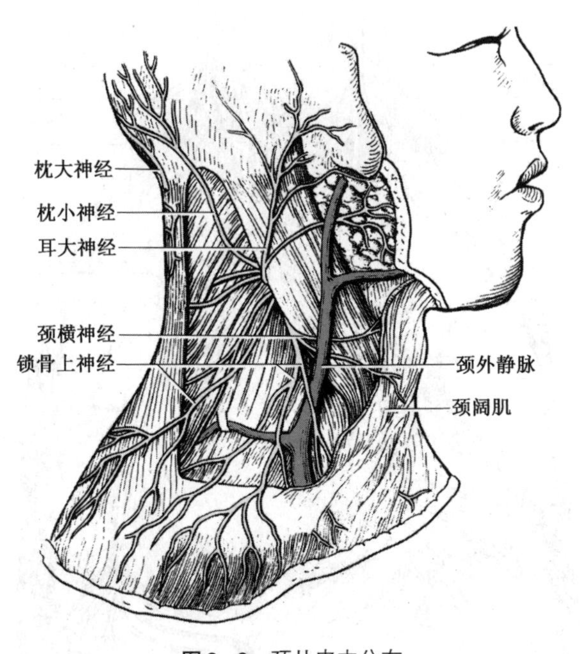

图6-6　颈丛皮支分布

（2）**耳大神经** 沿胸锁乳突肌表面向耳垂方向上行，分布于耳郭及附近的皮肤。

（3）**颈横神经** 又称颈皮神经，发出后横过胸锁乳突表面向前行，分布于颈部的皮肤。

（4）**锁骨上神经** 有2～4支，辐射状行向下外方，分布于颈侧区、胸壁上部和肩部的皮肤。

2. 肌支

（1）**膈神经**（图6-7） 是颈丛中最重要的分支，沿斜角肌前面下降，在锁骨下动、静脉之间，经胸廓上口入胸腔，沿肺根前方，心包的两侧，下降至膈，于中心腱附近穿入膈肌。膈神经中的运动纤维支配膈肌；感觉纤维主要分布于胸膜和心包。一般认为，右侧膈神经的感觉纤维还分布于肝、胆囊和肝外胆道的浆膜。膈神经损伤可引起同侧半膈肌瘫痪，导致腹式呼吸减弱或消失，严重者有窒息感。膈神经受刺激时可发生呃逆。肝胆疾病患者可出现右肩痛，这与膈神经受到刺激有关，是为牵涉痛。

（2）**副膈神经**（图6-7） 国人副膈神经的出现率为48%，常见于一侧，多位于膈神经外侧下行，于锁骨下静脉上方或下方加入到膈神经内。

颈丛与其他神经之间还存在一些交通支，包括颈丛与舌下神经、副神经、迷走神经和交感神经之间的交通支，其中最重要的是颈丛与舌下神经之间的交通联系。由第1颈神经前支的部分纤维加入舌下神经内并随舌下神经下行，分出颏舌骨肌支和甲状舌骨肌支后，其余纤维继续下行构成**舌下神经降支**（实为第1颈神经纤维），沿颈内动脉及颈总动脉浅面下行，又名**颈襻上根**；第2、第3颈神经前支的纤维，经过颈丛联合后，发出**颈神经降支**，沿颈内静脉浅面或深面下行，又名**颈襻下根**。上、下两根在平环状软骨弓处于颈动脉鞘浅

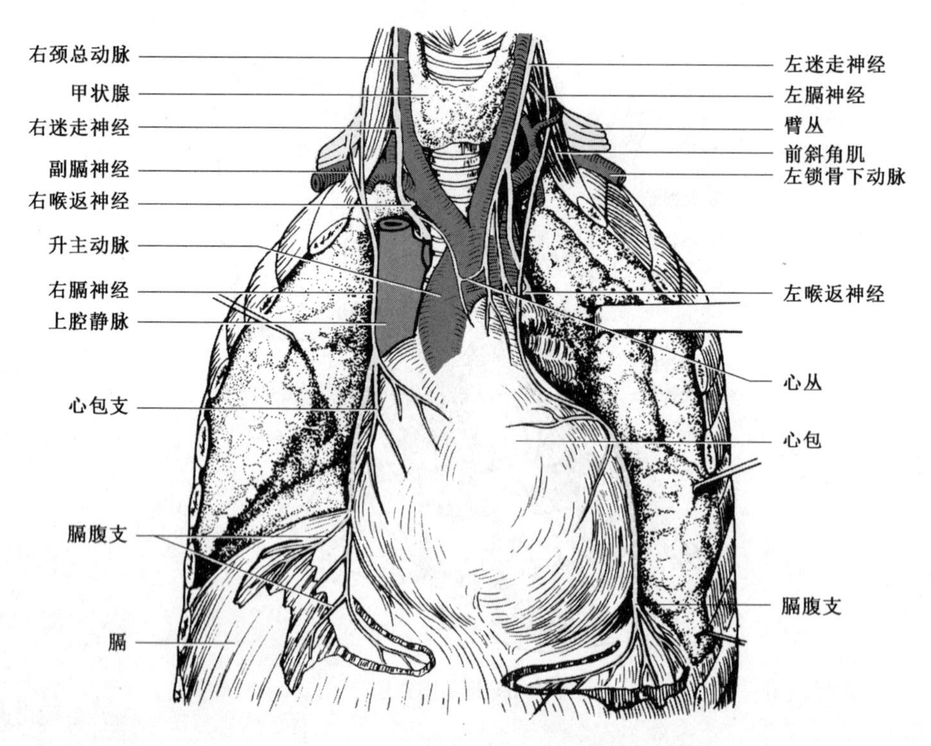

图6-7 膈神经

面合成**颈襻**，由颈襻发出分支支配舌骨下肌群（图6-5）。甲状腺手术时，多平环状软骨处切断舌骨下肌，可避免伤及神经。

四、臂丛

（一）臂丛的组成和位置

臂丛由第5～8颈神经前支和第1胸神经前支的大部分组成（图6-8）。在颈根部先经斜角肌间隙穿出，行于锁骨下动脉的后上方，再经锁骨后方进入腋窝。因此臂丛可以锁骨为界，分为锁骨上部和锁骨下部。**锁骨上部**分支是一些短的肌支，主要有胸长神经、肩胛背神经和肩胛上神经，分布于颈部、胸壁及肩部的肌。**锁骨下部**在腋窝内，围绕腋动脉，并形成内侧束、外侧束和后束，由束发出分支，**内侧束**发出的有臂内侧皮神经、前臂内侧皮神经、胸内侧神经、尺神经和正中神经内侧根，**外侧束**发出的有胸外侧神经、正中神经外侧根和肌皮神经，**后束**发出的有桡神经、胸背神经、腋神经和肩胛下神经。

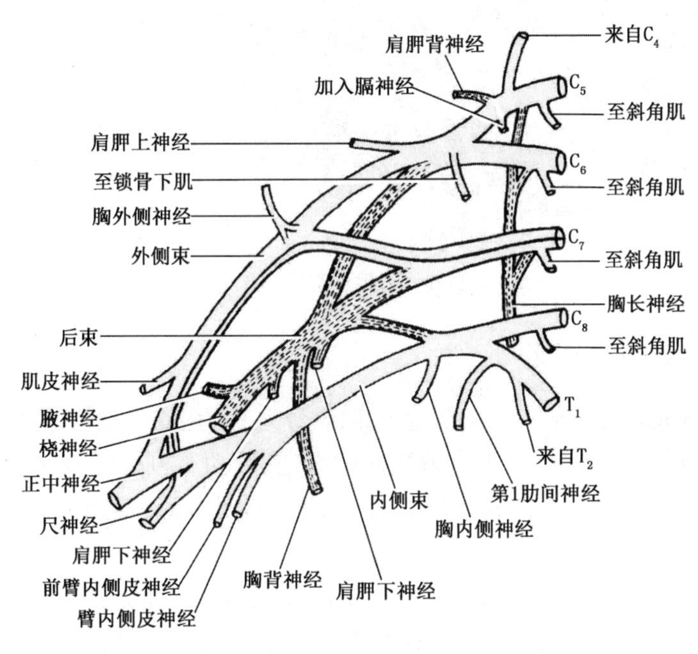

图6-8　臂丛组成模式图

（二）锁骨上部的分支

1. ***胸长神经***（图6-8，图6-9）　主要来自第5～7颈神经，这些神经刚出椎间孔时发出，经臂丛后方进入腋窝，沿胸侧壁前锯肌表面伴胸外侧动脉下行，分布于前锯肌和乳房。此神经损伤可引起前锯肌瘫痪，出现“**翼状肩胛**”。

2. ***肩胛背神经***（图6-8，图6-9）　主要来自第5颈神经，这些神经刚出椎间孔时发出，向后下方穿中斜角肌，至肩胛提肌前缘，经该肌和菱形肌的深面，在肩胛骨的内侧缘伴肩胛背动、静脉下行，分布于菱形肌和肩胛提肌。

3. **肩胛上神经**（图6-8，图6-9，图6-11） 起自臂丛的上干，经斜方肌和肩胛舌骨肌的深面，向后至肩胛切迹，与肩胛上动、静脉邻接，肩胛上动、静脉在肩胛上横韧带的上方进入冈上窝，而肩胛上神经则在肩胛上横韧带的下方进入冈上窝，然后一起伴行绕肩胛颈切迹转入冈下窝，分布于冈上肌、冈下肌和肩关节。该神经在肩胛切迹处最易损伤，表现为冈上肌和冈下肌无力，肩关节疼痛等症状。

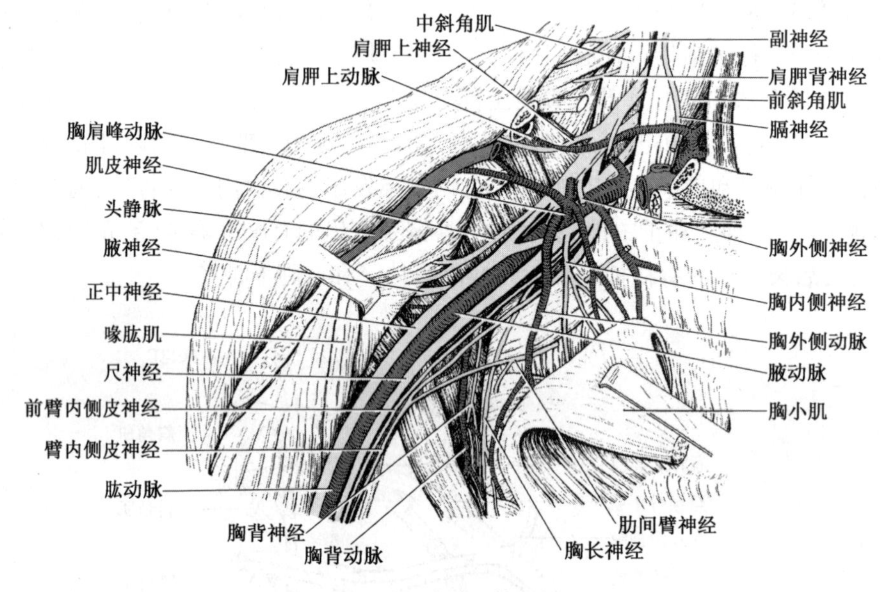

图6-9 臂丛及其分支

（三）锁骨下部的分支

1. **肩胛下神经**（图6-8） 发自臂丛后束，常分为上下两支，分布于肩胛下肌和大圆肌。

2. **胸内侧神经**（图6-9） 发自臂丛内侧束，在腋动、静脉之间弯曲向前，在腋动脉前方与胸外侧神经的分支联合，自深面进入并分布于胸小肌，部分纤维穿出该肌或在其下缘，分布于胸大肌。

3. **胸外侧神经**（图6-9） 发自臂丛外侧束，跨过腋动、静脉前面，穿锁胸筋膜，在胸大肌深面分布于该肌，同时发出分支与胸内侧神经的分支联合，分布于胸小肌。

4. **胸背神经**（图6-9） 发自臂丛后束，沿肩胛骨外侧缘伴肩胛下血管下行，分布于背阔肌。乳癌根治术进行清除腋淋巴结时，注意勿伤及此神经。

5. **腋神经**（图6-9，图6-11） 发自臂丛后束，与旋肱后血管伴行向后外，穿腋窝后壁的四边孔，绕过肱骨外科颈至三角肌深面，发支分布于三角肌和小圆肌，其余纤维称为**臂外侧上皮神经**自三角肌后缘穿出，分布于臂外侧区上部及肩部的皮肤。肱骨外科颈骨折、肩关节脱位或被腋杖压迫，都可造成腋神经损伤致三角肌瘫痪，上肢不能外展，肩部失去圆隆状而成“**方形肩**”。

6. **肌皮神经**（图6-9，图6-10） 发自臂丛外侧束，向外斜穿喙肱肌，在肱二头肌与肱肌之间下行，发支分布于肱二头肌、喙肱肌和肱肌，其余纤维在肘关节稍上方经肱二头

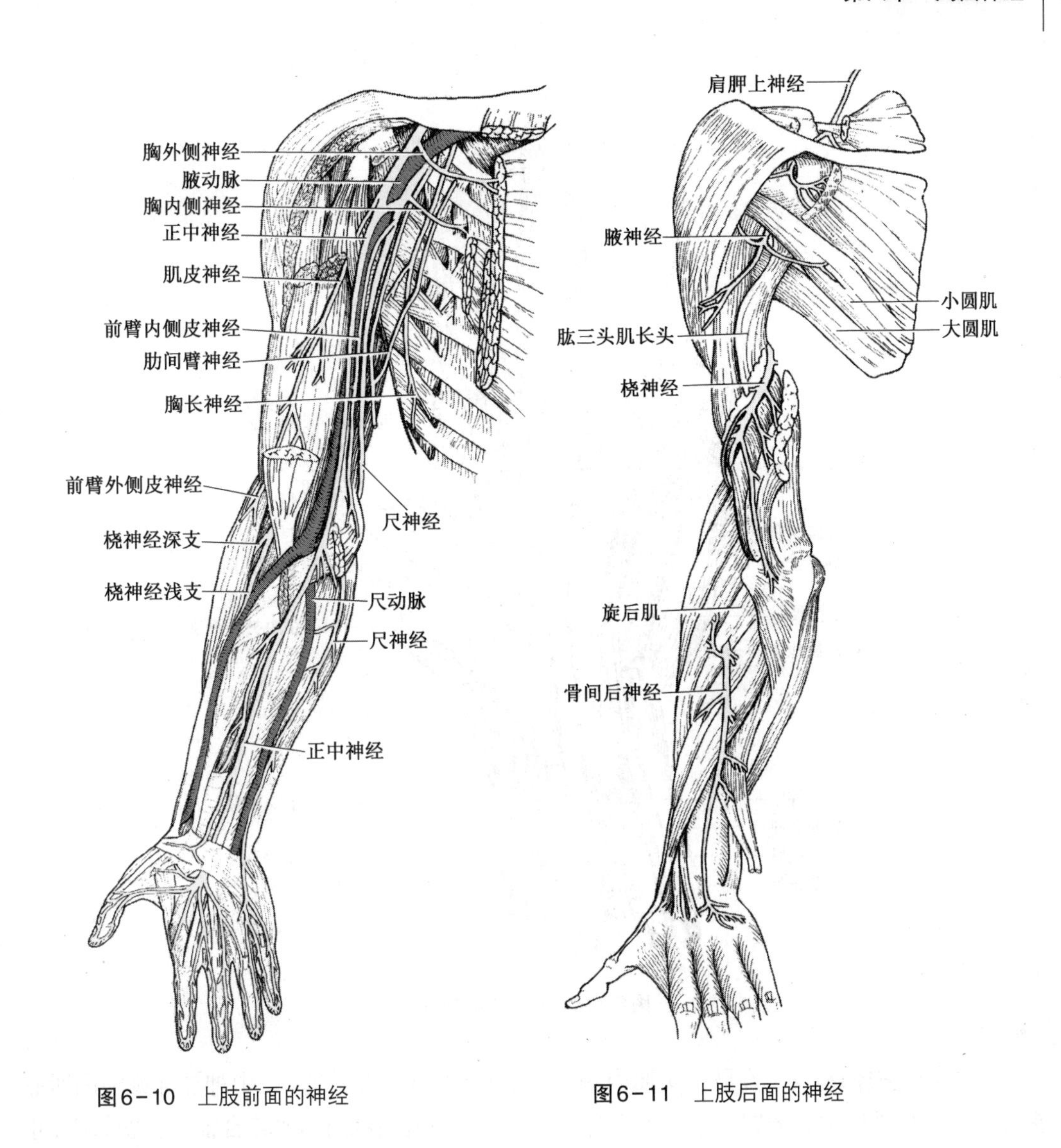

图6－10　上肢前面的神经

图6－11　上肢后面的神经

肌下端外侧穿出深筋膜，称为**前臂外侧皮神经**，分布于前臂外侧皮肤。

7. **正中神经**（图6-9，图6-10）　发自臂丛内外侧束的内外侧两根，两根夹持腋动脉向下合成正中神经。沿肱二头肌内侧沟下行，并由外侧向内侧跨过肱动脉，沿该动脉下行到肘窝。从肘窝向下穿旋前圆肌和指浅屈肌腱弓，继续行于前臂的正中，位于前臂浅、深屈肌之间，在前臂下1/3处行于桡侧腕屈肌腱和掌长肌腱之间，经屈肌支持带深面的腕管入手掌。

正中神经在臂部一般无分支，在肘部及前臂发出许多**肌支**和沿前臂骨间膜下行的**骨间前神经**，分布于除肱桡肌、尺侧腕屈肌、指深屈肌尺侧半以外的所有前臂屈肌和旋前圆肌以及附近关节。在屈肌支持带的下方由正中神经外侧缘发出一粗短的**返支**，行于桡动脉掌浅支外侧，分布于拇收肌以外的鱼际肌。在手掌区，正中神经发出数支**指掌侧总神经**，每一指掌侧总神经下行至掌骨头附近又分成2支**指掌侧固有神经**沿手指的相对缘行至指尖。在手部，正中神经分布于第1、第2蚓状肌及拇收肌以外的鱼际肌、手掌桡侧2/3区、桡侧3个半指掌面及其中节和远节指背面的皮肤（图6－12，图6－14）。

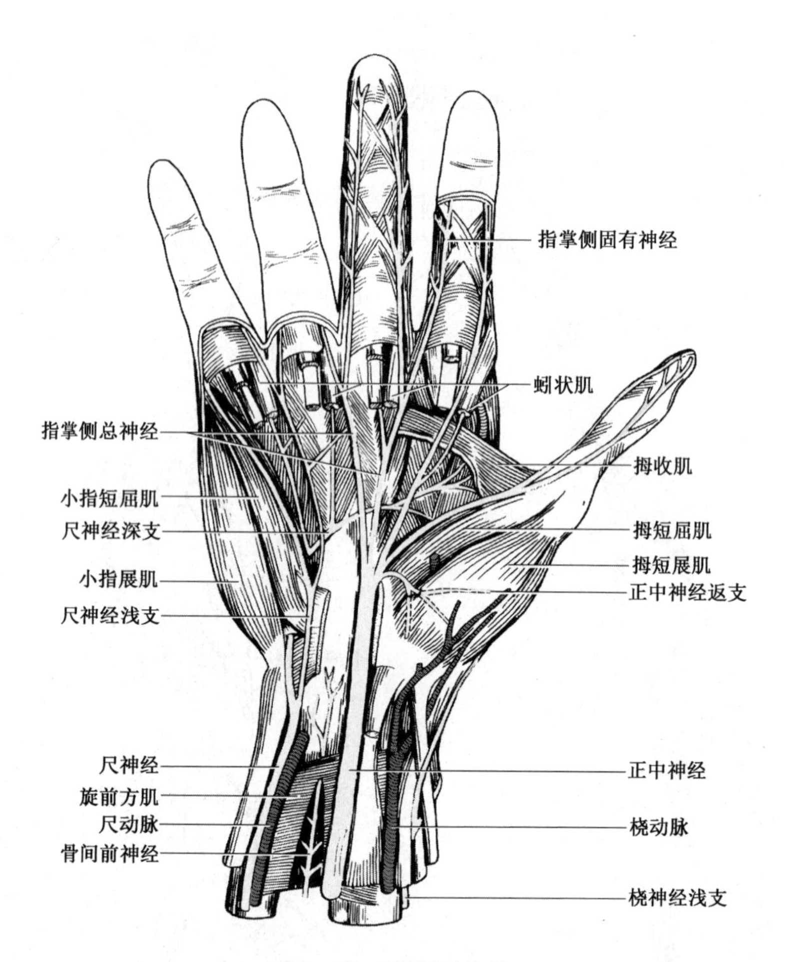

图6-12　手掌面的神经

正中神经损伤易发生在肱二头肌内侧沟、前臂和腕部。在前臂，正中神经穿旋前圆肌肱头与尺头处易受压迫，造成屈腕无力、手掌感觉受损，即所谓**旋前圆肌综合征**。在腕管内，正中神经易因周围结构炎症、肿胀、骨质增生、骨折或关节脱位而受压迫，形成**腕管综合征**，表现为鱼际肌萎缩，手掌平坦，桡侧3指掌面感觉障碍。正中神经近端损伤后，主要表现为前臂不能旋前（旋前圆肌瘫痪），屈腕无力（屈腕肌瘫痪），拇、示指不能屈曲（屈指肌瘫痪），手形类似"**手枪手**"，拇指不能对掌，手掌平坦（鱼际肌瘫痪），桡侧3指掌面感觉障碍（图6-15）。

8. **尺神经**（图6-9，图6-10）　发自臂丛内侧束，在腋动、静脉之间出腋窝后，沿肱动脉内侧、肱二头肌内侧沟下行至臂中部，穿臂内侧肌间隔至臂后区内侧，经肱骨内上髁后方的尺神经沟，向下穿过尺侧腕屈肌起端转至前臂前内侧，继而在尺侧腕屈肌和指深屈肌之间、尺动脉内侧下行，在腕关节上方发出手背支，本干在豌豆骨外侧，经屈肌支持带表面分浅、深支，再经掌腱膜深面、腕管浅面进入手掌。

尺神经在臂部未发出分支，在前臂上部发出**肌支**分布于尺侧腕屈肌和指深屈肌的尺侧半。在腕关节上方发出的**手背支**转向手背侧，分布于手背尺侧1/2区及尺侧2个半指背面的皮肤；**浅支**分布于手掌尺侧1/3区和尺侧1个半手指掌面的皮肤（图6-12，图6-13，

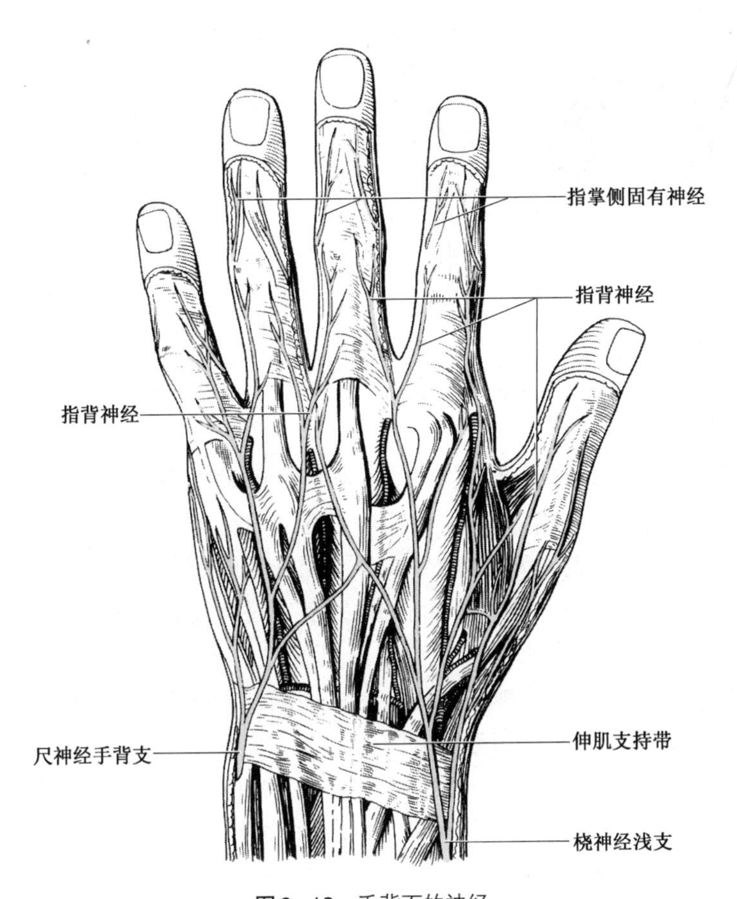

图6-13　手背面的神经

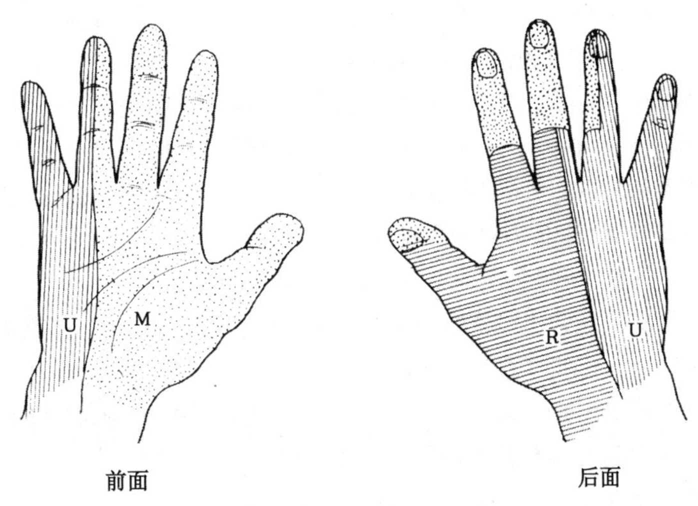

图6-14　手皮肤的神经分布
M. 正中神经；U. 尺神经；R. 桡神经

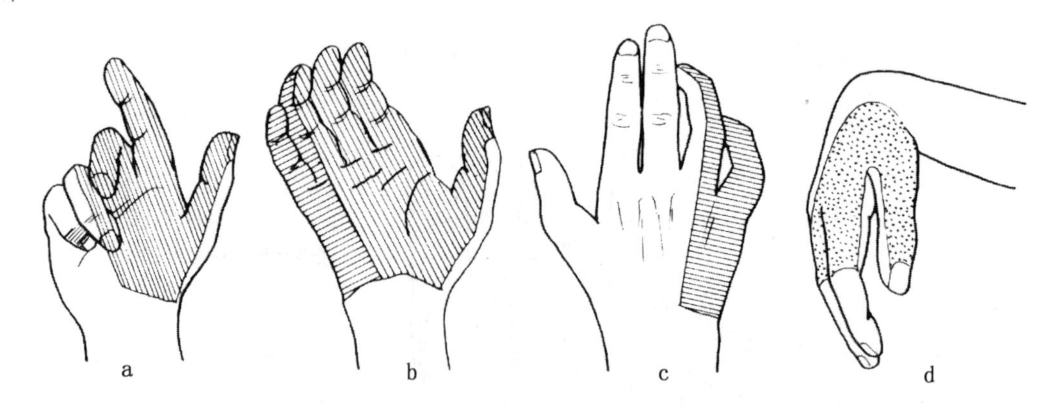

图6-15 桡、尺、正中神经损伤时的手形及皮肤感觉丧失区
a. 手枪手（正中神经损伤）；b. 猿手（正中神经与尺神经合并损伤）；c. 爪形手（尺神经损伤）；d. 垂腕（桡神经损伤）

图6-14）；**深支**分布于小鱼际肌、拇收肌、骨间掌侧肌、骨间背侧肌和第3、第4蚓状肌。

尺神经易受损伤部位在肱二头肌内侧沟、肘部尺神经沟、尺侧腕屈肌两起点之间或豌豆骨外侧。损伤后的主要表现为屈腕能力减弱（屈腕、屈指肌瘫痪），拇指不能内收（拇收肌瘫痪），各指不能互相并拢，第4、第5指的掌指关节过伸而指间关节屈曲（骨间肌，第3、第4蚓状肌瘫痪），手形称为**“爪形手”**；小鱼际肌萎缩平坦，手掌、手背内侧缘皮肤的感觉障碍（图6-15）。尺神经与正中神经合并损伤时，由于小鱼际肌和鱼际肌、骨间肌、蚓状肌均萎缩，手掌更显平坦，即所谓**“猿手”**（图6-15）。

9. *桡神经*（图6-10，图6-11） 发自臂丛后束，先位于腋动脉的后方，伴肱深动脉向下外行，先经肱三头肌长头与内侧头之间，继而沿桡神经沟绕肱骨中段后面向下外行，至肱骨外上髁前方分为浅深两支。

桡神经在臂部发出的分支有：① **臂后皮神经**在腋窝处发出，较小，分布于臂后区皮肤。② **臂外侧下皮神经**在三角肌止点远侧浅出，分布于臂下外侧部皮肤。③ **前臂后皮神经**在臂中份外侧浅出下行，继而在前臂后面下行至腕部，分布于前臂后面皮肤。④ **肌支**分布于肱三头肌、肘肌、肱桡肌和桡侧腕长伸肌。⑤ **肘关节支**分布于肘关节。

终支之一**桡神经浅支**为皮支，自肱骨外上髁前外侧向下沿桡动脉外侧下行，在前臂中下1/3交界处转向后面，并下行至手背，分为4～5支**指背神经**，分布于手背桡侧半和桡侧2个半手指近节背面的皮肤（图6-13，图6-14）。另一终支**桡神经深支**为肌支，经桡骨颈外侧穿旋后肌至前臂后面，改名为**骨间后神经**，在前臂浅、深伸肌之间下行至腕关节后面，沿途分支分布于前臂伸肌、桡尺远侧关节、腕关节和掌骨间关节。

桡神经易损伤部位在臂中段桡神经沟、穿旋后肌行于桡骨附近。损伤后主要表现为不能伸腕、伸指，呈垂腕姿态，即**“垂腕症”**（图6-15）；手背第1、第2掌骨之间的皮肤感觉障碍。

10. *臂内侧皮神经*（图6-9，图6-10） 发自臂丛内侧束，于腋静脉内侧下行，继而沿肱动脉和贵要静脉内侧下行至臂中份附近浅出，分布于臂内侧和臂前面的皮肤。

11. *前臂内侧皮神经*（图6-9，图6-10） 发自臂丛内侧束，在腋动、静脉之间下行，继而沿肱动脉内侧下行，至臂中份浅出与贵要静脉伴行，然后分前后两支，分布于前臂内侧区前后两面的皮肤。

五、胸神经前支

胸神经前支共12对，除第1胸神经前支的大部分和第12胸神经前支的小部分分别参加臂丛和腰丛外，其余皆不成丛。第1～11胸神经前支，各自位于相应的肋间隙内，称为**肋间神经**。第12胸神经前支位于第12肋的下方，故称为**肋下神经**。肋间神经在肋间内外肌之间与肋间血管一起沿肋沟走行，自上而下按静脉、动脉、神经的次序并列。上6对肋间神经的肌支分布于肋间肌、上后锯肌和胸横肌；皮支之一为**外侧皮支**在肋角前分出，斜穿前锯肌后，分前后支分布于胸侧壁和肩胛区的皮肤；皮支之二为**前皮支**在近胸骨外侧缘穿出，分布于胸前壁皮肤，向内分布于胸膜壁层。其中第4～6肋间神经的外侧皮支和第2～4肋间神经前皮支还分布于乳房。第2肋间神经的外侧皮支较粗大，称为**肋间臂神经**，常横过腋窝到臂内侧与臂内侧皮神经交通，分布于臂上部内侧面皮肤。第7～11肋间神经除分布于相应的肋间肌和胸壁皮肤及壁胸膜外，并斜向前下和肋下神经一起行于腹内斜肌和腹横肌之间，分布于腹前外侧群肌、腹壁皮肤及壁腹膜。

胸神经前支在胸、腹壁皮肤的节段性分布最明显，由上向下依次排列。如T_2分布区相当于骨角平面，T_4分布区相当于乳头平面，T_6分布区相当于剑突平面，T_8分布区相当于肋弓平面，T_{10}分布区相当于脐平面，T_{12}分布区相当于脐与耻骨联合连线中点的平面（图6-16）。临床上常以节段性分布区的感觉障碍来推断脊髓损伤平面的位置。

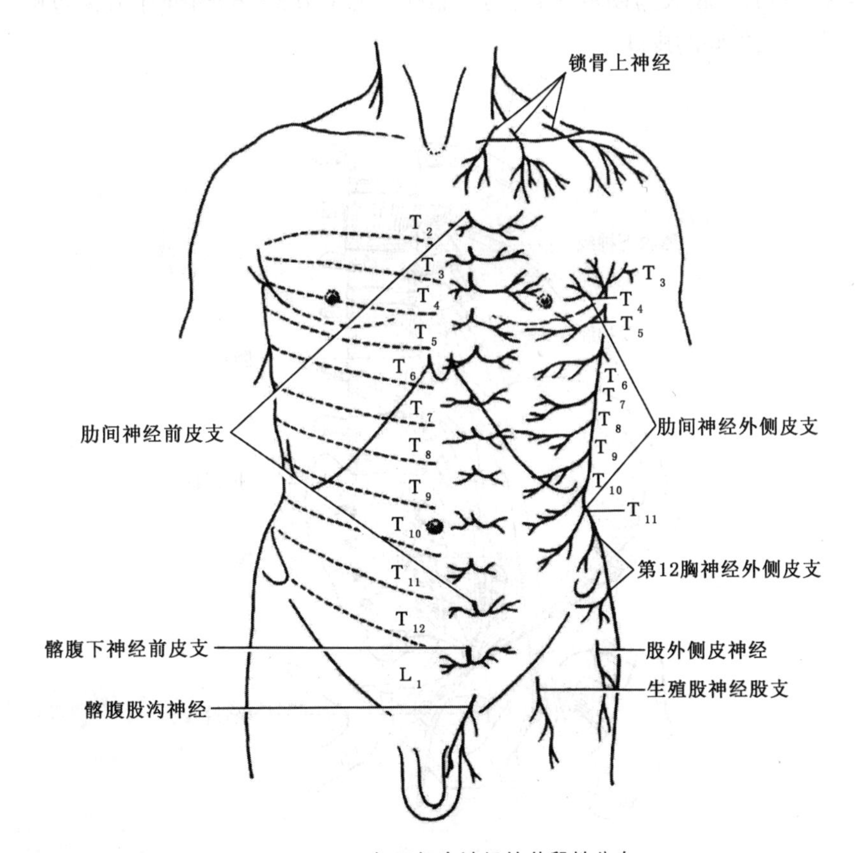

图6-16　躯干部皮神经的节段性分布

六、腰丛

（一）腰丛的组成和位置

腰丛由第12胸神经前支的一部分、第1～3腰神经前支和第4腰神经前支的一部分共同构成（图6-17）。位于腰大肌的深面、腰椎横突的前方。

（二）腰丛的分支

1. **髂腹下神经**（图6-17） 自腰大肌外侧缘穿出后，经肾后方和腰方肌前面向外下行，由髂嵴上方入腹内斜肌与腹横肌之间，继续向前行于腹内斜肌与腹外斜肌之间，最后在腹股沟管浅环上方3 cm处穿腹外斜肌腱膜达皮下，沿途发出肌支分布于腹壁诸肌，皮支分布于臀外侧区、腹股沟区和下腹部的皮肤。

2. **髂腹股沟神经**（图6-17） 在髂腹下神经下方出腰大肌外侧缘，斜行跨过腰方肌和髂肌上部，在髂嵴前端附近穿过腹横肌，经腹横肌与腹内斜肌之间前行，继而穿腹股沟管随精索或子宫圆韧带出浅环，其肌支分布于腹壁诸肌，皮支分布于腹股沟部、阴囊或大阴唇的皮肤。在腹股沟疝修补术时，勿伤及上述两神经。

3. **股外侧皮神经**（图6-18） 自腰大肌外侧缘穿出后，向前外侧走行，越过髂肌表面至髂前上棘内侧，经腹股沟韧带深面，约在髂前上棘下方5～6 cm处穿出深筋膜，分布于大腿外侧面和臀区外侧的皮肤。

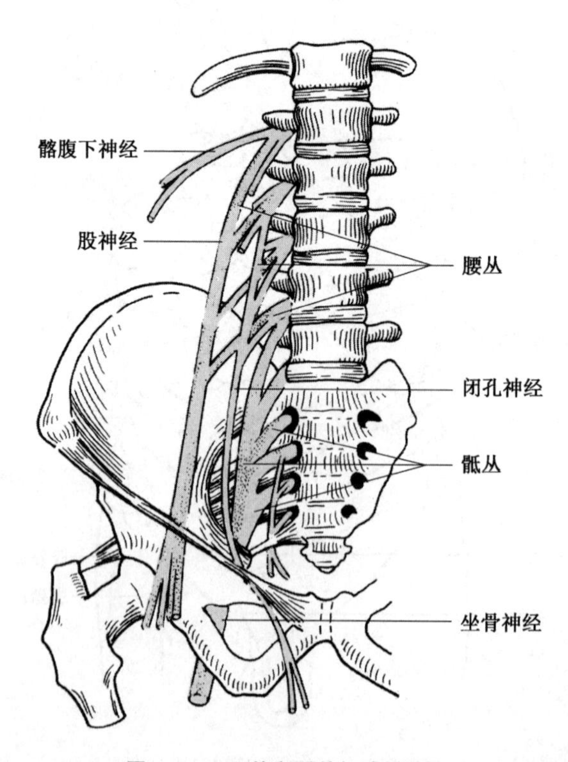

图6-17 腰丛和骶丛组成模式图

4. **股神经**(图6-18)　是腰丛分支中最大的神经，自腰大肌外侧缘穿出，继而沿腰大肌和髂肌之间下行，经腹股沟韧带中点稍外侧的深面、股动脉外侧进入大腿前面股三角内，肌支分布于髂肌、耻骨肌、股四头肌和缝匠肌，有数条短的皮支即**股中间皮神经**、**股内侧皮神经**，分布于大腿前面、膝关节前面的皮肤。股神经中有一最长的皮支，称为**隐神经**，伴股动脉入收肌管下行，穿该管前壁至膝关节内侧下行，于缝匠肌下段后方浅出至皮下，与大隐静脉伴行，沿小腿内侧面下行至足内侧缘，分布于髌下、小腿内侧面及足内侧缘的皮肤。股神经损伤后表现为不能伸小腿(股四头肌瘫痪)，行走困难，膝跳反射消失，大腿前面和小腿内侧面等处皮肤感觉障碍。

5. **闭孔神经**(图6-18)　自腰大肌内侧缘穿出，伴闭孔动脉沿盆腔侧壁向前下行，穿闭膜管出盆腔，分前后两支分别经短收肌前后两面至大腿内侧，肌支分布于闭孔外肌和大腿内侧群肌，皮支分布于大腿内侧面的皮肤。

6. **生殖股神经**(图6-17)　自腰大肌前面穿出后，在该肌前面下行，斜过输尿管后方前行，在腹股沟韧带上方分为生殖支和股支。**生殖支**在腹股沟管深环处进入该管，分布于提睾肌

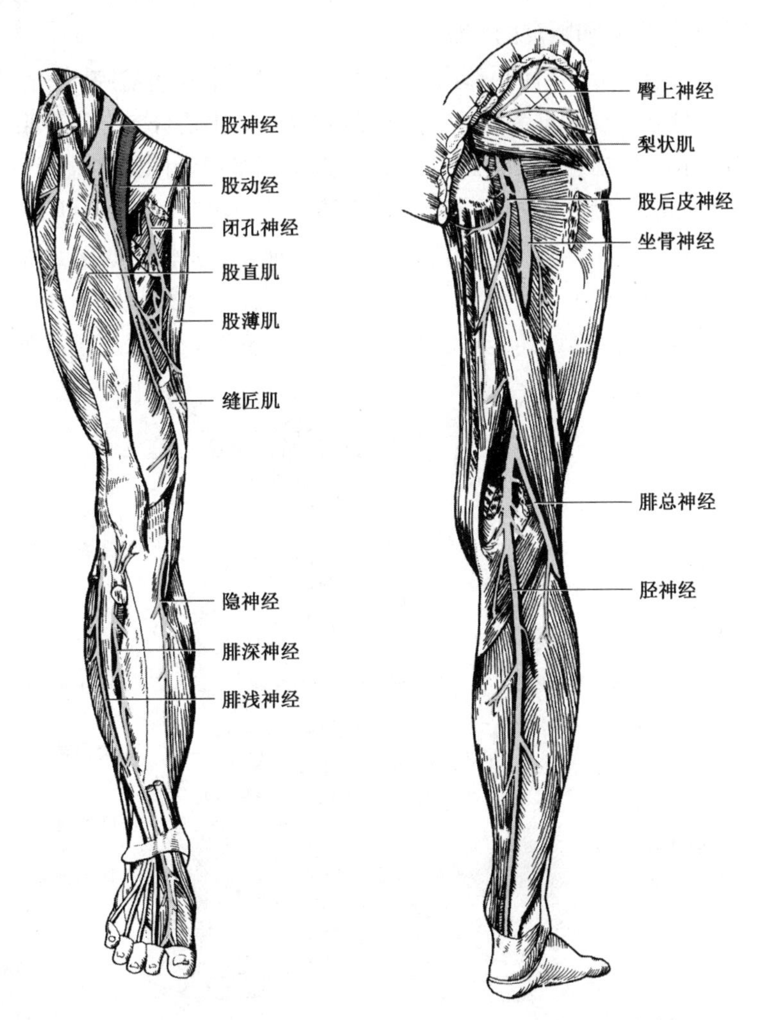

图6-18　下肢前面的神经　　图6-19　下肢后面的神经

和阴囊或随子宫圆韧带分布于大阴唇；**股支**穿过股鞘和大腿阔筋膜，分布于股三角部的皮肤。

七、骶丛

（一）骶丛的组成和位置

骶丛由第4腰神经前支的一部分和第5腰神经前支合成的腰骶干及全部骶、尾神经前支组成，是全身最大的脊神经丛（图3-17）。位于盆腔内，骶骨和梨状肌的前面。

（二）骶丛的分支

1. **臀上神经**（图6-19） 伴臀上动、静脉经梨状肌上孔出盆腔，行于臀中肌和臀小肌之间，分上支和下支分布于臀中肌、臀小肌、阔筋膜张肌。

2. **臀下神经**（图6-19） 伴臀下动、静脉经梨状肌下孔出盆腔，行于臀大肌深面，分布于臀大肌。

3. **股后皮神经**（图6-19） 经梨状肌下孔出盆腔，在臀大肌深面行至其下缘浅出下行，分布于臀区、大腿后面和腘窝的皮肤。

4. **阴部神经**（图6-20） 伴阴部内动、静脉经梨状肌下孔出盆腔，绕坐骨棘经坐骨小孔入坐骨直肠窝，分布于会阴部和外生殖器的肌和皮肤。主要分支有：① **肛神经**，又名**直肠下神经**，分布于肛门外括约肌和肛门部皮肤。② **会阴神经**沿阴部内血管下方前行，分布于会阴诸肌和阴囊或大阴唇的皮肤。③ **阴茎背神经**沿阴茎背侧前行达阴茎头，分布于阴茎的海绵体及皮肤。做包皮环切术时，需阻滞麻醉此神经。女性为**阴蒂背神经**。

5. **坐骨神经**（图6-19） 是全身最粗大最长的神经。经梨状肌下孔出盆腔，在臀大肌深面，经大转子与坐骨结节之间至大腿后面，在股二头肌长头深面继续下行，多在腘窝

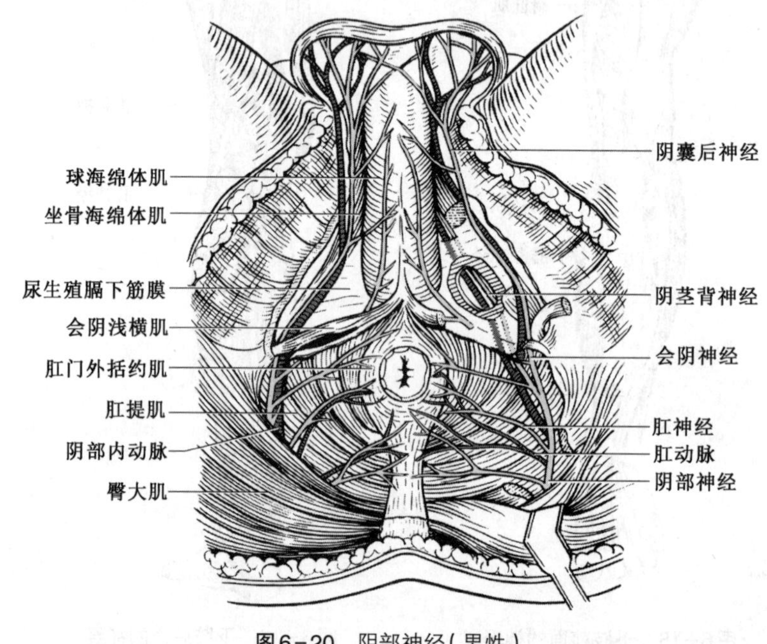

图6-20 阴部神经（男性）

上角附近分为胫神经和腓总神经。坐骨神经干在大腿后面发出肌支，分布于大腿后群肌。

坐骨神经出盆腔时与梨状肌的位置关系常有变异，主要表现为：以一总干出梨状肌下孔者约占66.3%；其变异以坐骨神经在盆内分两支，胫神经出梨状肌下孔，腓总神经穿梨状肌肌腹者多见，约占27.3%；其他类型约占6.4%。坐骨神经与梨状肌关系十分密切，当梨状肌损伤、出血肿胀时，易压迫坐骨神经引起腰腿痛，称为**梨状肌综合征**。

（1）**胫神经**　为坐骨神经干的直接延续，沿腘窝中线在小腿三头肌深面，伴胫后血管下行，经内踝后方屈肌支持带深面的踝管至足底，分为足底内侧神经和足底外侧神经。胫神经在腘窝和小腿后面发出分支：肌支分布于小腿后群肌；皮支主要有**腓肠内侧皮神经**伴小隐静脉下行沿途分支分布于附近的皮肤，并在小腿下部与腓总神经分出的腓肠外侧皮神经吻合成**腓肠神经**，经外踝后方沿足外侧前行，分布于足背和小趾外侧缘的皮肤；关节支分布于膝关节和踝关节。胫神经两终支**足底内侧皮神经**和**足底外侧皮神经**（图6-21），分布于足底肌和足底皮肤。

胫神经损伤后主要表现为足不能跖屈，不能以足尖站立，足内翻力弱；由于拮抗肌的牵拉，出现足背屈和外翻位，呈“**钩状足**”畸形（图6-22）；感觉障碍主要在足底。

（2）**腓总神经**　自坐骨神经发出后，沿腘窝上外侧缘向外下方行，绕腓骨颈向前，穿过腓骨长肌至小腿前面，分为腓浅神经和腓深神经。

腓总神经在腘窝处发出关节支和皮支，关节支分布于膝关节前外侧部及胫腓关节；皮支为**腓肠外侧皮神经**，分布于小腿外侧面的皮肤，并与胫神经分出的腓肠内侧皮神经吻合成腓肠神经。

腓浅神经分出后，在腓骨长肌深面下行，继而在腓骨长、短肌与趾长伸肌之间下行，沿途分支分布于小腿外侧群肌，在小腿中下1/3交界处穿出为皮支，分布于小腿前外侧面下

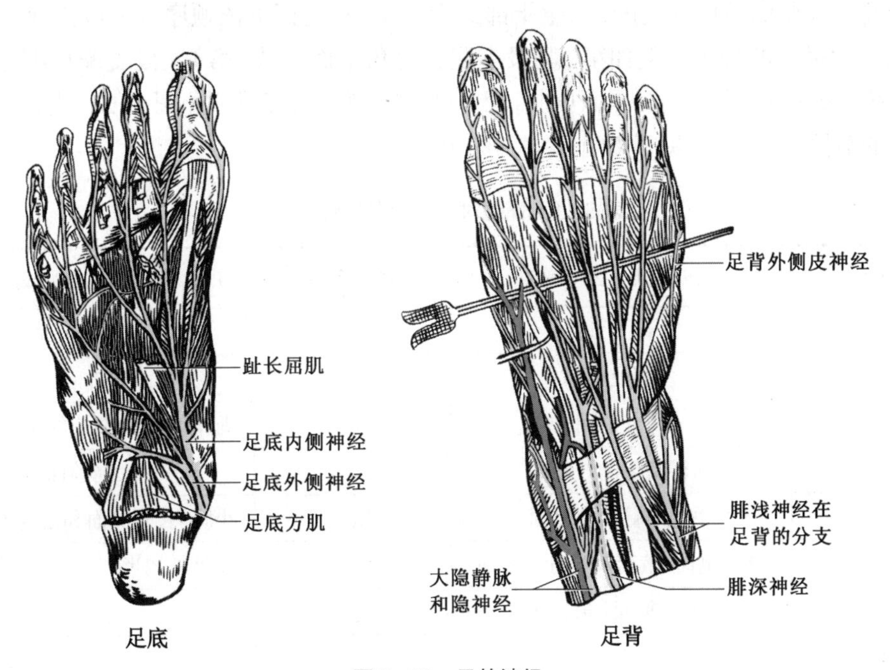

图6-21　足的神经

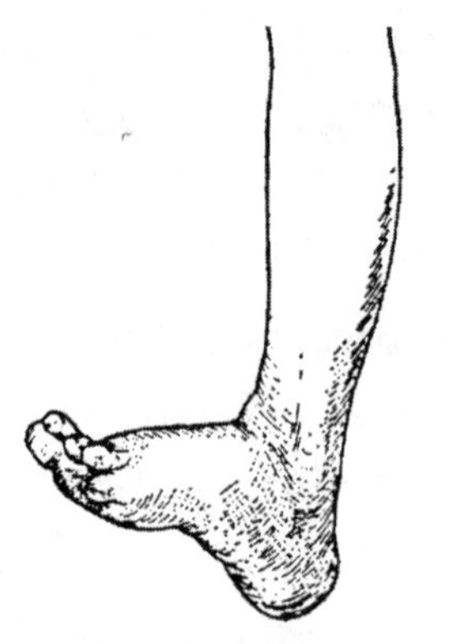
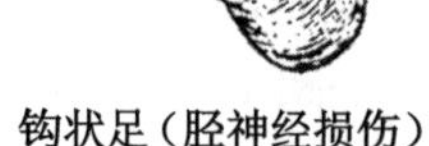
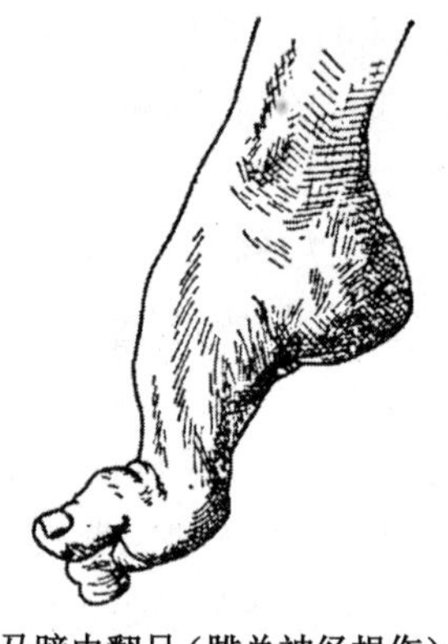

钩状足（胫神经损伤）　　马蹄内翻足（腓总神经损伤）

图6-22　神经损伤后的畸形足

部和足背、第2～5趾背的皮肤（图6-21）。

腓深神经分出后，经腓骨与腓骨长肌之间斜向前行，伴胫前血管于小腿前群肌之间下行，经踝关节前方至足背，分支分布于小腿前群肌、足背肌和第1～2趾相邻缘背面皮肤（图6-21）。

腓总神经在绕腓骨颈处位置表浅，易受损伤。损伤后主要表现为足不能背屈，不能外翻，不能伸趾；由于重力和后群肌的过度牵拉，出现足下垂并内翻，呈“**马蹄内翻足**”畸形（图6-22），患者走路时呈跨阈步态；感觉障碍在小腿前外侧面下部和足背明显。

附一　脊髓对皮肤的节段性支配

脊髓对皮肤的节段性支配，以躯干部最为典型，自上而下依顺序分节段排列，有规律地形成连续横行的环带。例如第2胸段支配胸骨角平面皮肤，第4胸段支配（男性）乳头平面皮肤，第6胸段支配剑突平面皮肤，第10胸段支配脐平面皮肤（图6-23，表6-1）。了解皮肤的节段性支配，有助于对脊髓损伤的定位诊断。

表6-1　脊髓对皮肤的节段性支配

脊髓节段	皮肤区域	脊髓节段	皮肤区域
C_2	枕部及颈部	T_8	季肋部平面
$C_{3\sim4}$	颈部及肩部	T_{10}	脐平面
C_5	臂外侧面	T_{12}	耻骨联合与脐连线中点平面
$C_{6\sim7}$	前臂和手的外侧面	$L_{2\sim3}$	大腿前面
$C_8\sim T_1$	手和前臂的内侧面	$L_{4\sim5}$	小腿内、外侧面和足的内侧半
T_2	臂内侧面，腋窝及胸骨角平面	$S_{1\sim3}$	足外侧半和大、小腿后面
T_4	乳头平面（男性）	$S_{4\sim5}$	会阴部
T_6	剑突平面		

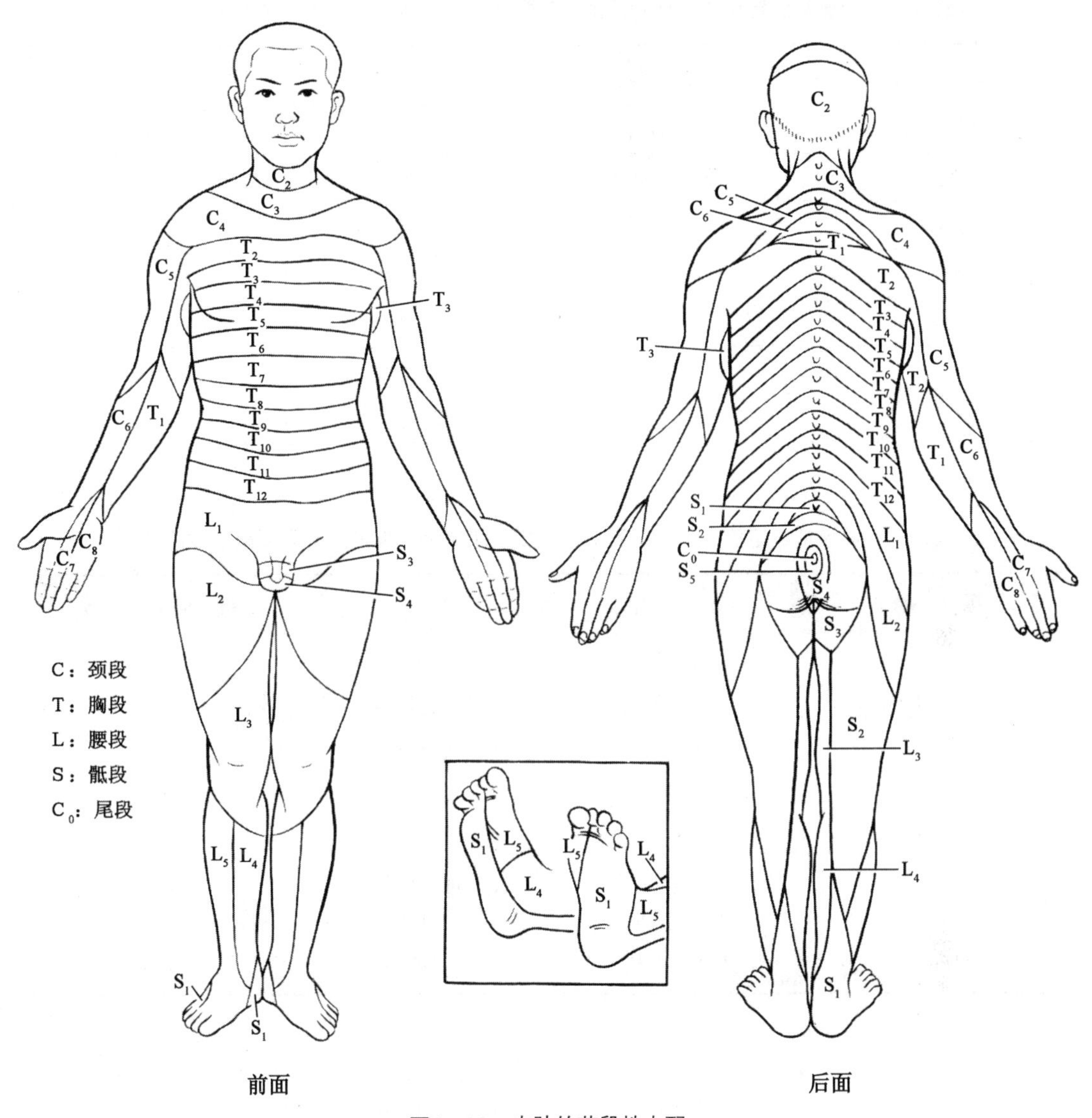

图6-23　皮肤的节段性支配

附二　脊髓对肌的节段性支配

脊髓对肌肉的节段性支配，概括地说，第1颈段到第4颈段支配颈肌及膈肌；第5颈段到第1胸段支配上肢肌；第2胸段到第1腰段支配躯干肌；第2腰段到第2骶段支配下肢肌；第3骶段到第5骶段及尾段主要支配会阴肌。在临床实践中，只需检测少数相关肌肉的运动，便可确定神经损伤的部位。四肢神经定位诊断所检测的运动相关肌肉及其神经支配和脊髓节段见表6-2、表6-3。

表6-2 上肢神经定位诊断所检测的运动相关肌肉及其神经支配和脊髓节段简表

运动	肌肉	神经	脊髓节段
肩外展	三角肌	腋神经	C_5
屈肘	肱二头肌	肌皮神经	$C_{5\sim6}$
桡侧伸腕	桡侧腕长、短伸肌	桡神经	C_6
伸肘	肱三头肌	桡神经	C_7
屈指	拇长屈肌、指深屈肌	正中神经	C_8
拇指外展	拇短展肌	正中神经	T_1
	第1骨间背侧肌	尺神经	$C_8\sim T_1$

表6-3 下肢神经定位诊断所检测的运动相关肌肉及其神经支配和脊髓节段简表

运动	肌肉	神经	脊髓节段
屈髋	髂腰肌	股神经	$L_{1\sim2}$
收髋	大腿内收肌	闭孔神经	$L_{2\sim3}$
伸膝	股四头肌	股神经	$L_{3\sim4}$
足背屈	胫骨前肌	腓深神经	L_4
足内翻	胫骨后肌	胫神经	$L_{4\sim5}$
足外翻	腓骨长、短肌	腓浅神经	$L_5\sim S_1$
屈膝	股二头肌	坐骨神经干	S_1
足跖屈	小腿三头肌	胫神经	$S_{1\sim2}$

附三 四肢主要的皮神经分布

1. **上肢主要的皮神经分布**（图6-24，图6-25）

（1）**肋间臂神经** 第2肋间神经在腋前线附近发出的外侧皮支特别粗，除分布于胸壁外，还分布于臂内侧皮肤，故称为肋间臂神经。

（2）**臂内侧皮神经** 发自臂丛内侧束，行于腋静脉的后方和内侧，于臂上部内侧穿出深筋膜，分布于臂内侧皮肤。

（3）**前臂内侧皮神经** 发自臂丛内侧束，先行于腋动、静脉之间，然后行于肱动脉内侧于臂中部穿出深筋膜，分布于前臂内侧皮肤。

（4）**前臂外侧皮神经** 肌皮神经在肱二头肌与肱肌之间行向外下方，其末支于肱二头肌外侧缘穿出深筋膜成为前臂外侧皮神经，分布于前臂外侧皮肤。

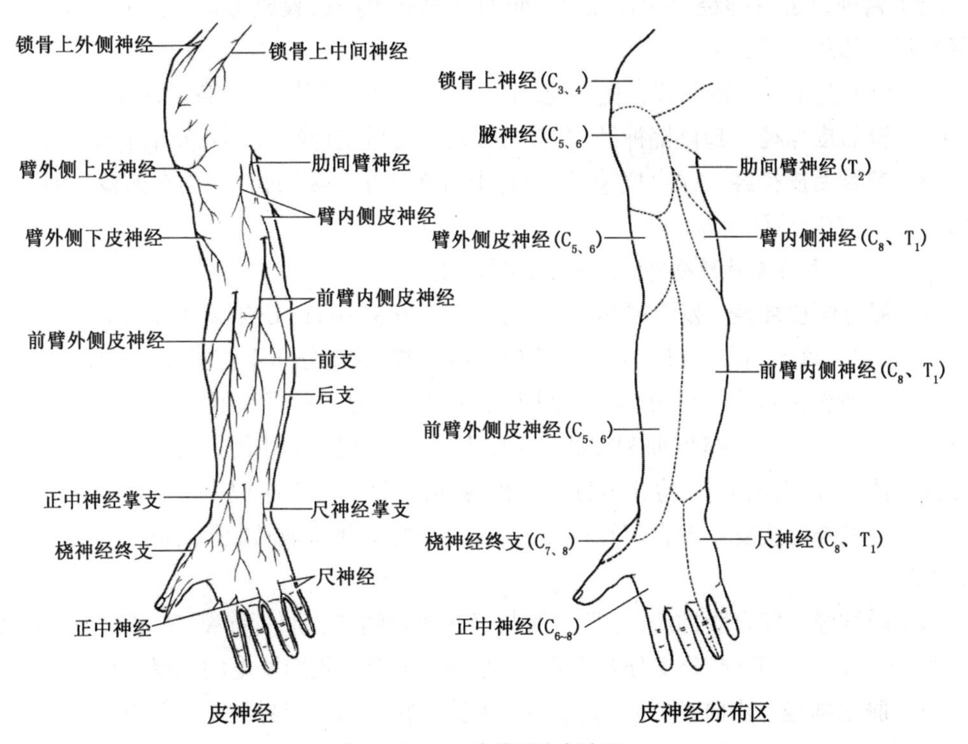
锁骨上外侧神经
锁骨上中间神经
臂外侧上皮神经
肋间臂神经
臂内侧皮神经
臂外侧下皮神经
前臂内侧皮神经
前臂外侧皮神经
前支
后支
正中神经掌支
尺神经掌支
桡神经终支
尺神经
正中神经
锁骨上神经($C_{3、4}$)
腋神经($C_{5、6}$)
肋间臂神经(T_2)
臂外侧皮神经($C_{5、6}$)
臂内侧神经(C_8、T_1)
前臂内侧神经(C_8、T_1)
前臂外侧皮神经($C_{5、6}$)
桡神经终支($C_{7、8}$)
尺神经(C_8、T_1)
正中神经($C_{6\sim8}$)
皮神经
皮神经分布区

图6-24 上肢前面的皮神经

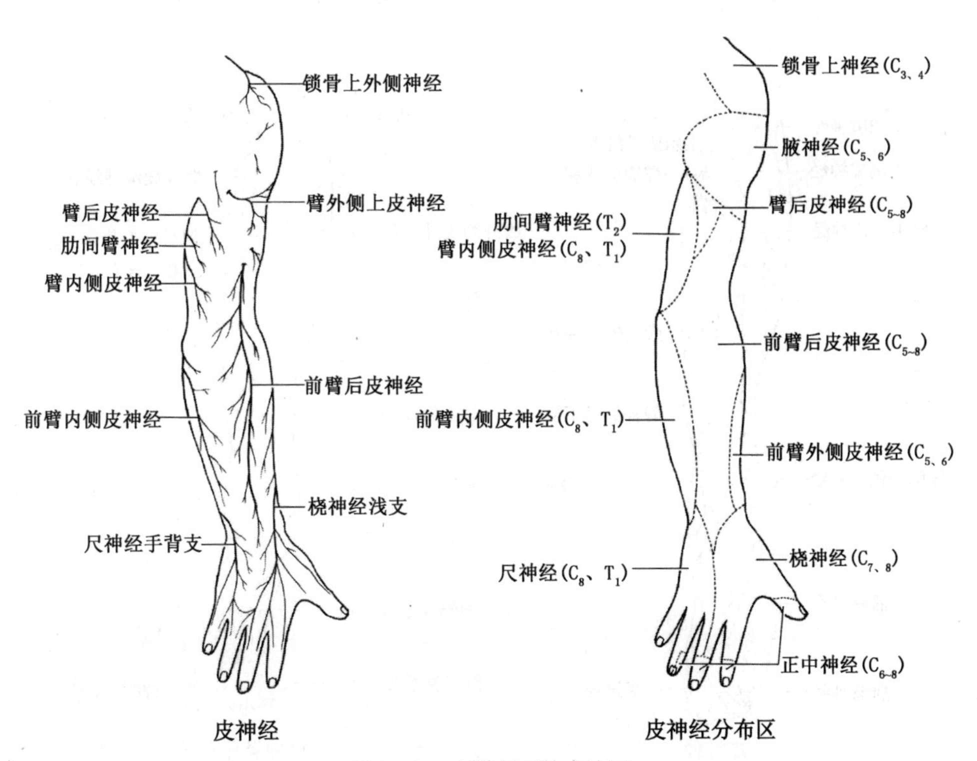
锁骨上外侧神经
臂外侧上皮神经
臂后皮神经
肋间臂神经
臂内侧皮神经
前臂后皮神经
前臂内侧皮神经
桡神经浅支
尺神经手背支
锁骨上神经($C_{3、4}$)
腋神经($C_{5、6}$)
臂后皮神经($C_{5\sim8}$)
肋间臂神经(T_2)
臂内侧皮神经(C_8、T_1)
前臂后皮神经($C_{5\sim8}$)
前臂内侧皮神经(C_8、T_1)
前臂外侧皮神经($C_{5、6}$)
桡神经($C_{7、8}$)
尺神经(C_8、T_1)
正中神经($C_{6\sim8}$)
皮神经
皮神经分布区

图6-25 上肢后面的皮神经

（5）**臂外侧上皮神经** 腋神经自三角肌后缘穿出深筋膜成为臂外侧上皮神经，分布于臂外侧上部及肩部皮肤。

（6）**臂外侧下皮神经** 起自桡神经，在三角肌止点远侧浅出，分布于臂外侧下部皮肤。

（7）**臂后皮神经** 起自桡神经，在腋窝处发出臂后皮神经，较小，分布于臂后面皮肤。

（8）**前臂后皮神经** 起自桡神经，在臂中份外侧穿出深筋膜，继而在前臂后面下行至腕部，分布于前臂后面皮肤。

2. *下肢主要的皮神经分布*（图6-26，图6-27）

（1）**股外侧皮神经** 发自腰丛，在髂前上棘下方5～6 cm处穿阔筋膜浅出皮下。其位置恒定，分前后两支，前支较长，分布于股外侧面皮肤，后支分布于臀区外侧皮肤。

（2）**股神经前皮支** 可分为股中间皮神经和股内侧皮神经。股中间皮神经发自股神经，约在大腿前面中部穿缝匠肌和阔筋膜至皮下，分布于股前面中间部的皮肤。股内侧皮神经发自股神经，在大腿下1/3穿出缝匠肌内侧缘和深筋膜，分布于股中下部内侧份的皮肤。

（3）**闭孔神经皮支** 发自闭孔神经前支，多数穿股薄肌或长收肌，分布于股内侧中上部的皮肤。

（4）**隐神经** 发自股神经，于股薄肌与缝匠肌之间穿收肌管前壁，在膝关节的内侧穿深筋膜，伴大隐静脉下行，分支分布于膝关节内侧、小腿内侧面及足内侧缘的皮肤。

（5）**腓浅神经** 由腓总神经分出，于小腿外侧中下1/3交界处穿出深筋膜至皮下，随即分为内外侧支行至足背，即足背内侧皮神经和足背中间皮神经。

（6）**臀上皮神经** 为第1～3腰神经后支的外侧支，一般有3支，在髂嵴上方竖脊肌的

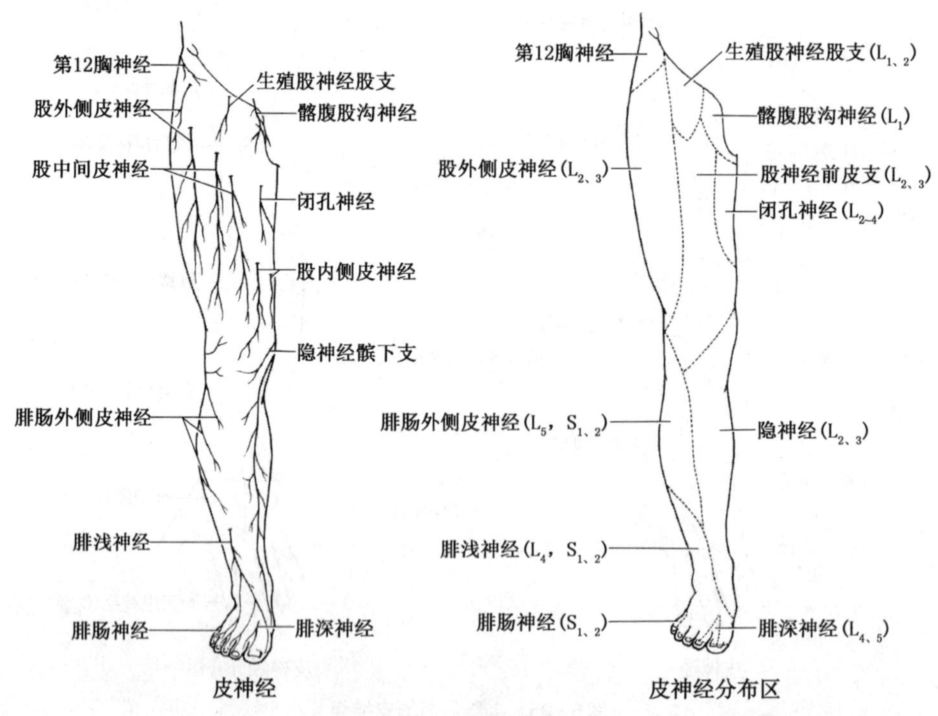

图6-26 下肢前面的皮神经

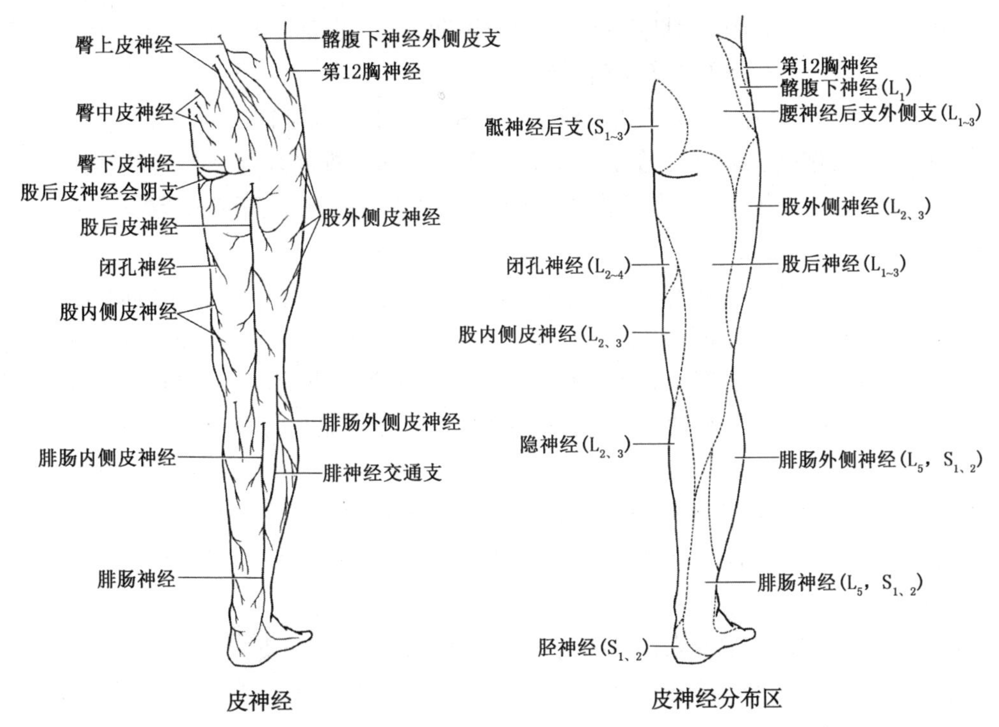

图6-27　下肢后面的皮神经

外侧缘穿出胸腰筋膜，越过髂嵴，分布于臀上部皮肤。

（7）**臀中皮神经**　为第1～3骶神经后支的外侧支，也有3支，在髂后上棘与尾骨尖连线的中1/3段穿出深筋膜向外行，分布于臀内侧部皮肤。

（8）**臀下皮神经**　为股后皮神经的分支，有2～3支，在臀大肌下缘中点附近穿深筋膜浅出，绕臀大肌下缘返折向上行，分布于臀下部皮肤。

（9）**股后皮神经**　为骶丛的分支，在臀大肌下缘穿出深筋膜浅出，然后沿股后正中线的深面下行，自本干沿途发出分支，分布于股后区、腘窝和小腿后面上部的皮肤。

（10）**腓肠内侧皮神经**　在腘窝由胫神经发出，与小隐静脉伴行于腓肠肌内、外侧头之间，多数在小腿中份穿深筋膜浅出，随后与腓肠外侧皮神经发出的交通支吻合成腓肠神经。

（11）**腓肠外侧皮神经**　由腓总神经发出，于腘窝外侧角穿出深筋膜，向下分布于小腿后外上部皮肤，并发出1条交通支与腓肠内侧皮神经吻合。

（12）**腓肠神经**　多由腓肠内侧皮神经和腓肠外侧皮神经发出的交通支于小腿后区下部吻合而成，穿出深筋膜后，经外踝后方达足背外侧，分布于小腿后区下部及足背外侧的皮肤。

附四　全身主要关节的神经分布

关节多接受附近神经的关节支或肌支的分支分布，一般每个关节都接受多条神经的分布。这些神经分布于关节囊和附近韧带，并在滑膜上形成神经网，滑膜炎症刺激，关节疼痛剧烈，而关节囊纤维层和韧带的疼痛定位不明显，关节面则无明确感觉。因此，了解主要关节的神经分布有助于临床疾病的诊治。

1. **脊柱的关节突关节、椎间盘及椎体的神经** 由来自每对脊神经的脊膜支分布。双侧的脊膜支返回椎间孔后又分成上升支和下降支达邻近椎间盘为止。两侧神经分支间互相吻合交织后再发细支，分布于椎体、椎间盘、关节突关节、附近韧带及脊髓的被膜和血管。

2. **肩关节的神经** 由腋神经、肩胛下神经、肩胛上神经、胸外侧神经及肌皮神经的关节支分布。腋神经多分上下两支分布于肩关节囊前外侧区，当腋神经穿四边孔后行时，又发支分布于关节囊的后下部。肩胛下神经分支分布于关节囊前面，而肩胛上神经分支则分布于关节囊后面。胸外侧神经分支分布于关节囊上面，肌皮神经发细支分布于关节囊前上面。

3. **肘关节的神经** 正中神经分支分布于肘关节囊前、内侧部，肌皮神经分支分布于关节囊前部，尺神经发出多条小分支分布于关节囊后壁和内侧壁，桡神经分支分布于关节囊后壁和外侧壁。

4. **腕关节的神经** 主要来自骨间前神经和骨间后神经的分支分布。

5. **骶髂关节的神经** 第5腰神经和第1骶神经的前支分布于骶髂关节囊前面，其后支分布于关节囊后面。

6. **髋关节的神经** 由来自坐骨神经的股方肌支、股神经的股直肌支和闭孔神经的关节支分布。股神经和闭孔神经也分支分布于膝关节，因此当髋关节疾病时常有膝关节的牵涉痛，应注意鉴别。

7. **膝关节的神经** 股神经、隐神经和闭孔神经的关节支分布于膝关节囊前面，胫神经和腓总神经的关节支、隐神经、股二头肌肌支分布于关节囊后面，半月板的神经来自关节周围的神经丛。

8. **踝关节的神经** 胫神经分支分布于踝关节囊后部，腓深神经分布于关节囊前面，隐神经分支分布于关节囊内后方，腓肠神经分支分布于关节囊外后方。

第二节 脑神经

脑神经是与脑相连的周围神经，共12对，以联系脑的部位前后，用罗马数字表示次序。脑神经次序和名称为：Ⅰ嗅神经，Ⅱ视神经，Ⅲ动眼神经，Ⅳ滑车神经，Ⅴ三叉神经，Ⅵ展神经，Ⅶ面神经，Ⅷ前庭蜗神经，Ⅸ舌咽神经，Ⅹ迷走神经，Ⅺ副神经，Ⅻ舌下神经（图6-28）。

脑神经的纤维成分较脊神经复杂，含有7种纤维成分。

1. **一般躯体感觉纤维** 分布于皮肤、肌、肌腱和口、鼻大部分黏膜。

2. **特殊躯体感觉纤维** 分布于视器和前庭蜗器。

3. **一般内脏感觉纤维** 分布于头、颈、胸、腹的脏器。

4. **特殊内脏感觉纤维** 分布于味蕾和嗅器。

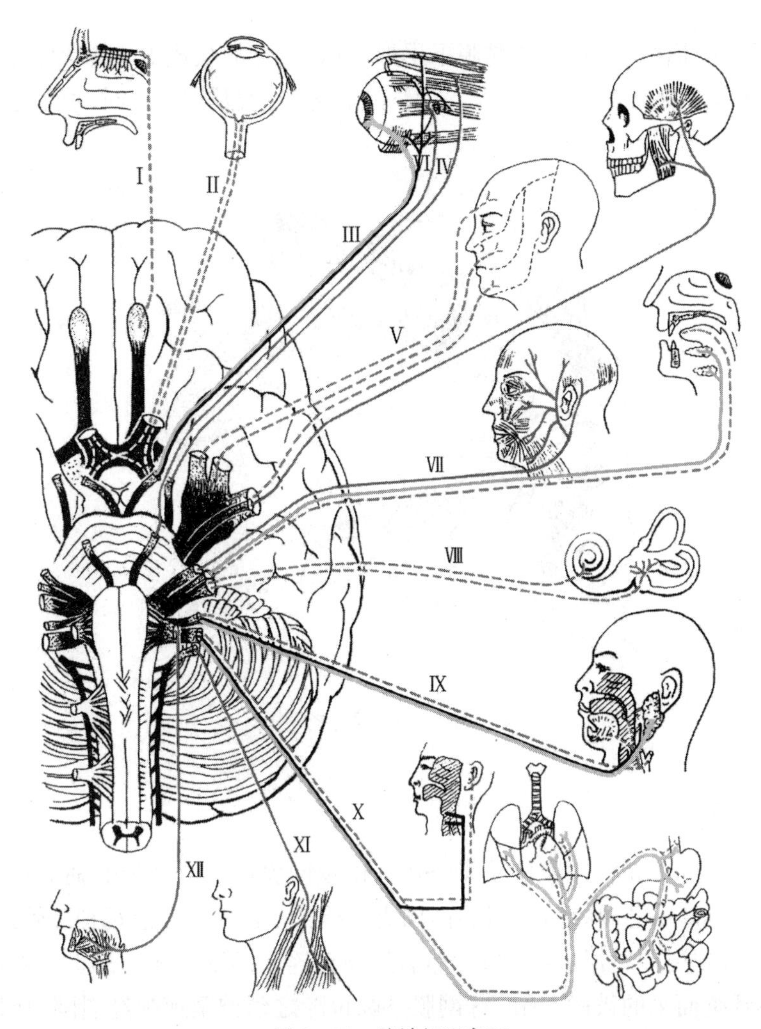

图6-28 脑神经示意图

5. **一般躯体运动纤维** 分布于眼球外肌、舌肌等。

6. **一般内脏运动纤维** 分布于平滑肌、心肌和腺体。

7. **特殊内脏运动纤维** 分布于面肌、咀嚼肌和咽喉肌等。

虽然12对脑神经包括7种纤维成分，但每对脑神经所含的纤维成分不尽相同，有的只含1种纤维，有的含多种纤维。根据各脑神经所含的纤维成分和功能，可把12对脑神经分为3类：一类为**纯感觉性脑神经**，它们是嗅神经、视神经和前庭蜗神经；另一类为**纯运动性脑神经**，它们是动眼神经、滑车神经、展神经、副神经和舌下神经；第3类为**混合性脑神经**，它们是三叉神经、面神经、舌咽神经和迷走神经。脑神经中的一般内脏运动纤维均为**副交感纤维**，仅存在于动眼神经、面神经、舌咽神经和迷走神经中。

一、嗅神经

嗅神经传导嗅觉，属特殊内脏感觉纤维，由嗅细胞的中枢突组成。嗅细胞为双极神经元，位于上鼻甲及与其对应的鼻中隔嗅部黏膜内。嗅细胞的周围突伸向嗅黏膜表面，分布于鼻黏膜嗅部。中枢突无髓鞘，在黏膜下层形成丛状，然后集成20条**嗅丝**，穿过筛板上的筛孔，组成嗅神经（图6-29）。如鼻炎、感冒、颅底骨折，波及嗅神经时，可引起嗅觉迟钝或消失。

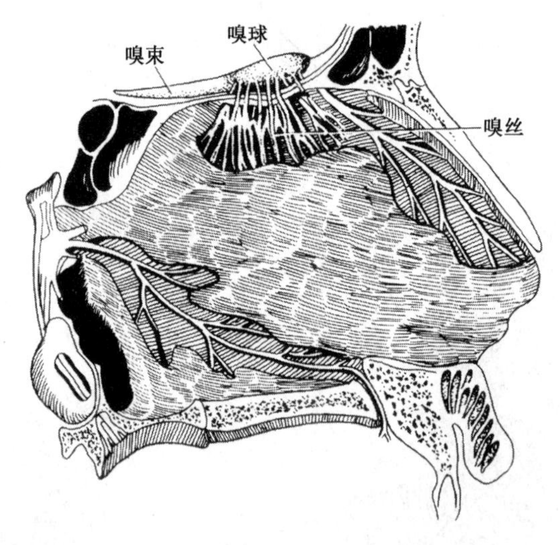

图6-29 嗅神经

二、视神经

视神经传导视觉，属特殊躯体感觉纤维。由视网膜神经节细胞的轴突在视神经盘处集聚后，穿过视网膜外层、脉络膜、巩膜而构成视神经。视神经穿过视神经管进入颅中窝，在垂体前方与对侧视神经形成**视交叉**，然后经**视束**连于间脑（图6-30）。视神经外面包有3层由脑膜延续而来的被膜，脑的蛛网膜下隙也随之延伸至视神经周围，所以当颅内压升高时，常出现视神经盘水肿。一侧视神经损伤后，引起同侧视野偏盲；一侧视交叉损伤后，引起双眼颞侧半视野偏盲；一侧视束损伤后，引起双眼对侧半视野偏盲。

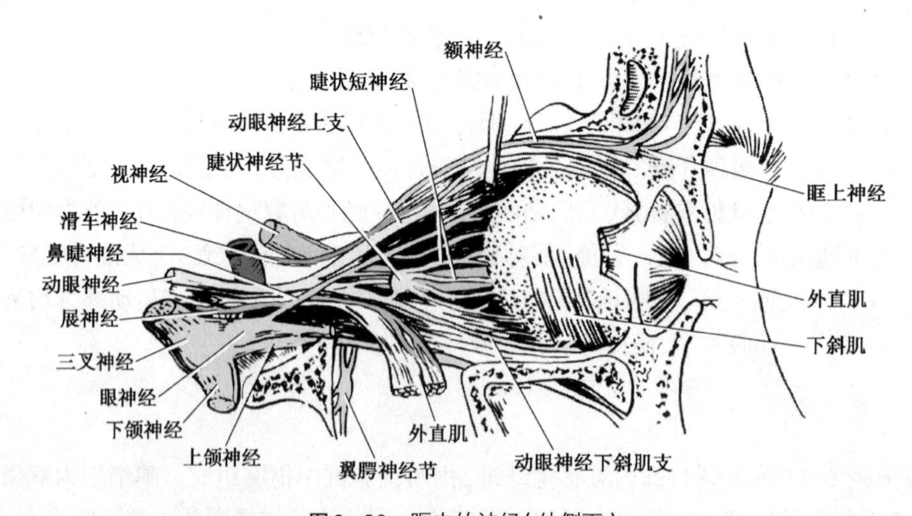

图6-30 眶内的神经（外侧面）

三、动眼神经

动眼神经为运动性脑神经，含有一般躯体运动纤维和一般内脏运动（副交感）纤维两种纤维。一般躯体运动纤维起自**动眼神经核**，一般内脏运动纤维起自**动眼神经副核**。两种纤维合成动眼神经后，自脚间窝处出脑，向前经眶上裂入眶，立即分成上下两支。上支较细小，分布于上睑提肌和上直肌；下支粗大，分布于下直肌、内直肌和下斜肌。动眼神经中的副交感纤维由下斜肌支单独以小支分出，进入视神经外侧的**睫状神经节**交换神经元，节后纤维进入眼球，分布于睫状肌和瞳孔括约肌（图6-30）。

一侧动眼神经损伤后，上睑提肌、上直肌、内直肌、下直肌、下斜肌瘫痪，出现上睑下垂、瞳孔斜向外下方等症状；瞳孔括约肌、睫状肌瘫痪，出现瞳孔扩大、对光反射消失等症状。

四、滑车神经

滑车神经为运动性脑神经，含一般躯体运动纤维，起自滑车神经核，自下丘下方出脑，绕大脑脚外侧前行，经眶上裂入眶，支配上斜肌（图6-30）。一侧滑车神经损伤后，引起上斜肌瘫痪，俯视时出现轻度内斜视和复视。

五、三叉神经

三叉神经为最粗大的混合性脑神经，含一般躯体感觉纤维和特殊内脏运动纤维两种纤维。三叉神经以一般躯体感觉纤维为主，其纤维的胞体位于**三叉神经节**内。该节位于颅中窝颞骨岩部尖端，由假单极神经元胞体组成，其中枢突组成粗大的三叉神经感觉根，在脑桥基底部与脑桥臂交界处入脑，止于三叉神经感觉核，其中传导痛、温觉的纤维主要终止于**三叉神经脊束核**；传导触觉的纤维主要终止于**三叉神经脑桥核**。三叉神经节细胞的周围突组成三叉神经三大分支（图6-31）：第一支为**眼神经**，第二支为**上颌神经**，第三支为**下颌神经**。三大分支分布于面部皮肤、眼及眶内、口腔、鼻腔、鼻旁窦的黏膜、牙、脑膜等，传导痛、温、触等感觉（图6-32）。

三叉神经的特殊内脏运动纤维起自**三叉神经运动核**，出脑后，紧贴三叉神经节下面进入下颌神经内，随下颌神经分支分布于咀嚼肌。

（一）眼神经

眼神经仅含一般躯体感觉纤维，为3支中最小的一支。自三叉神经节发出后，经眶上裂入眶，分支分布于眼球、泪腺、结膜、硬脑膜、部分鼻黏膜、额顶部及上睑和鼻背部的皮肤。眼神经的分支如下：

1. **额神经**　是眼神经分支中最上面、较粗大的一支，在眶顶骨与上睑提肌之间前行，分2～3支，其中**眶上神经**较大，经眶上切迹（或孔）伴同名血管，分布于额顶部和上睑的皮肤，**滑车神经**向内前方经滑车上方出眶，分布于鼻背和目内眦附近的皮肤。

2. **泪腺神经**　较细小，沿眶外侧壁、外直肌上方行向前外，分布于泪腺、上睑和目外眦部皮肤。来自面神经的副交感纤维加入泪腺神经，控制泪腺的分泌。

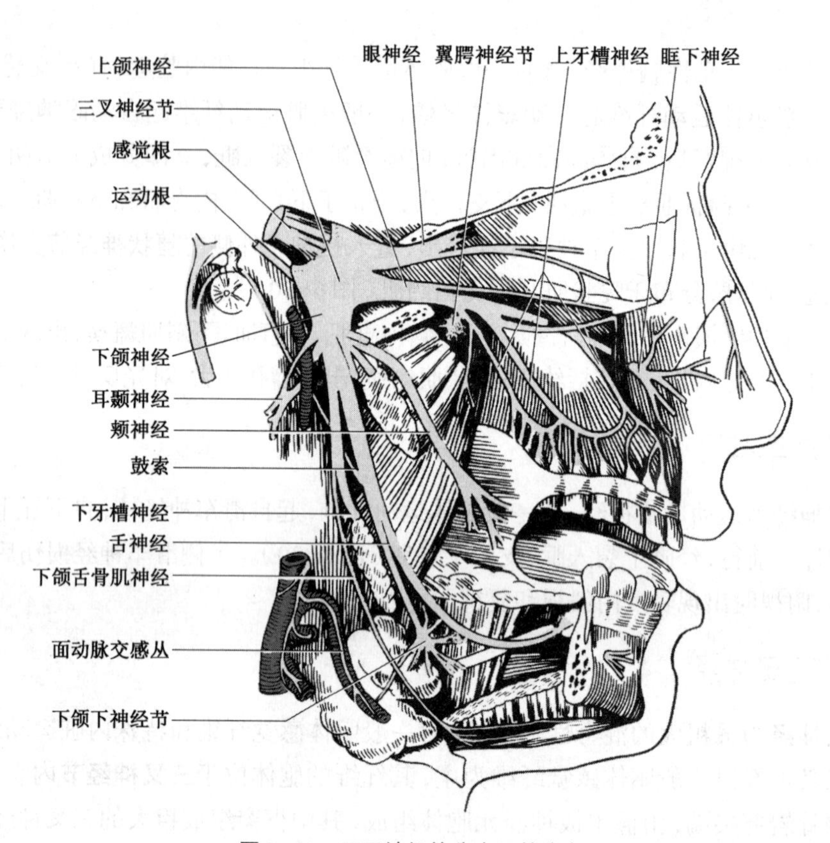

图6-31　三叉神经的分支及其分布

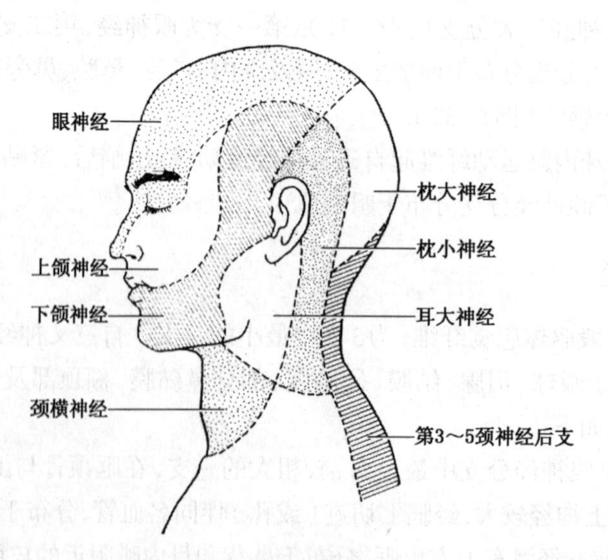

图6-32　头面部皮神经分布示意图

3. **鼻睫神经**　在上直肌和视神经之间向前内行至眶内侧壁，发出**滑车下神经**行于上斜肌下方，在滑车下出眶，分布于鼻背、眼睑皮肤和泪囊；发出**筛前、后神经**，分布于筛窦、鼻腔黏膜和硬脑膜；发出**睫状长神经**在眼球后方穿入眼球，分布于角膜、睫状体和虹膜等，并有分支至睫状神经节，构成其感觉根。

（二）上颌神经

上颌神经仅含一般躯体感觉纤维，自三叉神经节发出后，向前经圆孔出颅，再经眶下裂入眶，延续为眶下神经。上颌神经在穿出眶下孔之前，沿途分支分布于上颌窦、口腔和鼻腔的黏膜及上颌牙齿、牙龈等处，出眶下孔分成数支分布于睑裂与口裂之间的皮肤。上颌神经的主要分支如下。

1. **眶下神经**　为上颌神经主干的终末支，经眶下沟、眶下管前行，然后出眶下孔分为数支，分布于下睑、鼻翼、上唇的皮肤和黏膜。

2. **颧神经**　较细小，在翼腭窝处发出，经眶下裂入眶分为两支，穿过眶外侧壁，分布于颧颞部的皮肤。来自面神经的副交感纤维经颧神经加入泪腺神经，控制泪腺的分泌。

3. **上牙槽神经**　分为上牙槽前、中、后神经，其中**上牙槽后神经**自翼腭窝内的上颌神经本干发出后，在上颌骨体后方穿入骨质；**上牙槽前、中神经**分别在眶下管和眶下沟内由眶下神经分出，三者在上颌骨内相互吻合形成上牙槽神经丛后，分支分布于上颌牙齿、牙龈和上颌窦黏膜。

4. **翼腭神经**　为2～3根细小的神经，始于上颌神经行至翼腭窝处，向下连于翼腭神经节（属副交感神经节），穿过神经节后，分布于腭和鼻腔的黏膜、腭扁桃体，传导这些区域的感觉冲动。

（三）下颌神经

下颌神经为3支中最大的一支，是含一般躯体感觉纤维和特殊内脏运动纤维的混合性脑神经。经卵圆孔出颅后，分出许多分支。躯体感觉纤维主要分布于下颌牙齿、牙龈、颊、舌前2/3及口腔底黏膜、耳颞部和口裂以下的皮肤。特殊内脏运动纤维支配咀嚼肌。下颌神经的分支如下。

1. **耳颞神经**　以两根起于下颌神经，两根夹持脑膜中动脉，向后两根合成一干，在下颌颈内侧折转向上，与颞浅动脉伴行穿过腮腺，经耳前向上，分布于颞部皮肤。来自舌咽神经的副交感纤维，经耳神经节换元后，通过耳颞神经的腮腺支进入腮腺，控制腮腺的分泌。

2. **颊神经**　沿颊肌外面行向前下，分布于颊部的皮肤和黏膜。

3. **舌神经**　分出后呈弓形向前入舌内，分布于口腔底和舌前2/3的黏膜，传导一般感觉。在舌神经的行程中有来自面神经的味觉纤维和副交感神经加入，前者分布于舌前2/3的黏膜，传导舌前2/3的味觉；后者经下颌下神经节换元后，节后纤维控制下颌下腺和舌下腺的分泌。

4. **下牙槽神经**　为混合性脑神经，于舌神经后方走向前下，经下颌孔入下颌管，在管内分支，分布于下颌牙齿和牙龈，其终支自颏孔穿出称为**颏神经**，分布于口裂以下的皮肤。下牙槽神经中的运动纤维支配下颌舌骨肌和二腹肌前腹。

5. **咀嚼肌神经** 为特殊内脏运动神经，分支有咬肌神经、颞深神经、翼内肌神经和翼外肌神经，分别支配咬肌、颞肌、翼内肌和翼外肌。

当一侧三叉神经完全损伤时，出现同侧面部皮肤及眼、口、鼻腔黏膜感觉消失，角膜反射消失；同侧咀嚼肌瘫痪和萎缩，张口时下颌偏向患侧。三叉神经痛时，疼痛部位与三叉神经三大分支的皮肤分区完全一致，而且在眶上孔、眶下孔和颏孔可有明显压痛。

六、展神经

展神经属一般躯体运动神经，起自**展神经核**，于延髓脑桥沟中线两侧出脑，前行经眶上裂入眶，分布于眼球的外直肌（图6-32，图6-33）。一侧展神经损伤时，外直肌瘫痪，出现内斜视。

七、面神经

面神经为混合性脑神经，含有特殊内脏运动纤维、一般内脏运动纤维、特殊内脏感觉纤维和一般躯体感觉纤维（图6-32）。

面神经的大部纤维为特殊内脏运动纤维，此纤维起自**面神经核**，在延髓脑桥沟外侧出脑，与前庭蜗神经同行，进入内耳门，自内耳道底穿骨壁进入颞骨的**面神经管**，由茎乳孔出颅。然后向前入腮腺，分支交织成丛，由丛发出分支，呈扇形分布于面肌，具体分支有**颞支**、**颧支**、**颊支**、**下颌缘支**和**颈支**（图6-33）。

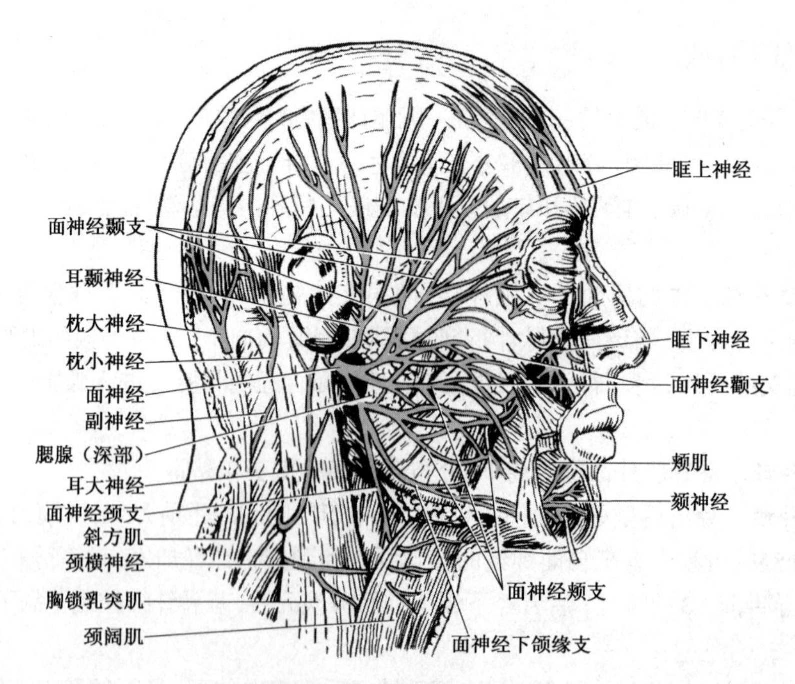

图6-33 面神经及分支

面神经的一般内脏运动纤维即副交感纤维，起自脑桥的**上泌涎核**，其发出的一部分纤维至**翼腭神经节**（位于蝶骨与颞骨之间的翼腭窝内）换元，换元后的节后纤维分布于泪腺及鼻腔黏膜腺等，司这些腺体分泌；另一部分纤维进入**下颌下神经节**（位于舌下神经下方）换元，换元后的节后纤维分布于下颌下腺和舌下腺，司这些腺体分泌。

面神经的特殊内脏感觉纤维即**味觉纤维**，其神经元胞体位于**膝神经节**（面神经管起始处），为假单极神经元，周围突分布于舌前2/3黏膜的味蕾，中枢突止于**孤束核**上部，司味觉。

面神经的一般躯体感觉纤维，其神经元胞体位于膝神经节，周围突分布于耳部皮肤和面肌，传导耳部皮肤的躯体感觉和面肌的本体感觉，中枢突止于**三叉神经脊束核**。

由于面神经行程较长，因损伤的部位不同，所引起的症状也有所差异。面神经管外损伤，主要表现为损伤侧的面肌瘫痪，如患侧额纹消失，皱眉不能，睑裂不能闭合，角膜反射消失，鼻唇沟变浅或消失，口角下垂，笑时口角歪向健侧，不能吹哨和鼓腮等症状（图6-34）。面神经管内损伤，除有上述面瘫症状外，还伴有舌前2/3味觉障碍、听觉过敏、唾液腺和泪腺分泌障碍等症状。

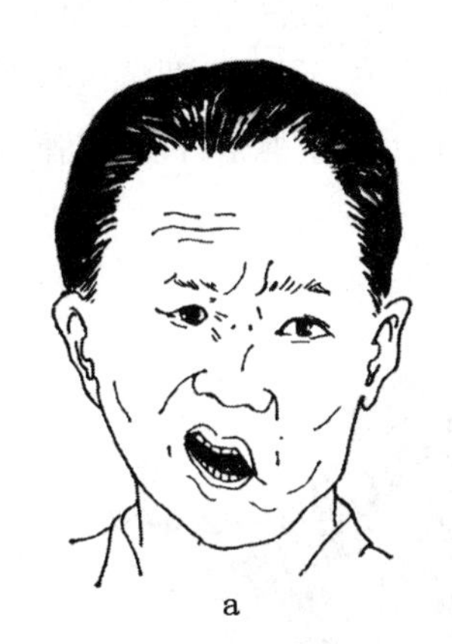
a

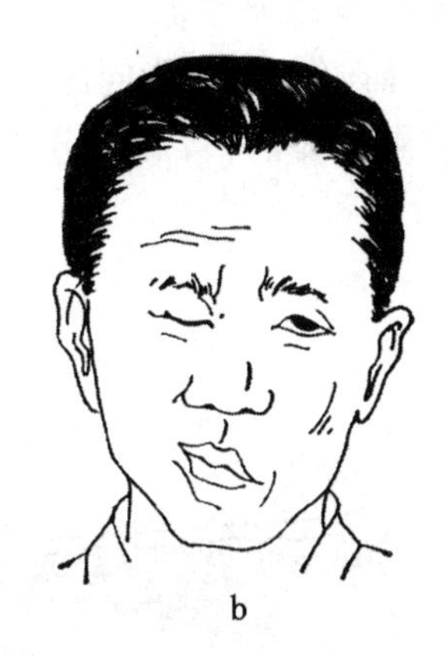
b

图6-34　左侧面神经麻痹
a. 露牙时症状更为显著，口角歪向健侧，患侧鼻唇沟变浅或消失，眼裂变大；
b. 闭眼时，患侧不能闭眼

八、前庭蜗神经

前庭蜗神经又称位听神经，由传导平衡觉和听觉的特殊躯体感觉纤维组成，分为前庭神经和蜗神经（图6-28）。虽然两者功能不同，但结构上关系密切。

前庭神经传导平衡觉，其胞体位于内耳道底的**前庭神经节**，内含双极神经元。其周围突穿内耳道底分布于椭圆囊斑、球囊斑和壶腹嵴，中枢突组成前庭神经，与蜗神经同行，经内耳门入颅，在延髓脑桥沟外侧部入脑，终止于**前庭神经核**和小脑。

蜗神经传导听觉，其胞体位于蜗轴内的**蜗神经节**，内含双极神经元。其周围突分布至内耳基底膜上的螺旋器，中枢突组成蜗神经，穿内耳道，与前庭神经同行入脑，终止于**蜗神经核**。

一侧前庭蜗神经损伤后，表现为同侧耳聋和平衡功能障碍，可出现眩晕、呕吐和眼球震颤等症状。

九、舌咽神经

舌咽神经为混合性脑神经，含有特殊内脏运动纤维、一般内脏运动纤维、一般内脏感觉纤维、特殊内脏感觉纤维和一般躯体感觉纤维。舌咽神经的几种纤维在延髓背侧出入脑，经颈静脉孔出颅（图6-35）。

舌咽神经的特殊内脏运动纤维起自**疑核**，支配茎突咽肌。一般内脏运动纤维即副交感纤维，起自**下泌涎核**，发出的节前纤维至**耳神经节**（位于卵圆孔下方），在节内交换神经元，节后纤维分布于腮腺，管理腮腺分泌。一般内脏感觉纤维的神经元胞体位于颈静脉孔下方的**舌咽神经下神经节**，其周围突分布于咽、舌后1/3、咽鼓管和鼓室等处黏膜，以及颈动脉窦和颈动脉小球，其中枢突终止于孤束核，传导一般内脏感觉。特殊内脏感觉纤维的神经元胞体位于颈静脉孔下方的舌咽神经下神经节，其周围突分布于舌后1/3的味蕾，其中枢突终止于孤束核上部。一般躯体感觉纤维很少，其神经元胞体位于颈静脉孔内的**舌咽神经上神经节**，其周围突分布于耳后皮肤，其中枢突入脑后止于三叉神经脊束核。

一侧舌咽神经损伤，表现为同侧舌后1/3味觉消失，舌根及咽峡区痛觉消失，同侧咽肌轻度瘫痪及软腭反射消失，腮腺分泌障碍，但由于舌下腺和下颌下腺分泌正常，不引起口渴。

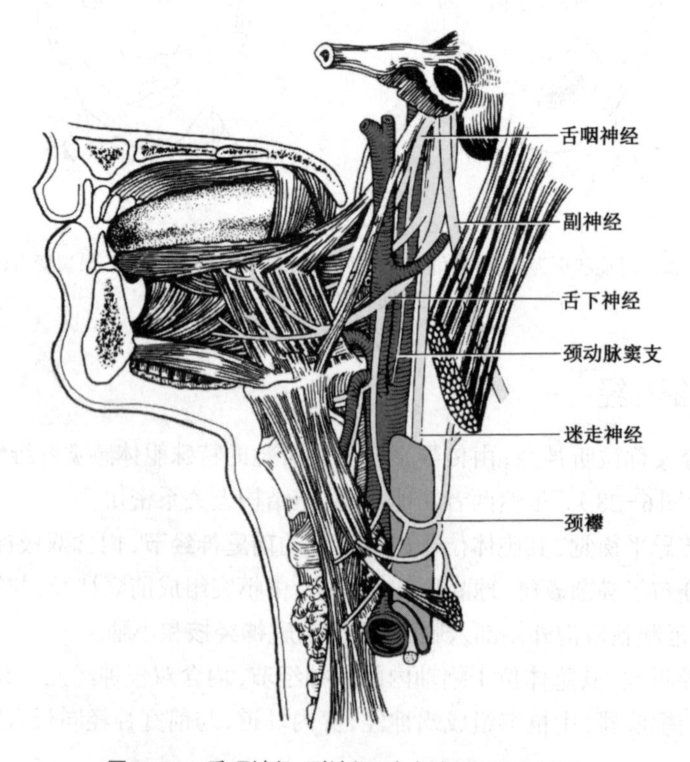

图6-35　舌咽神经、副神经、迷走神经和舌下神经

十、迷走神经

迷走神经为混合性脑神经，是行程最长，分布最广的脑神经，含有一般内脏运动纤维、特殊内脏运动纤维、一般内脏感觉纤维和一般躯体感觉纤维。

一般内脏运动纤维即副交感纤维，起自**迷走神经背核**，节前纤维随迷走神经分支分布于颈、胸、腹部器官，并在器官旁或器官内的副交感神经节交换神经元，节后纤维控制这些器官的平滑肌、心肌和腺体的活动。

特殊内脏感觉纤维，起自疑核，随迷走神经分布于咽喉肌。

一般内脏感觉纤维，其神经元胞体位于颈静脉孔下方的**迷走神经下神经节**，为假单极神经元。其中枢突终止于孤束核，周围突分布于咽、喉、颈及胸、腹部器官，传导一般内脏感觉。

一般躯体感觉纤维，其神经元胞体位于颈静脉孔内的**迷走神经上神经节**，也为假单极神经元。其中枢突入脑止于三叉神经脊束核，周围突分布于耳郭和外耳道的皮肤，传导一般感觉。

迷走神经的各种纤维在延髓背侧舌咽神经的下方出入脑，经颈静脉孔出颅，在颈部走在颈内动脉、颈总动脉与颈内静脉之间的后方，经胸廓上口入胸腔，经肺根的后方沿食管下降。左迷走神经走在食管前面，形成**食管前丛**，此丛在食管下端延续为**迷走神经前干**；右迷走神经走在食管后面，形成**食管后丛**，向下延续为**迷走神经后干**。前后两干经食管裂孔进入腹腔。

迷走神经沿途发出许多分支，其中较重要的分支如下（图6-36）。

（一）颈部的主要分支

1. **喉上神经** 起自迷走神经下神经节，分布于声门裂以上的喉黏膜、会厌及部分喉肌。

2. **颈心支** 与交感神经一起构成**心丛**，分布于主动脉弓壁内的称为**减压神经**，感受血压变化和化学刺激。

（二）胸部的主要分支

1. **喉返神经** 自主干发出后，右喉返神经绕右锁骨下动脉上行，左喉返神经绕主动脉弓上行，返回至颈部，行于气管与食管之间的沟中，分别在甲状腺左右侧叶后方入喉，改称为**喉下神经**，分布于声门裂以下喉黏膜和绝大部分喉肌，传导黏膜的感觉，支配腺体分泌和喉肌运动。在甲状腺手术中，应避免损伤喉返神经，防止引起声音嘶哑；若两侧喉返神经同时受损，可引起失音、呼吸困难，甚至窒息。

2. **支气管支和食管支** 是迷走神经在胸部发出的小支，与交感神经的分支共同构成**肺丛**和**食管丛**，自丛再发细支分布于气管、支气管、肺及食管。主要含一般内脏感觉纤维和一般内脏运动纤维，传导脏器和胸膜的感觉，支配器官平滑肌运动和腺体分泌。

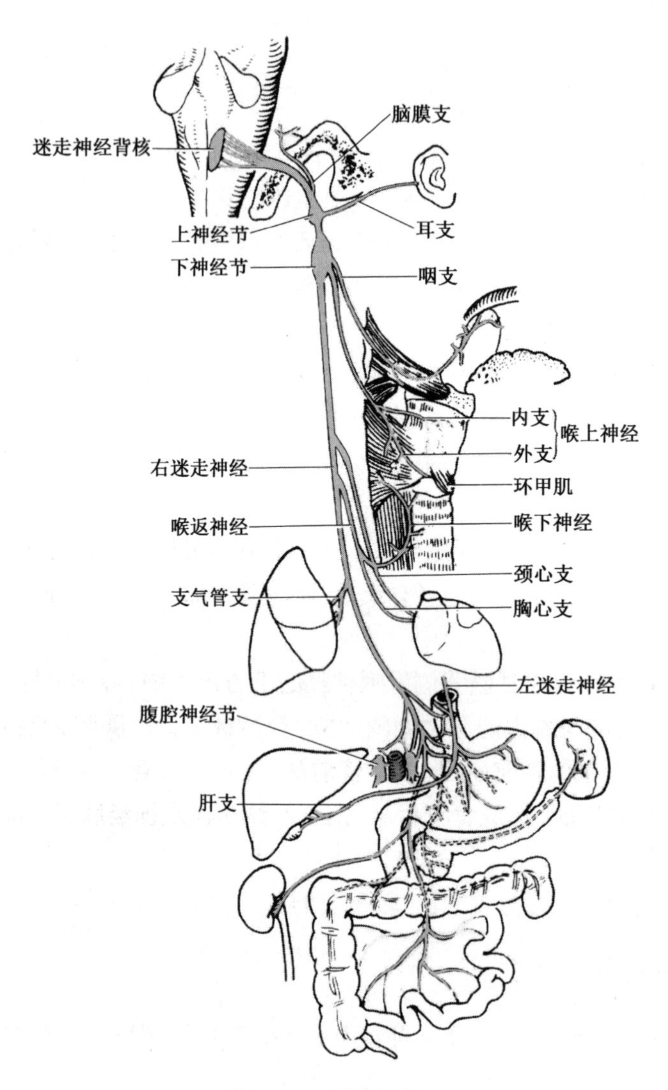

图6-36 迷走神经

（三）腹部的主要分支

迷走神经前干发出**胃前支**和**肝支**，分布于胃前壁、肝、胆囊和胆道等处。迷走神经后干发出**胃后支**分布于胃后壁，又发出**腹腔支**至腹腔干和肠系膜上动脉根部周围，与交感神经共同构成**腹腔丛**，由此丛再分出许多分支，随动脉的分支至肝、胰、脾、肾和肾上腺及腹腔内结肠左曲以上的消化管，管理器官的平滑肌运动和黏膜感觉及腺体分泌。

迷走神经主干损伤后，内脏活动障碍，表现为脉速、心悸、恶心、呕吐、呼吸深慢和窒息等症状。由于咽喉感觉障碍和肌肉瘫痪，可出现声音嘶哑、语言和吞咽困难，腭垂偏向一侧等症状。

十一、副神经

副神经为运动性脑神经，含特殊内脏运动纤维和一般躯体运动纤维。特殊内脏运动纤维起自疑核，一般躯体运动纤维起自**副神经核**，两种纤维在延髓侧面一起出脑，与舌咽、迷走神经一起经颈静脉孔出颅。前者加入迷走神经，支配咽喉肌；后者行向后下，支配胸锁乳突肌和斜方肌（图6-28，图6-35）。一侧副神经损伤时，患侧肩下垂，面不能转向对侧。

十二、舌下神经

舌下神经为运动性脑神经，含一般躯体运动纤维，起自**舌下神经核**，在锥体外侧出脑，经舌下神经管出颅，支配舌肌（图6-28，图6-35）。一侧舌下神经损伤时，患侧舌肌瘫痪，伸舌时舌尖偏向患侧。

附五　脑神经简表

顺序及名称	成　分	起　止　核	分　布	损 伤 症 状
Ⅰ嗅神经	特殊内脏感觉	嗅球	鼻腔嗅黏膜	嗅觉障碍
Ⅱ视神经	特殊躯体感觉	外侧膝状体	眼球视网膜	视觉障碍
Ⅲ动眼神经	一般躯体运动	动眼神经核	上、下、内直肌，下斜肌，上睑提肌	眼外斜视，上睑下垂
	一般内脏运动	运动眼神经副核	瞳孔括约肌，睫状肌	对光及调节反射消失
Ⅳ滑车神经	一般躯体运动	滑车神经核	上斜肌	眼不能外下斜视
Ⅴ三叉神经	一般躯体感觉	三叉神经中脑核，三叉神经脑桥核，三叉神经脊束核	头面部皮肤，口腔、鼻腔黏膜，牙及牙龈，眼球，硬脑膜	头面部感觉障碍
	特殊内脏运动	三叉神经运动核	咀嚼肌	咀嚼肌瘫痪
Ⅵ展神经	一般躯体运动	展神经核	外直肌	眼内斜视
Ⅶ面神经	一般躯体感觉	三叉神经脊束核	耳部皮肤	
	特殊内脏运动	面神经核	面肌、颈阔肌、茎突舌骨肌、二腹肌后腹	额纹消失、眼不能闭合、口角歪向健侧、鼻唇沟变浅
	一般内脏运动	上泌涎核	泪腺、下颌下腺、舌下腺及鼻腔和腭的腺体	分泌障碍
	特殊内脏感觉	孤束核	舌前2/3味蕾	味觉障碍
Ⅷ前庭蜗神经	特殊躯体感觉（前庭神经）	前庭神经核	壶腹嵴、球囊斑和椭圆囊斑	眩晕、眼球震颤等
	特殊躯体感觉（蜗神经）	蜗神经核	螺旋器	听力障碍

续 表

顺序及名称	成 分	起 止 核	分 布	损 伤 症 状
Ⅸ舌咽神经	特殊内脏运动	疑核	茎突咽肌	
	一般内脏运动	下泌涎核	腮腺	分泌障碍
	一般内脏感觉	孤束核	咽、鼓室、咽鼓管、软腭、舌后1/3的黏膜，颈动脉窦，颈动脉小球	咽后与舌后1/3感觉障碍、咽反射消失
	特殊内脏感觉	孤束核	舌后1/3味蕾	舌后1/3味觉丧失
	一般躯体感觉	三叉神经脊束核	耳后皮肤	
Ⅹ迷走神经	一般内脏运动	迷走神经背核	胸腹腔脏器的平滑肌、心肌和腺体	心动过速、内脏活动障碍
	特殊内脏运动	疑核	咽喉肌	发音困难、声音嘶哑、发呛、吞咽障碍
	一般内脏感觉	孤束核	胸腹腔脏器、咽喉黏膜	
	一般躯体感觉	三叉神经脊束核	硬脑膜，耳郭和外耳道的皮肤	
Ⅺ副神经	特殊内脏运动	疑核	咽喉肌	
	一般躯体运动	副神经核	胸锁乳突肌、斜方肌	一侧胸锁乳突肌瘫痪：头无力转向对侧；斜方肌瘫痪：肩下垂、抬肩无力
Ⅻ舌下神经	一般躯体运动	舌下神经核	舌内肌和部分舌外肌	舌肌瘫痪、萎缩，伸舌时舌尖偏向患侧

第七章　表面解剖

第一节　头颈部表面结构

一、体表标志

（一）骨性标志

1. **眶上切迹**　有时为眶上孔，位于眶上缘的外侧2/3与内侧1/3交界处，即距正中线约2.5 cm处，内有眶上血管和神经通过。鱼腰穴约当眶上切迹或眶上孔处。

2. **眶下孔**　位于眶下缘中点的下方约0.8 cm处，内有眶下血管和神经穿过。四白穴正当该孔处。

3. **颏孔**　位于下颌第2前磨牙根下方，下颌体上、下缘连线的中点或其稍上方，距正中线约2.5 cm，内有颏血管和神经通过。此处既是颏神经麻醉的进针部位，又是下颌骨骨折的好发部位之一。夹承浆穴正当该孔处。眶上切迹或孔、眶下孔和颏孔三者之间的连线，一般为1条直线，三者是临床上检查三叉神经压痛点的部位。

4. **眉弓**　位于眶上缘上方的弓形隆起，男性隆起较显著。眉弓适对大脑额叶的下缘，其内侧份的深面有额窦。眉弓表面有眉毛覆盖，眉毛的内侧端为攒竹穴，外侧端为丝竹空穴。

5. **顶结节**　在耳尖上方约5 cm处，是顶骨外侧面的隆凸部。

6. **颧弓**　位于耳屏至眶下缘的连线上，为颧骨向后延伸的骨性隆起，由颧骨的颞突和颞骨的颧突共同构成。因位置突出，是颌面部骨折的好发部位之一。颧弓下缘与下颌切迹之间的半月形中点，为咬肌神经封闭及上、下颌神经阻滞麻醉的进针点，此处亦为下关穴。

7. **翼点**　在颞窝内，颧弓中点上方约二横指（约3.8 cm）处，为蝶骨、额骨、顶骨和颞骨4块骨的汇合处，多呈“H”形。该处骨质薄弱，深面有脑膜中动脉前支通过。此处受暴力打击易发生骨折，并常伴有该动脉的破裂出血，形成硬膜外血肿。太阳穴约在翼点处。

8. **下颌角**　位于耳郭的前下方，为下颌体下缘与下颌支后缘相交处。其位置较为突出，骨质较薄弱，为下颌骨骨折的好发部位。下颌角前上方一横指处为颊车穴，下颌角后方、胸锁乳突肌前缘为天容穴。

9. **乳突** 位于耳垂后方，是颞骨的一骨性突起。其根部的前内方有茎乳孔，面神经由此出颅；其后部的颅骨内面有乙状窦沟，容纳乙状窦。乳突与下颌角之间为翳风穴，乳突中央为瘈脉穴，乳突后下方为完骨穴。

10. **髁突** 位于耳屏前方，颧弓下方。其上端为下颌头，参与颞下颌关节的构成。在张口、闭口运动时，可触及髁突向前、向后滑动。在耳屏和髁突之间由上而下有耳门、听宫和听会穴，宜张口取穴。

11. **上颞线** 起自颧骨与额骨相接处，弯向上后，经额骨、顶骨，再转向下前达乳突基部。

12. **枕外隆凸** 位于枕部，后正中线上，头发内，是枕骨后外侧正中的最突出的隆起，其内面正对窦汇。枕外隆凸的下方凹陷处为风府穴。

13. **上项线** 为枕外隆凸向两侧延伸至乳突的骨嵴，内面平对横窦。

14. **前囟点** 又称额顶点，为冠状缝和矢状缝的交点。在新生儿，此处的颅骨因骨化尚未完成，仍为结缔组织膜性连接，呈菱形凹陷，称为前囟，在1～2岁时闭合。临床上可借前囟的膨出或内陷，判断颅内压的高低。

15. **人字点** 又称顶枕点，为矢状缝后端与人字缝的交点，位于枕外隆凸上方约6 cm处。在新生儿，此处呈凹陷，称为后囟。后囟较前囟小，生后不久即闭合。患有佝偻病和脑积水时，前后囟均闭合较晚，甚至不闭合。

16. **舌骨** 位于颏隆凸的下后方，适对第3颈椎下缘平面。舌骨体两侧可触及舌骨大角，是寻找舌动脉的标志。廉泉穴在舌骨上缘的中点处。

17. **甲状软骨** 位于舌骨体下方，上缘平第4颈椎上缘，正对颈总动脉分叉处。前正中线上的甲状软骨前角、喉结及上缘处呈一个“V”形凹陷的甲状软骨切迹均可触及，喉结在成年男性则清晰可见。喉结旁开1.5寸为人迎穴。

18. **环状软骨** 位于甲状软骨下方，平对第6颈椎横突，此处分别是咽与食管、喉与气管的分界标志，又可作为计数气管软骨环和甲状腺触诊的标志。环状软骨上缘与甲状软骨下缘中部之间有环甲正中韧带相连，急性喉梗塞患者可在此进行切开或穿刺，以建立临时通气管道。

19. **气管软骨** 自环状软骨弓向下，沿颈正中线至胸骨上窝，可清楚地触及气管颈部的气管软骨环，一般有7～11个气管软骨环。气管切开术常在第3～5气管软骨环处施行。

20. **颈动脉结节** 即第6颈椎横突前结节，在环状软骨外侧可触及，颈总动脉行其前方。

21. **颈静脉切迹** 为胸骨柄上缘中份的切迹。成人男性的颈静脉切迹平对第2胸椎，女性平对第3胸椎。临床上常以此切迹检查气管是否偏移。胸骨颈静脉切迹上方的凹陷处为胸骨上窝，此窝为天突穴所在的部位。

（二）肌性标志

1. **咬肌** 位于耳垂前下方，下颌支外侧面，当上、下牙列咬合时，呈肌性隆起。咬肌隆起处为颊车穴,咬肌前缘为大迎穴。

2. **颞肌**　在颧弓上方的颞窝内。

3. **胸锁乳突肌**　斜列于颈部两侧,是颈部分区的重要肌性标志。当头屈向胸锁乳突肌一侧时,则在该侧颈部可明显看到自后上斜向前下的长条状肌性隆起。胸锁乳突肌后缘中点有颈丛皮支穿出,为颈部皮肤浸润麻醉的阻滞点。平喉结,该肌的前后缘之间为扶突穴。

(三)皮肤标志

1. **发际**　包括前发际和后发际。额部头发根部的边缘线为**前发际**,枕部头发根部的边缘线为**后发际**。前后发际为头部穴位定位的重要标志,如前发际正中直上5寸为百会,后发际正中直上0.5寸为哑门。

2. **鬓发和额角**　**鬓发**是指耳郭前上方的头发,鬓发前缘后方约0.5寸自上而下有颔厌、悬颅、悬厘、曲鬓穴,鬓发后缘有耳和髎穴。**额角**是指前发际与鬓发前缘相接处,额角发际上0.5寸为头维穴。

3. **眼睑**　包括上睑和下睑。睑的游离缘称为**睑缘**,睑缘长有睫毛。上、下睑内侧相连处称为**内眦**;外侧相连处称为**外眦**。上、下睑之间的裂隙称为**睑裂**。眼睑处皮下组织疏松,当面部水肿时,尤其是上睑常先出现浮肿。目内眦的稍内上方为睛明穴,目外眦为瞳子髎穴。

4. **鼻**　位于面部中央。在鼻上部,左右内眦之间的部位称为**鼻根**。鼻下部中央,隆凸最高处,称为**鼻尖**。鼻根和鼻尖之间的部位,称为**鼻背**。鼻尖两侧的膨大部,称为**鼻翼**。鼻下部有一对向下开口的洞孔,称为**鼻孔**。左右鼻孔之间为**鼻小柱**,向后延续为**鼻中隔**,分隔左右鼻腔。鼻尖为素髎穴。

5. **口唇**　包括上唇和下唇,为口腔的前壁。上、下唇外侧的连接处称为**口角**。口角外开0.5寸为地仓穴。上、下唇与口角围成的裂隙称为**口裂**。在唇的游离面皮肤与黏膜移行处,因有丰富的毛细血管而呈鲜红色,称为**唇红**;机体缺氧时则可变为暗红色乃至绛紫色,称为**发绀**或**紫绀**。

6. **人中**　又称**人中沟**,为上唇表面正中线上的纵行浅沟。该沟的上1/3与下2/3交界处为水沟穴。

7. **鼻唇沟**　为鼻翼外侧向口角外侧延伸的浅沟,位于上唇与颊之间,左右对称。面神经麻痹时,同侧鼻唇沟变浅或消失。迎香穴在鼻翼外缘中点旁开,鼻唇沟中。

8. **颏唇沟**　为下唇下方与颏部交界处的浅沟。此沟中点为承浆穴。

9. **颞窝**　为颞弓上方凹陷处,内有颞肌等结构。

10. **耳郭**　位于头的两侧,为外耳外露的部分,大部分由软骨构成支架。耳郭前部,外耳道口前方的小隆起称为**耳屏**。在耳屏前方约1 cm处可触及颞浅动脉的搏动。耳郭下1/5部为**耳垂**,内无软骨,为临床采血的常用部位。耳郭向前对折,上端为耳尖穴。

11. **锁骨上小窝**　位于胸锁关节上方,为胸锁乳突肌的胸骨头、锁骨头和锁骨之间的凹陷。此处为气舍穴所在的位置。

12. **锁骨上大窝** 位于锁骨中1/3上方的凹陷处。此窝中央为缺盆穴所在的部位。在行臂丛麻醉、颈根部手术和针刺颈根部穴位时，应避免损伤胸膜顶和肺尖，以免产生气胸。

二、体表投影

（一）头部标志线

为了判定脑膜中动脉和大脑主要沟回的体表投影，须在颅的外面定出以下6条标志线（图7-1）。① 下水平线：经眶下缘向后与外耳门上缘作1水平线。② 上水平线：经眶上缘向后划1条与下水平线相平行的线。③ 前垂直线：经颧弓中点的垂直线。④ 中垂直线：经下颌骨髁突中点的垂直线。⑤ 后垂直线：经乳突根部后缘的垂直线。⑥ 矢状线：自鼻根部向上后沿颅顶正中线至枕外隆凸的弧形线。

1. **脑膜中动脉** 起自上颌动脉，自棘孔入颅后，继而沿颅骨内面的脑膜中动脉沟内走行，在颅中窝内向前外走行3～4 cm后分为前后两支；脑膜中动脉主干的体表投影在下水平线与前垂直线相交处附近；前支的体表投影经上水平线与前垂直线的交点，走向后上方；后支的体表投影经上水平线与中垂直线的交点，斜向上后方走行。

2. **大脑中央沟** 位于前垂直线和上水平线的交点与后垂直线和矢状线的交点的连线上，相当于后垂直线与中垂直线之间的一段。

3. **大脑中央前、后回** 分别位于大脑中央沟投影线的前后各1.5 cm宽的范围内。

4. **运动性语言中枢** 位于前垂直线与上水平线相交点的上方。

5. **大脑外侧沟** 相当于平分上水平线与大脑中央沟投影线所成夹角的斜线。

6. **大脑下缘** 由鼻根中点上方约1.25 cm处开始向外，继而沿眶上缘向后，经颧弓上缘、外耳门上缘至枕外隆凸的连线上。

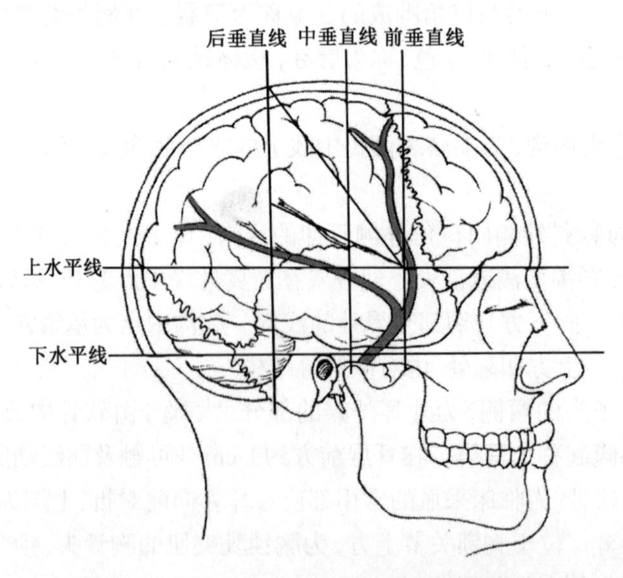

图7-1 脑膜中动脉和大脑主要沟回的体表投影

（二）血管神经的体表投影

1. **面动脉**（图7-2）　咬肌下端前缘至目内眦的连线，为面动脉的体表投影。在咬肌前缘下颌骨下缘处，可摸到该动脉的搏动，将面动脉压向下颌骨，可使眼裂以下面部止血。

2. **颞浅动脉**　在外耳门前上方、颧弓根部可摸到搏动，压迫该处可使颞部和头顶部止血。

3. **颈总动脉和颈外动脉**（图7-2）　取下颌角与乳突尖连线的中点，由此点至胸锁关节引一连线，为这两条动脉的体表投影线。又以甲状软骨上缘为界，下方为颈总动脉的体表投影线，上方为颈外动脉的体表投影线。在环状软骨侧方可摸到颈总动脉的搏动，将该动脉向后内方压迫于第6颈椎横突的颈动脉结节上，可使一侧头部止血。

4. **锁骨下动脉**（图7-2）　自胸锁关节至锁骨上缘中点画1条凸向上的弧形线，最高点在锁骨上缘约1 cm。于锁骨上窝中点向下，将该动脉压在第1肋上，可使肩和上肢止血。

5. **颈外静脉**（图7-2）　位于下颌角至锁骨中点的连线上。

6. **面神经**　主干自茎乳孔出颅后，经乳突的前内方，耳垂的下方，向前入腮腺，在腮腺内分支并相互交织成丛，最后分为5支呈扇形分布于面肌。

7. **副神经**（图7-2）　自乳突尖与下颌角连线的中点，经胸锁乳突肌后缘上、中1/3交界处，至斜方肌前缘中、下1/3交界处的连线为副神经的体表投影。

8. **臂丛**　自胸锁乳突肌后缘中、下1/3交界处至锁骨中、外1/3交界处稍内侧的连线。臂丛在锁骨中点后方比较集中，位置浅表，易于触及，常作为臂丛锁骨上入路阻滞麻醉的部位。

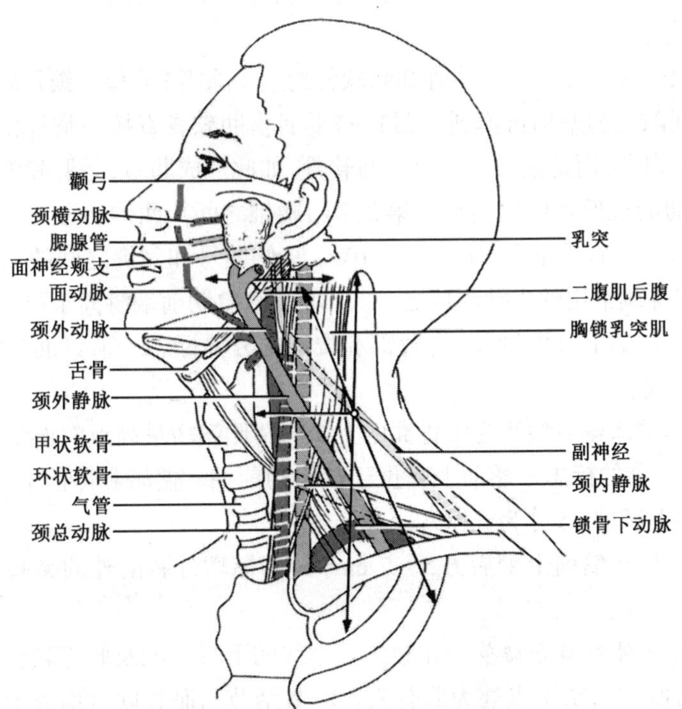

图7-2　颈部相关结构的体表投影

9. **神经点**（图7-2） 在胸锁乳突肌后缘中点处，为颈丛皮支浅出颈筋膜的集中点，是临床颈部皮神经阻滞麻醉的部位。

第二节 躯干部表面结构

一、体表标志

（一）骨性标志

1. **锁骨** 在胸廓前上方两侧，全长在皮下均可摸到。其内侧2/3向前凸，外侧1/3向后凸；内侧端粗大，外侧端扁平；内侧2/3与外侧1/3交界处薄弱，为骨折好发部位。锁骨内侧2/3与外侧1/3交界处的下方为锁骨下窝，其深面有腋血管和臂丛通过。

2. **喙突** 位于锁骨下窝内，当锁骨下方一横指处，向后深按可摸到喙突。喙突处为肩前穴。

3. **胸骨角** 为胸骨柄和胸骨体交界处形成的突向前方的横行隆起，其两侧平对第2肋软骨，是计数肋的标志。胸骨角向后平对主动脉弓起始处、气管杈、左主支气管与食管交叉处和第4胸椎体下缘。

4. **剑突** 为胸骨体下方一薄骨片，幼年时为软骨，老年后才完全骨化。其与胸骨体相接处称为剑胸结合，此处两侧与第7肋软骨相连。剑胸结合位置表浅而清晰，平第9胸椎；而剑突本身形状不固定，位置又较剑胸结合深，轮廓常不易摸清。剑胸结合处为中庭穴，剑突下端为鸠尾穴。

5. **肋和肋弓** 肋共12对，由肋骨和肋软骨构成。除第1肋位于锁骨后方不易触及外，其余各肋及肋间隙在胸壁均可摸到。第1～7肋骨借肋软骨直接与胸骨相连；第8～10肋软骨不直接连于胸骨，而是依次连于上一肋软骨，如此形成肋弓，是肝和脾的触诊标志，其最低点即第10肋的最低处向后约平对第2、第3腰椎之间。两侧肋弓在前正中线相交会，两者之间的夹角称为胸骨下角，为70°～110°。一侧肋弓和剑突之间的夹角称为剑肋角，左剑肋角为心包穿刺常用的进针部位之一。第11、第12肋前端游离于腹壁肌之中，故又称浮肋。第12肋在背部下方可触及，为背部和腰部的分界标志。第11肋前端为章门穴，第12肋前端为京门穴。

6. **髂嵴和髂前上棘** 髂嵴为髂骨翼的上缘。两侧髂嵴最高点的连线平对第4腰椎棘突，是计数椎骨棘突的标志。髂前上棘位于髂嵴的前端。髂嵴和髂前上棘是骨髓穿刺的常用部位。髂前上棘前0.5寸为五枢穴。

7. **髂结节** 位于髂前上棘后方5～7 cm处，为髂嵴外唇向外的突起，是重要的体表标志。

8. **耻骨联合上缘和耻骨结节** 在腹前正中线的下端可触及耻骨联合上缘，其下方有外生殖器。耻骨联合上缘中点处为曲骨穴。耻骨结节为耻骨联合面外上方的骨性隆起，距腹前正中线约2.5 cm处。

9. **耻骨弓**　位于会阴部，由两侧的耻骨下支和坐骨支构成，其间的夹角称为**耻骨下角**，男性为70°～75°，女性为90°～100°。

10. **棘突**（图7-3）　后正中线上的浅沟称为后正中沟或背纵沟，在沟底可触及各椎骨的棘突。头俯下时，平肩处可摸到显著突起的第7颈椎棘突，常用为辨认椎骨序数的标志。胸椎棘突斜向后下，呈叠瓦状。腰椎棘突呈水平位。骶椎棘突退化后融合成骶正中嵴。第7颈椎棘突下为大椎穴，第1、第3、第5、第6、第7、第9、第10、第11胸椎棘突下分别为陶道、身柱、神道、灵台、至阳、筋缩、中枢、脊中穴，第1、第2、第4腰椎棘突下分别为悬枢、命门、腰阳关穴。

11. **肩胛骨**（图7-3）　位于背部外上方皮下，可以摸到肩胛冈、肩峰、上角（内侧角）和下角。肩胛冈外侧端为肩峰，是肩部的最高点。两侧肩胛冈内侧端的连线平对第3胸椎棘突，两侧肩胛骨上角的连线平对第2胸椎棘突，两侧肩胛骨下角的连线平对第7胸椎棘突。

12. **髂后上棘**（图7-3）　为髂嵴后端的突起。胖人为一皮肤凹陷，瘦人则为一骨性突起。两侧髂后上棘的连线平对第2骶椎棘突。

13. **骶正中嵴**　在骶骨后面正中线上可触及骶正中嵴，其中以第2、第3骶椎处最显著。

14. **骶管裂孔和骶角**　沿骶正中嵴向下，由第4、第5骶椎后面的切迹与尾骨围成的孔称为骶管裂孔，是椎管的下口。裂孔两侧向下的突起为骶角，体表易于触及，是骶管麻醉的进针定位标志。骶管裂孔为腰俞穴。

15. **尾骨尖**　位于骶骨下方，在肛门后上方约4 cm处可触及。尾骨尖下为长强穴。

16. **菱形区**（图7-3）　由后正中沟的下部扩大而成。其上角相当于第5腰椎棘突，两侧角相当于髂后上棘，下角为尾骨尖。当腰椎或骶、尾骨骨折或骨盆畸形时，菱形区可出现变形。

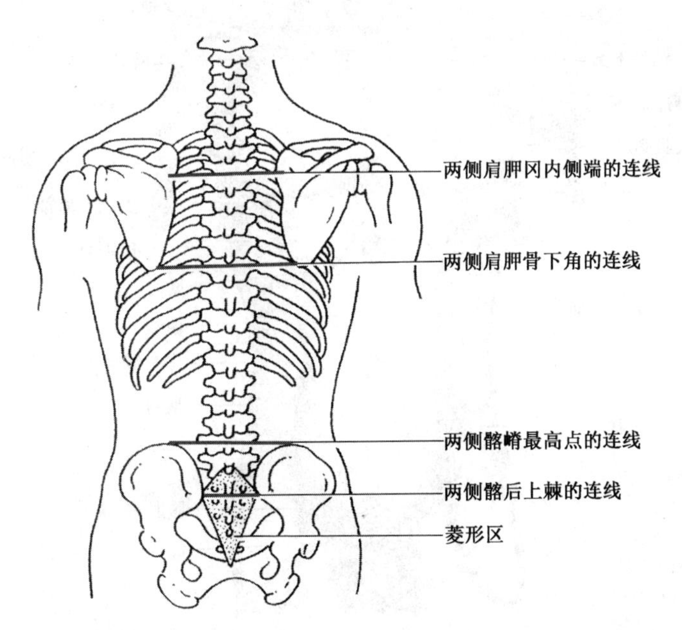

图7-3　脊柱区的体表标志

17. **第12肋** 在背部下方可触及，为背部和腰部的分界标志。但有些个体此肋较短，不易触及，易将第11肋误认为第12肋。

（二）肌性标志

1. **胸大肌**（图7-4） 为胸前部的肌性隆起。肌肉发达者，其轮廓明显可见。

2. **前锯肌**（图7-4） 做上肢前推动作时，在胸侧壁上可见到前锯肌下部肌齿，肌肉发达者比较明显。与前锯肌下部肌齿交错处为腹外斜肌的附着部。

3. **腹直肌**（图7-4） 位于腹前壁正中线两侧，被3～4条横沟分成多个肌腹，这些横沟即腱划。该肌收缩时，在脐以上见到明显的轮廓。

4. **腹外斜肌**（图7-4） 位于腹外侧壁，以肌齿起自下数肋，其轮廓较为清楚。

5. **竖脊肌**（图7-5） 位于后正中沟的两侧，呈纵行隆起，在棘突的两侧可触及。该肌外侧缘与第12肋的交角，称为脊肋角。肾位于该角深部，是肾囊封闭常用的进针部位。

6. **斜方肌**（图7-5） 自项部正中线及胸椎棘突向肩峰伸展呈三角形的轮廓，一般不明显，运动时可辨认。

7. **背阔肌**（图7-5） 为覆盖腰部及胸部下份的阔肌，运动时可辨认其轮廓。

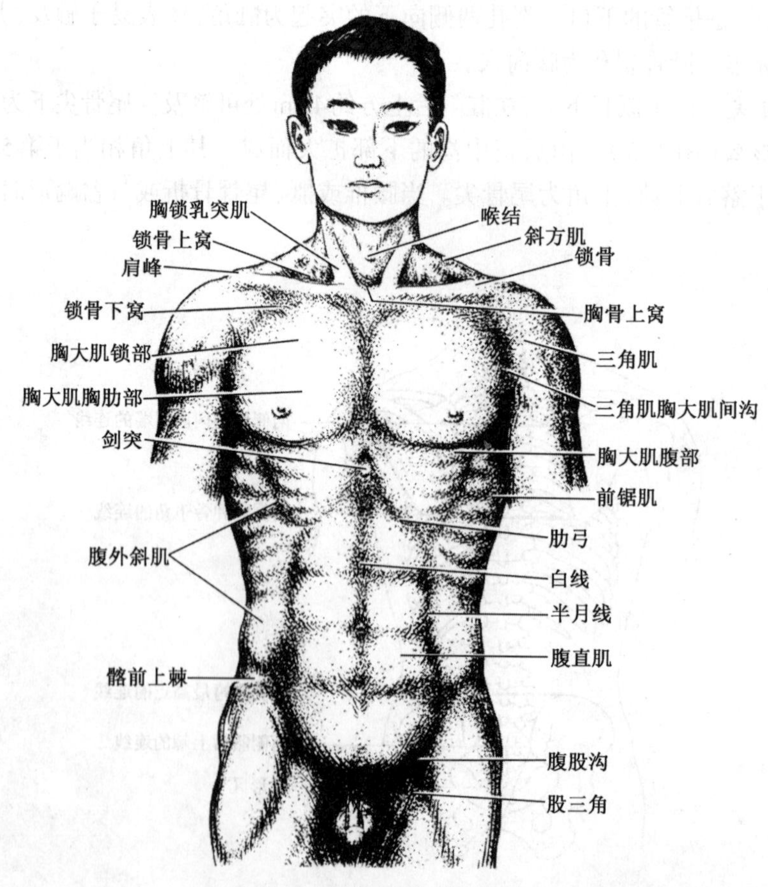

图7-4 躯干前面的体表标志

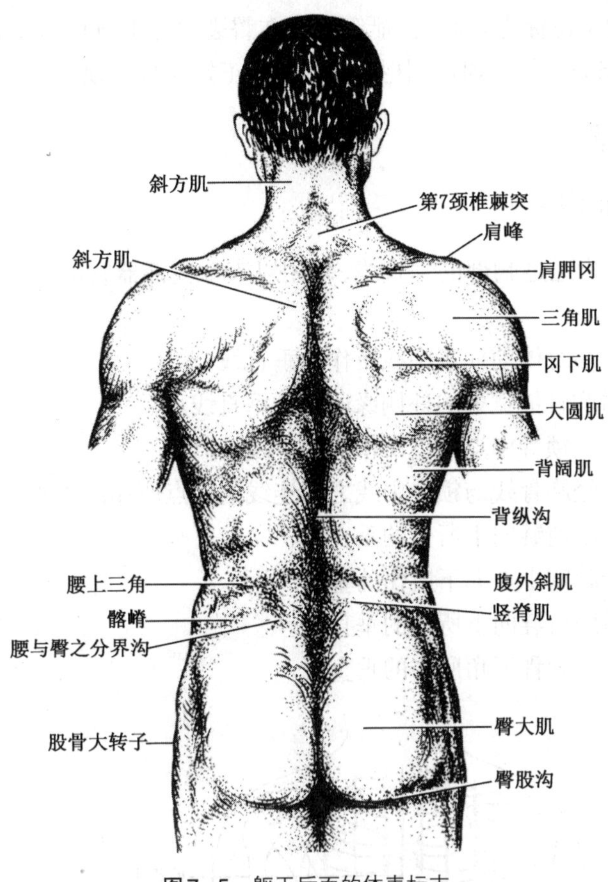

图7-5 躯干后面的体表标志

（三）皮肤标志

1. **乳头** 在胸前壁表面可见。男性乳头平对第4肋间隙，为针灸取穴的重要标志。女性乳头略低，偏外下方。男性两乳突连线的中点为膻中穴，乳头为乳中穴。

2. **心尖搏动点** 位于左侧第5肋间隙，左锁骨中线内侧1～2 cm处，或距前正中线7～9 cm处，为心脏体表投影的左下点。

3. **白线**（图7-4） 又称**腹白线**，位于腹前正中线，两侧腹直肌之间，由剑突至耻骨联合，在脐以上较宽，脐以下则不明显。

4. **脐** 位于腹前正中线上，为一圆形的凹陷，位置不稳定，约平第3、第4腰椎之间。在正常情况下，脐在头顶和足跟之间中点稍上方。脐中央为神阙穴所在的位置。

5. **半月线**（图7-4） 由腹直肌外侧缘形成，自第9肋软骨前端向下至耻骨结节，呈略凸向外侧的弧形线。右侧半月线与右肋弓的相交处，相当于胆囊底的体表投影点。肥胖者此线则不明显。

6. **腹股沟**（图7-4） 位于髂前上棘和耻骨结节之间，是腹部和股前部在体表分界的浅沟，其深面有腹股沟韧带。

7. **臀裂** 为左右两侧圆隆臀部在骶骨后面下端正中线上的纵形沟裂，该裂可作为骶管裂孔穿刺进针的定位标志。胖人，骶管裂孔在臀裂顶点下方0.5 cm处；瘦人，骶管裂孔在臀裂顶点上方0.5 cm处；体形适中者，骶管裂孔正好在臀裂顶点处。

二、体表投影

（一）胸部标志线

胸部标志线是指通过胸部的垂直线，常用以表示胸部器官的前后和内外侧的位置关系（图7-6）。

1. **前正中线** 沿身体前面正中线所作的垂直线。
2. **胸骨线** 沿胸骨最宽处的外侧缘所作的垂直线。
3. **锁骨中线** 经锁骨中点向下所作的垂直线。
4. **胸骨旁线** 经胸骨线与锁骨中线之间连线的中点所作的垂直线。
5. **腋前线** 沿腋前襞向下所作的垂直线。
6. **腋中线** 沿腋窝中点向下所作的垂直线。
7. **腋后线** 沿腋后襞向下所作的垂直线。
8. **肩胛线** 经肩胛骨下角所作的垂直线。

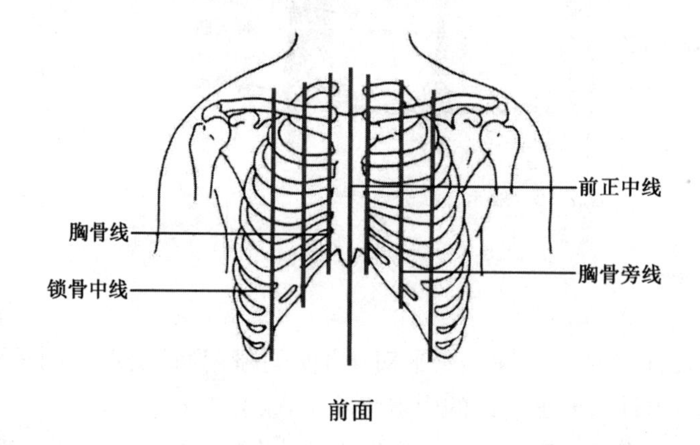

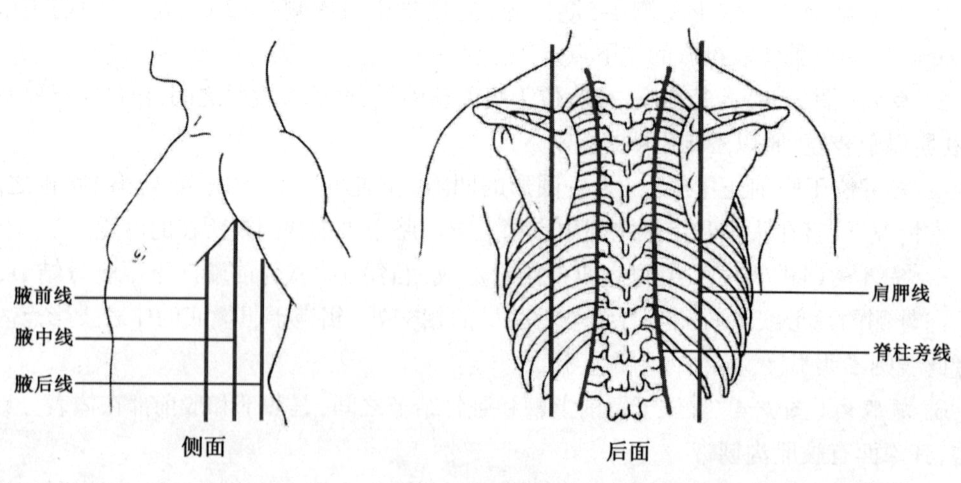

图7-6 胸部标志线

9. **脊柱旁线** 经脊柱椎骨横突外侧端的连线，常为凸向内的弧形线。

10. **后正中线** 沿身体后面正中线所作的垂直线。

（二）肺和胸膜的体表投影

1. **肺尖和胸膜顶**（图7-7） 胸膜顶包裹肺尖，突入颈根部，高出锁骨内侧1/3上方2～3 cm。颈部针刺时加以注意，以免产生气胸。

2. **肺前缘和胸膜前界**（图7-7） 肺的前缘几乎与胸膜前界一致，自锁骨内侧1/3上方2～3 cm处向下经胸锁关节后面，至第2胸肋关节高度两侧靠拢，继而垂直向下。左侧至第4胸肋关节高度斜向外下，至胸骨体外侧2～2.5 cm下行，达第6肋软骨中点处移行为下界。右侧至第6胸肋关节高度移行为下界，跨过右剑肋角者约占1/3，因此心包穿刺以左剑肋角较安全。两侧胸膜前界在第2～4胸肋关节高度靠拢，有时可相互重叠，出现率约26%，老年人可达39.5%。前界一般可分上段和下段，形成上下两个三角形无胸膜区。上区称**胸腺区**，内有胸腺；下区称**心包区**，内有心包和心。

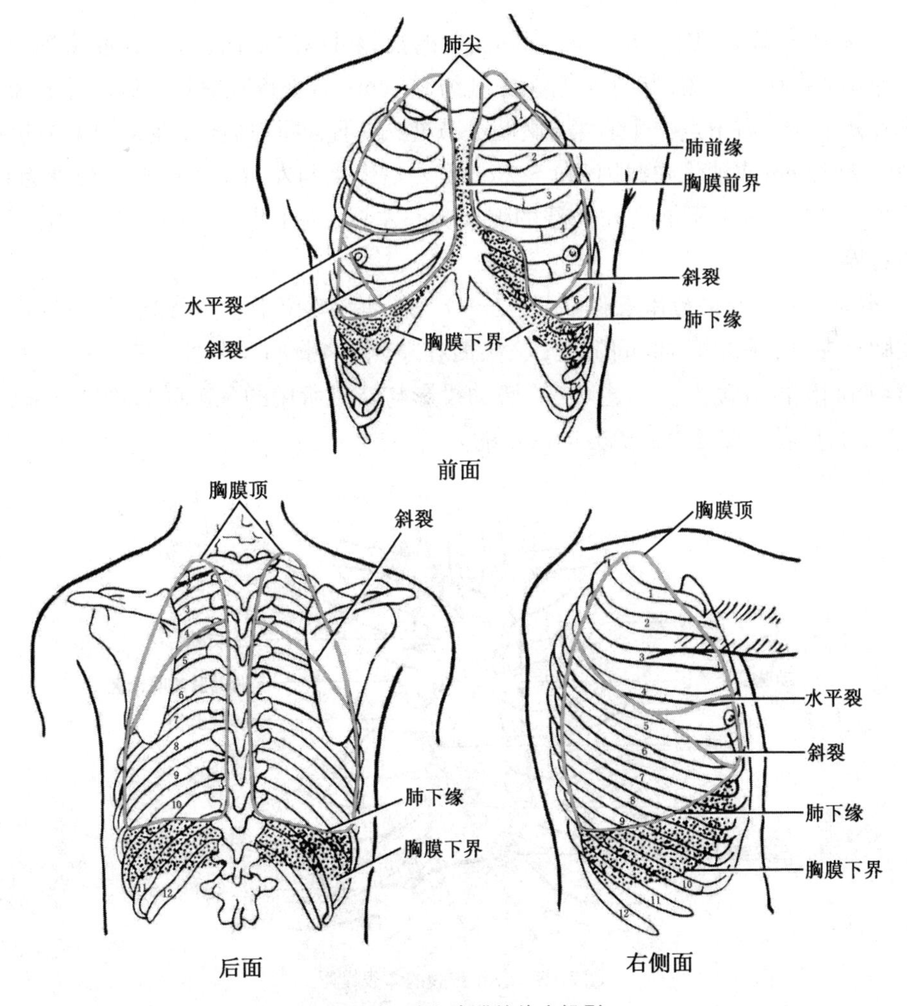

图7-7 肺和胸膜的体表投影

3. **肺下缘和胸膜下界**（图7-7） 肺下缘即肺下界，高出胸膜下界约2个肋或2个胸椎的高度。平静呼吸时，肺下界在锁骨中线、腋中线和肩胛线分别与第6、第8、第10肋相交，在后正中线处平第10胸椎棘突（表7-1）。小儿肺下界比成人约高1个肋。胸膜下界左侧起自第6肋软骨中点处，右侧起自第6胸肋关节后方，两侧均斜向外下方。在锁骨中线、腋中线和肩胛线分别与第8、第10、第11肋相交，在后正中线平第12胸椎棘突。右侧胸膜下界一般比左侧胸膜稍高。

表7-1 肺和胸膜下界的体表投影

下界名称	锁骨中线	腋中线	肩胛线	后正中线
肺下界	第6肋	第8肋	第10肋	第10胸椎棘突
胸膜下界	第8肋	第10肋	第11肋	第12胸椎棘突

（三）心和瓣膜的体表投影

1. **心的体表投影**（图7-8） 心在胸前壁的投影可以用4个点及其连线来确定，即左上点在左第2肋软骨下缘，胸骨左侧缘外侧约1.2 cm；右上点在右第3肋软骨上缘，胸骨右侧缘外侧1 cm；右下点位于右第6胸肋关节处；左下点即心尖点，在左侧第5肋间隙距前正中线7～9 cm或锁骨中线内侧1～2 cm。左右上点与左右下点的连线分别为心的上界与下界；左上点和左下点向左微凸的弧线为心左界；右上点和右下点向右微凸的弧线为心的右界。

2. **房室瓣和动脉瓣的体表投影**（图7-8） 肺动脉瓣位于左侧第3胸肋关节处；主动脉瓣在胸骨左缘，平对第3肋间隙处；二尖瓣在左侧第4胸肋关节处；三尖瓣在前正中线平对第4肋间隙的高度上。上述4组瓣膜的投影与临床所用的各瓣膜听诊区并非完全一致（表7-2），后者主要是由血流方向决定的。

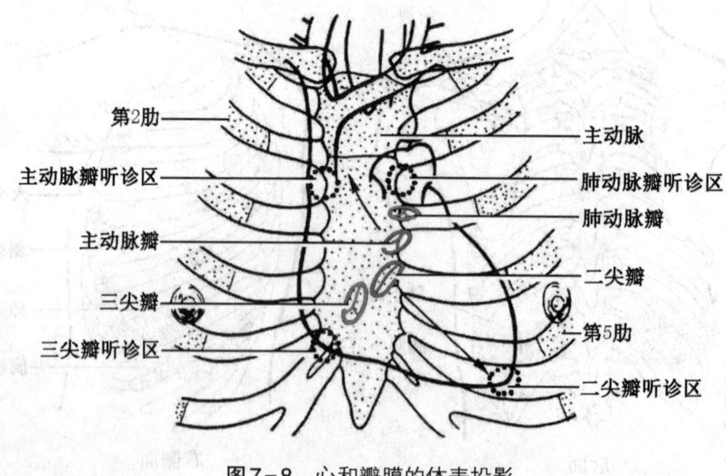

图7-8 心和瓣膜的体表投影

表7-2　瓣膜的投影位置与听诊部位

名　称	投 影 位 置	听 诊 部 位
肺动脉瓣	左侧第3胸肋关节处	胸骨左缘，第2肋间隙
主动脉瓣	胸骨左缘，第3肋间隙	胸骨右缘，第2肋间隙
二尖瓣	左侧第4胸肋关节处	左侧第5肋间隙，锁骨中线内侧1～2 cm
三尖瓣	前正中线与第4肋间隙交点处	胸骨下端偏右

（四）腹部分区及其主要脏器的体表投影

1. **腹部分区**　一般用两条水平线和两条垂直线，将腹部划分为三部九区。1条水平线是通过左、右肋弓最低点（第10肋的最低点）所作的连线；另1条水平线是通过左、右髂结节之间的连线；两条垂直线是通过左、右腹股沟韧带中点向上所作的垂直线。其中两条水平线将腹部分为上腹部、中腹部和下腹部三部，再由两条垂线与上述两条水平线相交，将腹部分成九区。九区包括上腹部的腹上区和左、右季肋区，中腹部的脐区和左、右腹外侧区（腰区），下腹部的耻区（腹下区）和左、右腹股沟区（髂区）。

2. **腹腔脏器的体表投影**　腹腔脏器在腹前外侧壁的体表投影（图7-9，表7-3），会随着年龄、体型、体位、胃肠道的充盈状况和腹肌的紧张程度等差异而变化。矮胖者膈、肝、盲肠和阑尾等位置较高，胃趋于横位，瘦长者则相反。老年人因腹肌乏力、韧带松弛而常有内脏下垂。体位改变对腹腔内脏器的位置也有明显的影响：卧位时器官上移，膈升高，直立时则相反。因此，对腹腔内脏器的位置除掌握其一般规律外，还需充分了解其个体差异，方能做到正确诊断和处理腹腔内器官的疾病。

表7-3　成人腹腔主要器官在腹前外侧壁的体表投影

右 季 肋 区	腹 上 区	左 季 肋 区
1. 肝右叶大部分 2. 部分胆囊 3. 结肠右曲 4. 部分右肾	1. 肝右叶小部分和肝左叶大部分 2. 部分胆囊 3. 幽门部和部分胃体 4. 十二指肠上部和降部 5. 胰头和胰体 6. 两肾的一部分和肾上腺	1. 肝左叶小部分 2. 贲门、胃底和部分胃体 3. 脾 4. 胰尾 5. 结肠左曲 6. 部分左肾
右 腹 外 侧 区	**脐 区**	**左 腹 外 侧 区**
1. 升结肠 2. 部分回肠 3. 右肾下部	1. 充盈时的胃大弯 2. 横结肠及大网膜 3. 左肾下部 4. 左右输尿管 5. 部分十二指肠、空肠、回肠 6. 腹主动脉和下腔静脉	1. 降结肠 2. 部分空肠 3. 左肾下部

续　表

右腹股沟区	腹下区	左腹股沟区
1. 盲肠 2. 阑尾 3. 回肠末端	1. 部分回肠 2. 充盈时的膀胱 3. 妊娠后期的子宫 4. 部分乙状结肠 5. 左右输尿管	1. 大部分乙状结肠 2. 部分回肠

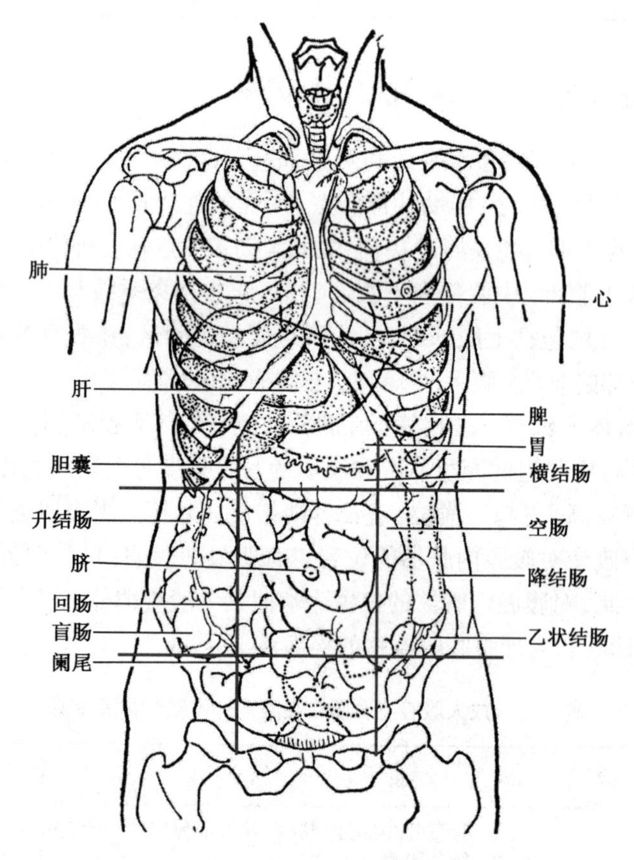

图7-9　腹部的分区和主要脏器的体表投影

（五）肝的体表投影

1. **肝的上界**　与膈穹窿一致。在右腋中线处起自第7肋，由此向左至右锁骨中线处平第5肋，在前正中线处平剑胸结合，至左锁骨中线平第5肋间隙。此4点弧形连线即为肝的上界（图7-10）。

2. **肝的下界**　与肝的下缘一致。在右腋中线处平第10肋，再沿右肋弓下缘向左，至右第8、第9肋软骨结合处离开肋弓，经剑突下3～5 cm处斜向左上，至左肋弓第7、第8肋软骨结合处，进入左季肋区，连于上界左端（图7-10）。因此，在成人，右肋弓以下一般不能触及肝，剑突下可触及。在小儿，肝的体积相对较大，肝的下缘可低于右肋弓下缘2～3 cm。7岁以上儿童，右肋弓下不能触及肝。

（六）胆囊底的体表投影

胆囊底稍突出于肝下缘，其体表投影相当于右锁骨中线或右腹直肌外侧缘与右肋弓的交点处。胆囊炎时，有压痛。

（七）阑尾根部的体表投影

阑尾根部附于盲肠后内侧壁，为三条结肠带的会合点，其体表投影在脐与右髂前上棘连线的中1/3和外1/3交界处，即**McBurney点**，简称**麦氏点**（图7-10）。阑尾炎时，常有明显压痛。

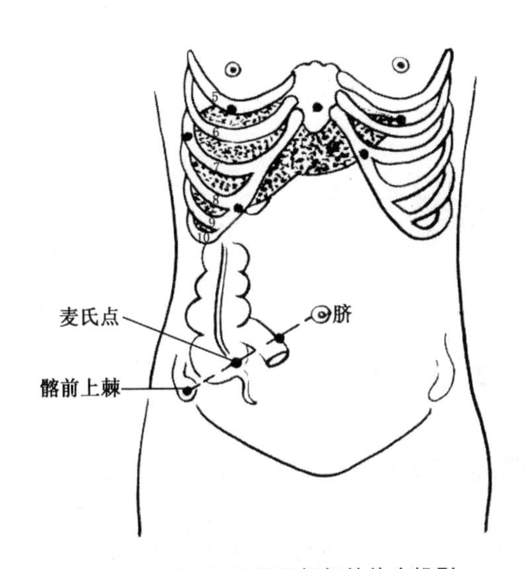

图7-10　肝及阑尾根部的体表投影

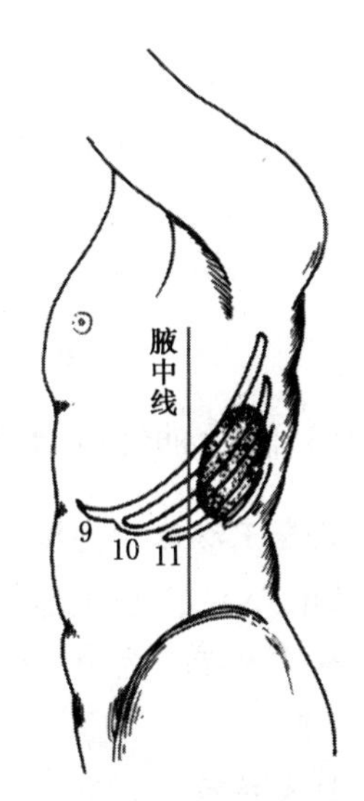

图7-11　脾的体表投影

（八）脾的体表投影

脾的长轴与第10肋一致，其上端在左腋中线平第9肋，离后正中线4～5 cm；下端在左腋前线平第11肋（图7-11）。

（九）肾的体表投影

肾位于脊柱两侧，贴附于腹后壁，两肾肾门相对。因受肝右叶的影响，右肾比左肾低半个椎体（1～2 cm），左肾上端平第11胸椎下缘，下端平第2腰椎下缘。左侧第12肋斜过左肾后面的中部，右侧第12肋斜过右肾后面的上部。肾门约平第1腰椎体平面，距正中线约5 cm。临床上常将竖脊肌外侧缘与第12肋之间的区域，称为**肾区**（**脊肋角**）。当叩击或触压肾病患者此区，会引起叩击痛或压痛。在肾区手术或针刺时，注意勿伤及胸膜，以免发生气胸。

肾的体表投影在后正中线两侧2.5 cm和7.5～8.5 cm处各作2条垂线，通过第11胸椎和第3腰椎棘突各作一水平线，上述2条垂直线和2条水平线所围成的2个四边形范围内（图7-12）。肾门的体表投影在腹前壁位于第9肋前端，在腹后壁位于脊肋角。

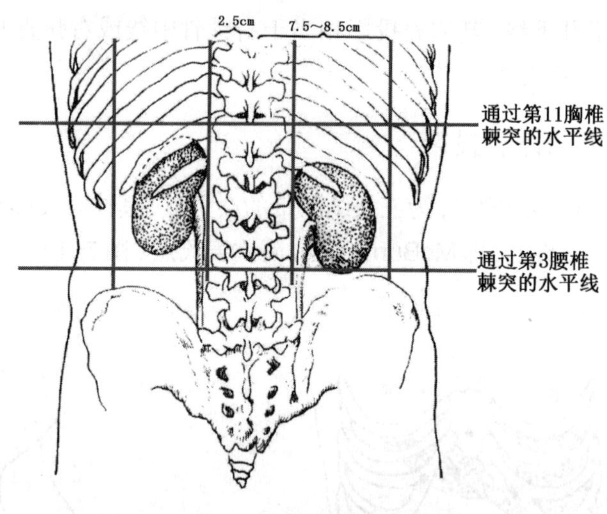

图7-12 肾的体表投影

（十）血管神经的体表投影

1. **腹壁下动脉** 为腹股沟韧带中、内1/3交界处与脐的连线。腹腔穿刺或手术切口，宜在此线的外上方，以免损伤该动脉。

2. **枕下神经** 为第1颈神经后支，穿寰椎后弓上方和椎动脉下方，进入枕下三角，分布于枕下肌。

3. **枕大神经** 为第2颈神经后支的内侧支，较粗大，穿斜方肌腱至皮下，伴枕动脉上行，分布于枕部皮肤。

4. **第3枕神经** 为第3颈神经后支的内侧支，穿斜方肌浅出，分布于枕下区皮肤。

5. **腰神经的后支** 腰神经后支及其分出的内外侧皮支在各自行程中，都分别经过横突、上关节突及韧带构成的骨纤维孔，及腰椎乳突与副突之间的骨纤维管，或穿胸腰筋膜裂隙。在正常情况下这些孔、管或裂对通过其内的血管、神经有保护作用，但若孔、管周围骨质增生或韧带硬化则造成对腰神经后支的压迫，这是临床上腰腿痛的重要原因之一。

6. **臀上皮神经** 为第1～3腰神经后支的外侧支，一般有3支，在髂嵴上方竖脊肌的外侧缘穿出胸腰筋膜，越过髂嵴，分布于臀上部皮肤。

7. **臀上动、静脉和神经** 髂后上棘与股骨大转子尖连线的上、中1/3交界处，即为臀上动、静脉和神经出盆处的体表投影。

8. **臀下动、静脉和神经** 髂后上棘与坐骨结节连线的中点，即为臀下动、静脉和神经出盆处的体表投影。

第三节 上肢表面结构

一、体表标志

（一）骨性标志

1. **肩峰** 顺着肩胛冈向外上方触摸，可触到扁平的骨性隆起为肩峰，是肩部的最高点。

2. **肩胛冈** 相当于第3胸椎棘突平面处起自肩胛骨的脊柱缘，由此向外上方逐渐高起移行为肩峰。肩胛冈横列于肩胛骨后面，并将其分为上小下大的两个窝，分别称为冈上窝和冈下窝。冈下窝的中点为天宗穴。

3. **肱骨大、小结节** **肱骨大结节**位于肱骨上端的外侧，突出于肩峰的外下方，为肩部最外侧的骨性隆起；**肱骨小结节**在肩胛骨喙突的稍外方。两者之间为结节间沟，内有肱二头肌长头腱通过。肱骨大结节与肩峰之间为肩髃穴。

4. **三角肌粗隆** 位于臂中部的外侧，是三角肌的止点，此处表面皮肤可见一小的凹陷。

5. **肱骨内、外上髁** 是肘部两侧最突出的骨性隆起。在内上髁的后下方有尺神经沟，内有尺神经通过。外上髁较内上髁略小，临床上患网球肘时，此处疼痛。内上髁与尺骨鹰嘴之间为小海穴。

6. **尺骨鹰嘴** 为肘后明显的骨性突起。当肘关节屈伸时，可见其上下移动。

7. **桡骨头** 在肘后窝，肱骨外上髁的下方极易摸到。当前臂做旋前、旋后动作时，可清晰地感知桡骨头在旋转。

8. **桡骨茎突** 为桡骨远端外侧的骨性隆起。桡骨茎突上方，腕横纹上1.5寸为列缺穴。

9. **尺骨头与尺骨茎突** 尺骨下端逐渐变细，形成尺骨头和尺骨茎突。尺骨茎突位于尺骨头的内下方，比桡骨茎突高1 cm。掌心向胸时，养老穴在尺骨茎突桡侧凹陷中。

10. **腕尺、桡侧隆起** **腕尺侧隆**起位于腕前尺侧的皮下，后伸桡腕关节明显隆起，深面为豌豆骨；**腕桡侧隆**起位于腕前桡侧的皮下，后伸腕关节明显隆起，深面为手舟骨。

（二）肌性标志

1. **三角肌**（图7-13） 从前、后、外侧包裹肩关节，使肩部呈圆形隆起。在肩关节脱位或三角肌萎缩时，可呈“方形肩”。三角肌止点处为臂臑穴。

2. **肱二头肌和肱二头肌内、外侧沟**（图7-13） 肱二头肌是位于臂前面的肌性隆起，屈肘时更加明显，肌的两侧分别是肱二头肌内、外侧沟。屈肘时，在肘窝内摸到紧张的肱二头肌腱。肱二头肌腱的桡侧缘为尺泽穴，肱二头肌腱的尺侧缘为曲泽穴。

3. **肱三头肌**（图7-13） 当前臂伸直时，在三角肌后缘下方的1条纵行肌隆起为其

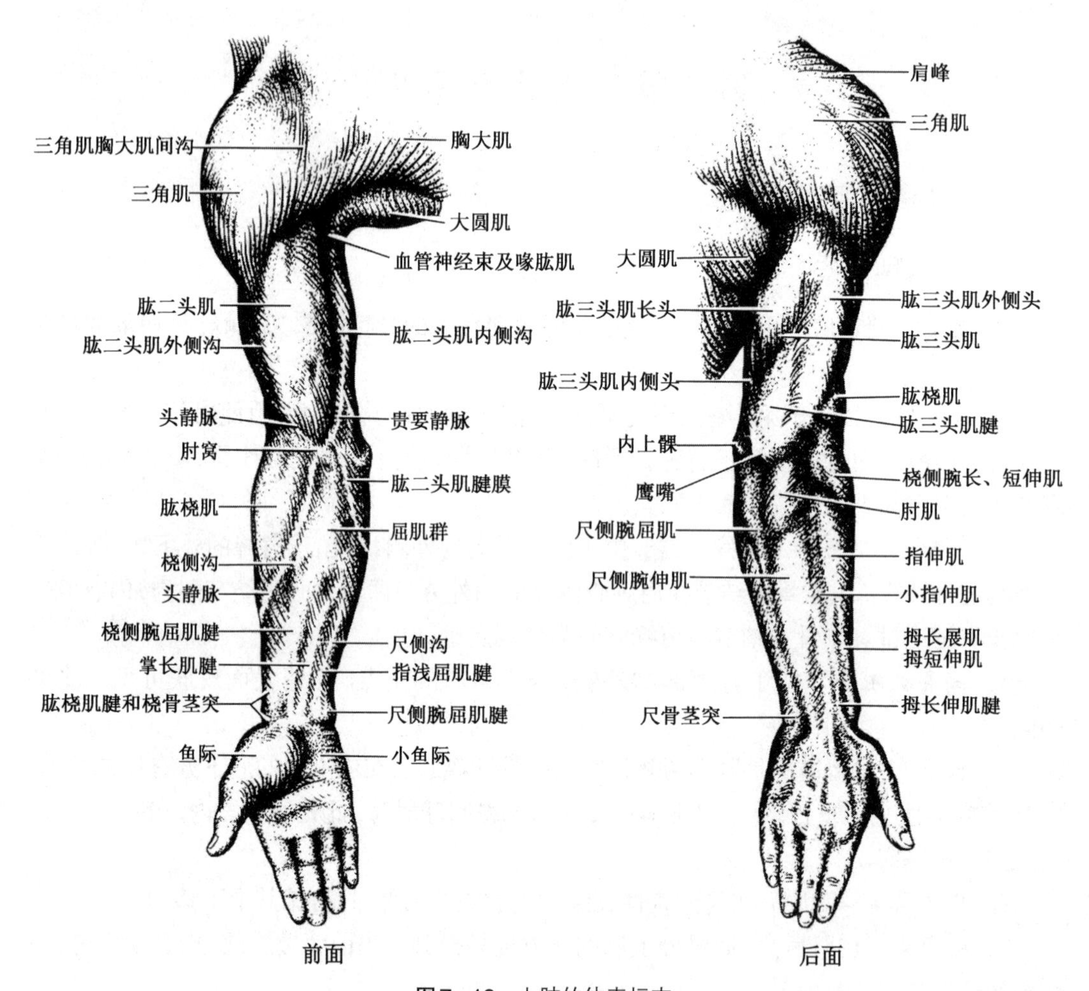

图7－13　上肢的体表标志

长头，其外侧的隆起为外侧头，内下方的隆起为内侧头。

4. **腕掌侧肌腱**（图7－13）　握拳屈腕时，在腕前区有3条纵行的肌腱隆起，正中是掌长肌腱，桡侧是桡侧腕屈肌腱，尺侧为尺侧腕屈肌腱。在桡侧腕屈肌腱与掌长肌腱之间可按压到正中神经。桡侧腕屈肌腱与掌长肌腱之间，腕横纹上2寸为内关穴。

5. **腕背侧肌腱**（图7－13）　当腕、指背伸和拇指外展时，由桡侧向尺侧可摸到拇长展肌腱、拇短伸肌腱、拇长伸肌腱和4条指伸肌腱。指伸肌腱的尺侧缘为阳池，指伸肌腱的桡侧缘为中泉穴。

（三）皮肤标志

1. **腋窝**　为胸部外侧与臂之间的凹陷，位于肩部的下方。当上肢下垂时，用手伸入腋窝可辨别其各壁及前后缘。腋窝中央为极泉穴。上肢下垂时，在腋窝前面，臂皮肤与胸部皮肤交点处为**腋前襞**；在腋窝后面，臂皮肤与背部皮肤交点处为**腋后襞**。腋前襞与肩髃连线的中点为肩前穴，腋后襞上1寸为肩贞穴。

2. **肘窝和肘横纹** 肘窝是肘关节前方的1个三角形的凹陷。屈肘时，出现于肘窝处横行的皮肤皱纹称为肘横纹。肘横纹外侧端与肱骨外上髁连线的中点为曲池穴，肘横纹内侧端与肱二头肌腱之间为少海穴。

3. **腕掌侧横纹** 一般有3条，腕近侧横纹约平尺骨头，腕中横纹不恒定，腕远侧横纹较明显，其外侧端可摸到手舟骨，内侧端可摸到豌豆骨，中点深面是掌长肌腱，为正中神经入掌处。腕远侧横纹外侧端，桡动脉的桡侧为太渊穴；腕远侧横纹内侧端，尺侧腕屈肌腱的桡侧为神门穴；腕远侧横纹上，桡侧腕屈肌腱与掌长肌腱之间为大陵穴。

4. **鼻烟窝** 是位于腕背外侧部的浅窝，在拇指充分外展、后伸时明显。其外侧界为拇长展肌腱和拇短伸肌腱，内侧界为拇长伸肌腱；窝底为手舟骨和大多角骨。窝内有桡动脉通过，可触及其搏动。阳溪穴正当鼻烟窝内。

5. **鱼际、小鱼际和掌心** 鱼际为手掌桡侧的肌性隆起，小鱼际为手掌尺侧的肌性隆起，两鱼际之间的凹陷部分称为掌心。握掌中指尖下，掌心处为劳宫穴。

6. **掌纹** 在手掌上有3条掌横纹：鱼际纹斜位于鱼际的尺侧，近侧端常与腕远侧横纹的中点相交，远侧端达第2掌指关节桡侧缘。掌中纹略斜行于掌中部，桡侧端与鱼际纹重叠。掌远纹自手掌尺侧缘横行向桡侧，稍弯向第2指蹼处，恰对第3～5掌指关节线。

7. **手指** 手指掌面与手掌交界处以及各指骨间关节处的皮肤皱纹称为指掌侧横纹。手指远端掌面为指腹，有丰富的神经末梢。指腹皮肤上有细密的沟、嵴，排列成弧形或旋涡状的皮纹，称为指纹。指纹的形状终身不变，个体差异明显，常作为个体鉴定的标志。指端的背面为指甲。指甲深面的真皮称为甲床。围绕甲根和甲体两侧的皮肤皱襞为甲廓，常因损伤后感染引起甲沟炎。

二、体表投影

（一）上肢的长度、轴线和对比关系

1. **上肢长度** 测量上肢的长度必须在左右侧对称的姿势下进行，并要双侧对比，以求结果正确。上肢全长由肩峰至中指尖，臂长由肩峰至肱骨外上髁，前臂长由肱骨外上髁至桡骨茎突。

2. **上肢轴线** 是经肱骨头、肱骨小头与尺骨头中心的连线。**臂轴**是经过肱骨长轴的线。**前臂轴**是经过尺骨长轴的线。正常情况下，臂轴与前臂轴的延长线，构成向外开放的165°～170°角，其补角为10°～15°，即**提携角**。此角大于15°为**肘外翻**；小于0°为**肘内翻**；0°～10°时为**直肘**（图7-14）。

3. **对比关系** 正常时，肩峰、肱骨大结节和喙突三者之间呈一等腰三角形。屈肘时肱骨内、外上髁与尺骨鹰嘴三者之间亦呈一等腰三角形。当肩、肘关节脱位时，这种正常关系即发生改变。检查时，应与健侧进行比较。

（二）血管神经的体表投影

1. **腋动脉和肱动脉**（图7-15） 上肢外展90°，手掌向上，由锁骨中点至肱骨内、外上

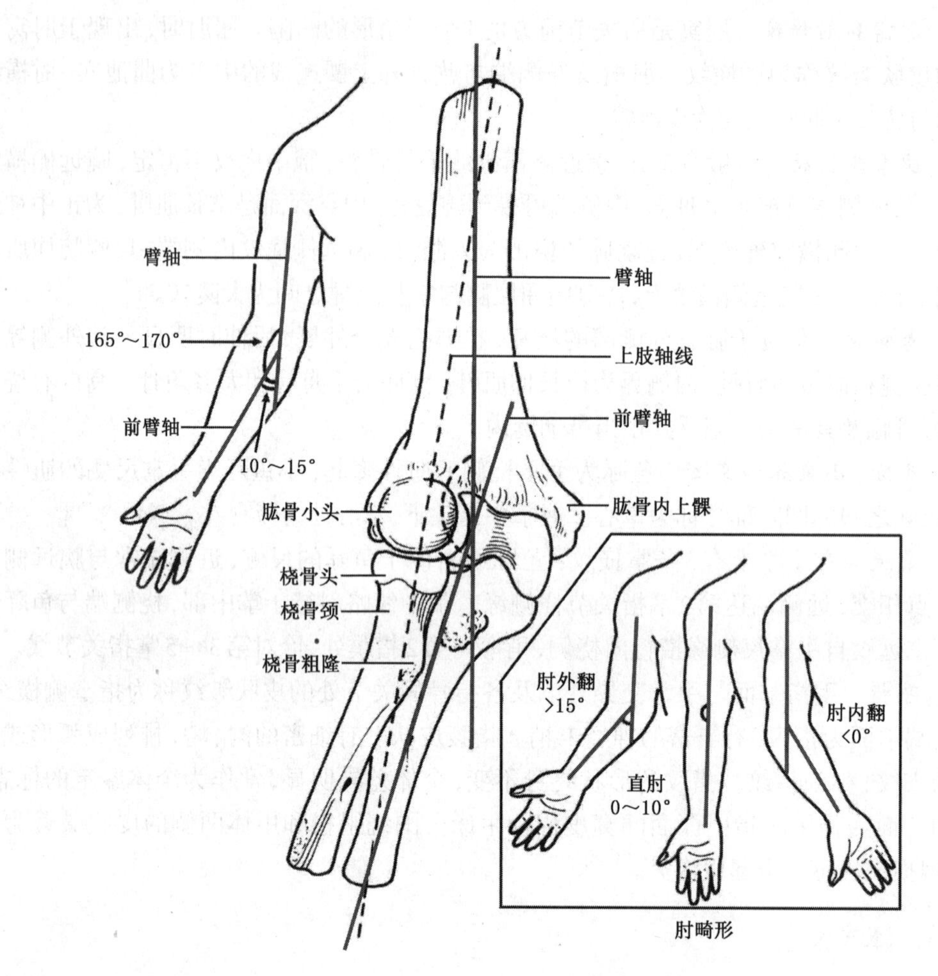

图7-14　上肢轴线与提携角

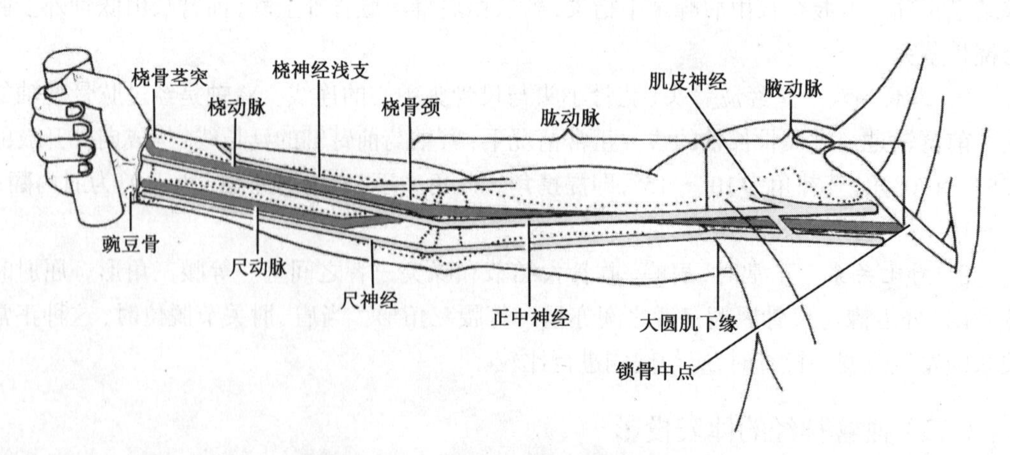

图7-15　上肢动脉与神经干的体表投影

髁中点稍下方引一直线，为这两条动脉的体表投影。背阔肌或大圆肌下缘以上为腋动脉的体表投影，以下为肱动脉的体表投影。在肱二头肌内侧沟可摸到肱动脉的搏动。将肱动脉压向肱骨，可使压迫点以下的上肢止血。

2. **桡动脉**（图7-15）　自肱骨内、外上髁中点稍下方至桡骨茎突的连线，即桡动脉的体表投影。腕上方桡侧腕屈肌腱的桡侧，可摸到该动脉的搏动，中医称为“寸口脉”，常在此切脉，此处也是计数脉搏最常用的部位。

3. **尺动脉**（图7-15）　自肱骨内上髁至豌豆骨桡侧缘的连线，该线的下2/3段为尺动脉下段的体表投影。自肱骨内、外上髁中点稍下方，向内下方引1条线至上述连线的上、中1/3交界处，为尺动脉上段的体表投影。在腕横纹两端同时向深部压迫，可压住桡、尺动脉，使手部止血。

4. **掌浅、深弓**　掌浅弓相当于握拳时中指所指的水平，而掌深弓则约在其近侧1.5 cm处。

5. **指掌侧固有动脉**　位于手指掌侧面的两缘，在手指根部两侧压向指骨，可使手指止血。

6. **臂丛**　位于锁骨下动脉的上后方，下行至腋动脉处，臂丛的内侧束、外侧束和后束则分别排列于腋动脉的内侧、外侧和后方。

7. **尺神经**（图7-15）　自肱二头肌内侧沟上端肱动脉起始端搏动点至肱骨内上髁与鹰嘴之间，继而沿前臂尺侧达豌豆骨外侧缘的连线为尺神经的体表投影。

8. **正中神经**（图7-15）　自肱二头肌内侧沟上端肱动脉起始端搏动点至肘部肱骨内、外上髁连线中点稍内侧，继而循前臂正中向下，达腕部桡侧腕屈肌腱与掌长肌腱之间至腕掌侧横纹中点的连线为正中神经的体表投影。

9. **桡神经**　自腋后襞下缘外端与臂交点处起，向外斜过肱骨后方，至肱骨外上髁的连线为桡神经本干的体表投影；自肱骨外上髁至桡骨茎突的连线为桡神经浅支的体表投影（图7-15）；自肱骨外上髁至前臂后面中线的中下1/3交界处的连线，为桡神经深支的体表投影。

10. **臂内侧皮神经**　发自臂丛内侧束，行于腋静脉的后方和内侧，于臂上部内侧穿出深筋膜，分布于臂内侧部皮肤。

11. **前臂内侧皮神经**　发自臂丛内侧束，先行于腋动、静脉之间，然后行于肱动脉内侧于臂中部穿出深筋膜，分布于前臂内侧部皮肤。

12. **前臂外侧皮神经**　肌皮神经在肱二头肌与肱肌之间行向外下方，其末支于肱二头肌外侧缘穿出深筋膜成为前臂外侧皮神经，分布于前臂外侧部皮肤。

13. **臂外侧上皮神经**　腋神经自三角肌后缘穿出深筋膜即为臂外侧上皮神经，分布于臂外侧上部和肩部的皮肤。

14. **臂外侧下皮神经**　起自桡神经，在三角肌止点远侧浅出，分布于臂下外侧部皮肤。

15. **臂后皮神经**　起自桡神经，在腋窝处发出臂后皮神经，较小，分布于臂后区皮肤。

16. **前臂后皮神经**　起自桡神经，在臂中份外侧穿出深筋膜，继而在前臂后面下行至腕部，分布于前臂后面皮肤。

第四节 下肢表面结构

一、体表标志

（一）骨性标志

1. **坐骨结节** 屈髋时，在臀大肌下缘可摸到，是坐骨的最低点。或取坐位时，与凳子相接触的皮下可摸到。

2. **大转子**（图7-16） 为髋部最外侧的隆起点。直立时，在股外侧，于髂结节下方约10 cm处。

3. **股骨内、外侧髁** 为股骨远侧端向两侧的膨大处，外侧髁较宽大，内侧髁较突出。内、外侧髁侧面最突出部为股骨内、外上髁。在股骨内上髁上方还可触及收肌结节，为大收肌腱的附着处。

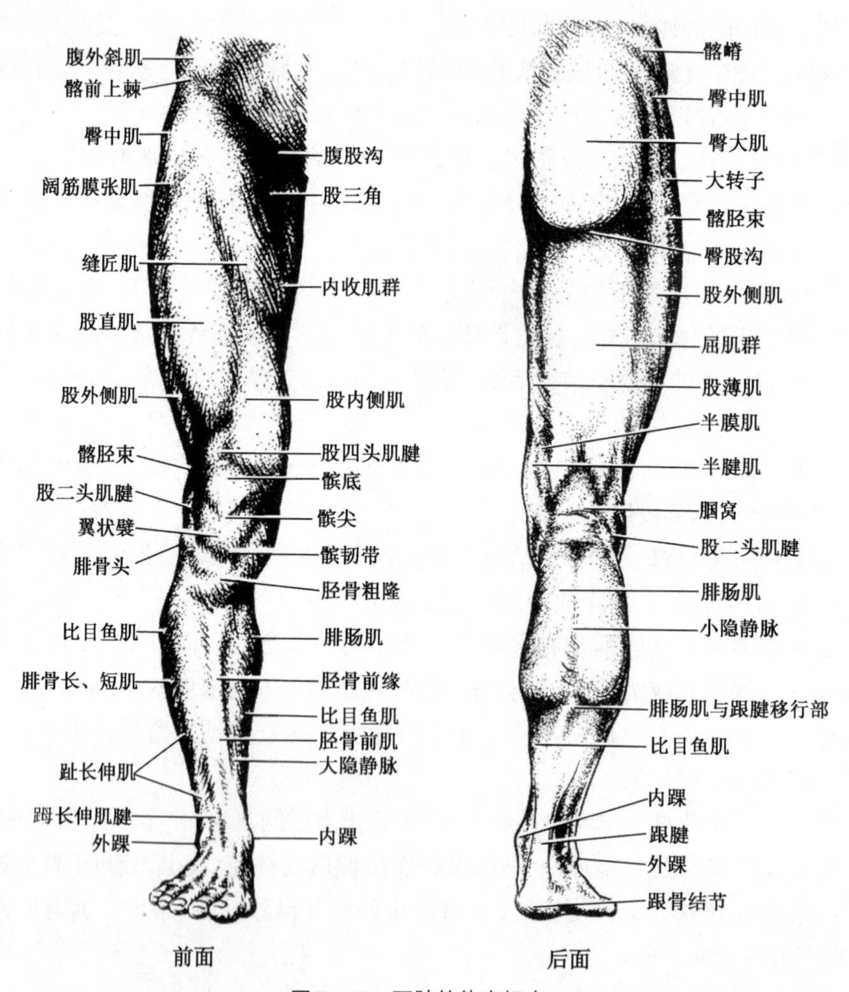

图7-16 下肢的体表标志

4. **髌骨**（图7-16）　位于膝关节前方，常作为测量标志。髌骨上缘中点处为鹤顶穴。

5. **胫骨粗隆**（图7-16）　为髌韧带下端止点处的骨性隆起，在皮下可触及。

6. **胫骨内、外侧髁**　屈膝时，可在髌韧带两侧触及。胫骨内侧髁下方为阴陵泉穴。

7. **腓骨头**（图7-16）　在小腿上方外侧，平胫骨粗隆水平可摸到腓骨头，其下方为腓骨颈。腓骨头前下方为阳陵泉穴。

8. **胫骨前、后缘**　胫骨粗隆向下延续为**胫骨前缘**，是1条较锐的骨嵴，全长均可触及。胫骨内侧面在胫骨前缘的内侧，位于皮下，易触及。**胫骨后缘**为胫骨内侧面的后缘，皮下可触及。外膝眼下3寸，胫骨前缘外一横指处为足三里穴。内踝上3寸，胫骨后缘为三阴交穴。

9. **内踝和外踝**（图7-16）　位于踝关节的内、外侧。外踝尖较内踝低，内踝是测量下肢长度的标志点。在踝关节前面，小腿与足背交界处为踝横纹。踝横纹中点处为解溪穴，内踝后方与跟腱之间为太溪穴，外踝后方与跟腱之间为昆仑穴。

10. **跟骨结节**（图7-16）　是跟骨后端的突出部分，为跟腱的附着处。

11. **舟骨粗隆**　是足舟骨向内下方的隆起，在内踝前下方约3 cm处，在足跟与第1趾骨根部连线的中点处可触及。舟骨粗隆的下缘为然谷穴。

12. **第5跖骨粗隆**　在足外侧缘中部，足跟与小趾尖连线的中点处可触及。第5跖骨粗隆的后缘为束骨穴。

（二）肌性标志

1. **臀大肌**（图7-16）　形成臀部圆隆的外形。

2. **股四头肌**（图7-16）　形成大腿前面的肌性隆起，肌腱经膝关节前面包绕髌骨的前面和两侧缘，向下延伸为髌韧带，止于胫骨粗隆。

3. **髌韧带**　为连于髌骨与胫骨粗隆之间的韧带。其外侧凹陷处为犊鼻（外膝眼）穴，内侧凹陷处为内膝眼穴。

4. **半腱肌腱、半膜肌腱和股二头肌腱**（图7-16）　屈膝时，在膝关节后方，内侧可摸到半腱肌腱和半膜肌腱，外侧可摸到股二头肌腱。

5. **腓肠肌内、外侧头**　腓肠肌腹形成小腿后面的肌性隆起，俗称小腿肚。其内、外侧头构成腘窝的下内、下外侧界。

6. **胫骨前肌腱、踇长伸肌肌腱和趾长伸肌腱**（图7-16）　位于踝关节前面，当伸踝、伸趾时，可见到3条肌腱，位于中间者为踇长伸肌腱，位于内侧者为胫骨前肌腱，位于外侧者为趾长伸肌腱。

7. **跟腱**（图7-16）　在踝关节的后方，呈粗索状，向下止于跟骨结节。

（三）皮肤标志

1. **臀股沟**（图7-16）　又称**臀沟**，为臀部皮肤与大腿后面皮肤之间的横行浅沟。臀股沟的中点处为承扶穴。

2. **腘窝和腘横纹**（图7-16） 腘窝为膝关节后面的菱形窝。腘横纹为膝关节后面横行的皮肤皱纹。腘横纹中点处为委中穴，外侧端为委阳穴，内侧端为阴谷穴。

二、体表投影

（一）下肢的长度、轴线和对比关系

1. **下肢长度** 测量下肢的长度必须在左右侧对称的姿势下进行，并要双侧对比，以求结果正确。下肢全长由髂前上棘至内踝尖，大腿长由髂前上棘至收肌结节，小腿长由收肌结节至内踝尖。

2. **下肢轴线** 通过股骨头中点（或髋关节中心）、髌骨中点（或膝关节中心）与踝关节中心的轴线，为下肢承受体重压力的轴线，称为**下肢力线**，此力线与小腿长轴基本一致（图7-17）。由于双脚并拢起立时，双髋关节比双踝关节间的距离宽，所以下肢力线斜向下内。股骨颈与股骨体的长轴之间形成向内的夹角称为**颈干角**，正常成人125°～130°（图7-18）。大于此角为**髋外翻**，小于此角为**髋内翻**。在矫正髋部的手术时，应维持此角度。股骨轴线与胫骨轴线于膝关节处相交，形成一向外开放的夹角，称为**股胫角**，正常成人165°～170°（图7-19）。小于此角为膝外翻，则呈“X”形腿；大于此角为膝内翻，则呈“O”形腿。

3. **对比关系**

（1）Nelaton线（图7-20） 侧卧位，髋关节半屈，自坐骨结节至髂前上棘的连线，称为Nelaton线（**奈拉通线**）。正常时，此线恰通过股骨大转子尖，若大转子尖向此线上方或下方移位，即为异常，多见于髋关节脱位或股骨颈骨折。

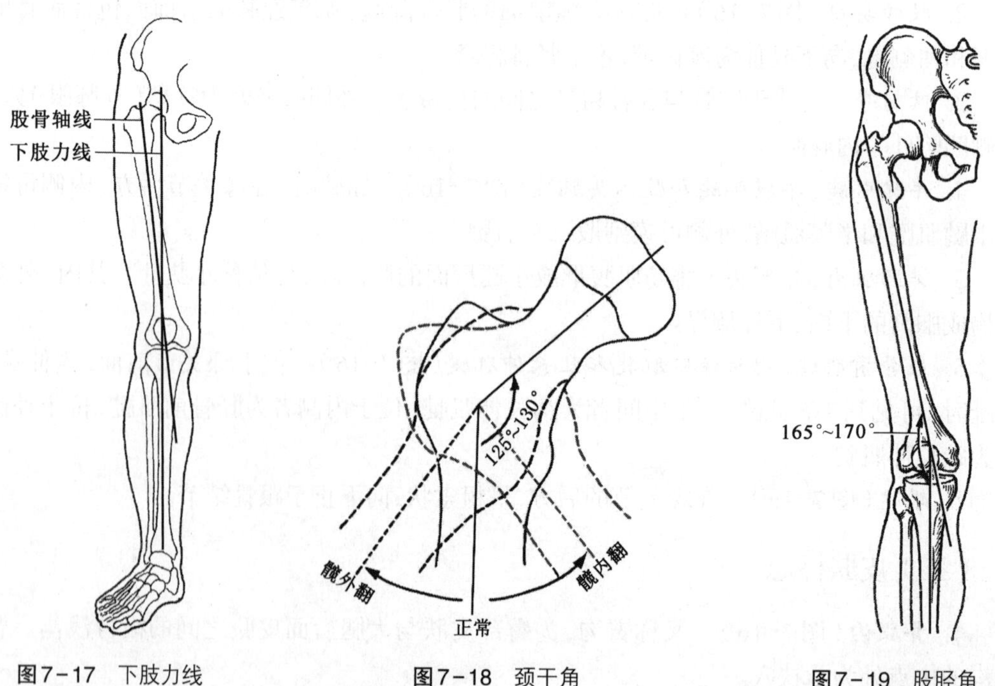

图7-17 下肢力线　　图7-18 颈干角　　图7-19 股胫角

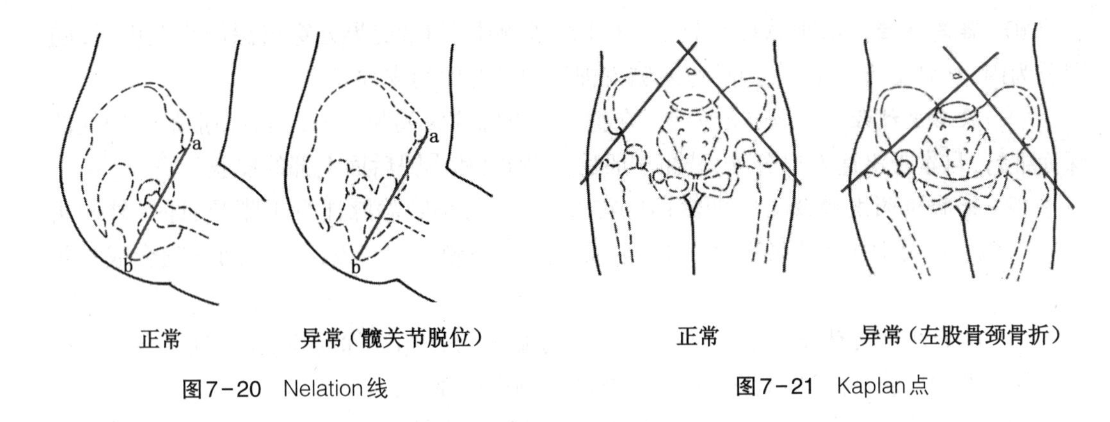

正常　　异常（髋关节脱位）

图7-20　Nelation线

正常　　异常（左股骨颈骨折）

图7-21　Kaplan点

（2）**Kaplan点**（图7-21）　仰卧位，两下肢伸直并拢，两侧髂前上棘处在同一水平面时，自左右股骨大转子尖经同侧髂前上棘的延长线，正常时两线在脐上相交之点，称为**Kaplan点**（**卡普兰点**）。当髋关节脱位或股骨颈骨折时，该点常移至脐下，且偏向健侧。

（二）血管神经的体表投影

1. **股动脉**　在腹股沟韧带中点处可摸到股动脉的搏动。下肢外展、外旋时，髂前上棘与耻骨联合连线的中点至收肌结节的连线，上2/3段为股动脉的体表投影。在股三角内，股动脉的外侧为股神经，内侧为股静脉。在腹股沟中点稍下方可摸到股动脉搏动，将股动脉压向耻骨上支，可使下肢止血。

2. **腘动脉**　大腿后面上2/3与下1/3的分界线，与大腿后面正中线交点的内侧2.5 cm处至腘窝中点的连线为腘动脉斜行段的体表投影；腘窝中点至腘窝下角的连线为腘动脉直行段的体表投影。或自腘窝上角内侧一横指处至腘窝下角的连线为腘动脉的体表投影。在腘窝中加垫，屈膝包扎，可压迫腘动脉，使小腿和足止血。

3. **胫前动脉**　胫骨粗隆与腓骨头连线中点至内、外踝前面连线中点的连线为胫前动脉的体表投影。

4. **胫后动脉**　腘窝下角至内踝与跟腱内侧缘之间中点的连线为胫后动脉的体表投影。在内踝与跟结节之间可摸到搏动。将该动脉压向深部，可减轻足底出血。

5. **足背动脉**　内、外踝前面连线的中点至第1、第2跖骨底之间的连线为足背动脉的体表投影。在足背，踇长伸肌腱的外侧可摸到足背动脉的搏动，中医称为趺阳脉，向下压迫可减轻足背出血。

6. **大隐静脉**　在大腿的体表投影为自耻骨结节外下4 cm处至收肌结节的连线上。

7. **坐骨神经**　髂后上棘与坐骨结节连线中点的外侧2～3 cm处为坐骨神经出盆点的体表投影。经坐骨结节与股骨大转子连线的中点稍内侧至股骨内外侧髁之间中点（或腘窝上角）的连线为坐骨神经主干的体表投影。

8. **胫神经**　自股骨的内外侧髁之间中点向下至内踝与跟腱之间的连线。

9. **股外侧皮神经**　发自腰丛，在髂前上棘下方5～6 cm处穿阔筋膜浅出皮下。其位置恒定，分前后两支，前支较长，分布于股外侧面皮肤，后支分布于臀区外侧皮肤。

10. **腓浅神经** 由腓总神经分出，于小腿外侧中下1/3交界处穿出深筋膜至皮下，随即分为内、外侧支行至足背，即足背内侧皮神经和足背中间皮神经。

11. **股后皮神经** 为骶丛的分支，在臀大肌下缘穿深筋膜浅出，然后沿股后正中线的深面下行，自本干沿途发出分支，分布于股后区、腘窝和小腿后面上部的皮肤。

12. **腓肠内侧皮神经** 在腘窝由胫神经发出，与小隐静脉伴行于腓肠肌内、外侧头之间，多数在小腿中份穿深筋膜浅出，随后与腓肠外侧皮神经发出的交通支吻合成腓肠神经。

13. **腓肠外侧皮神经** 由腓总神经发出，于腘窝外侧角穿深筋膜浅出，向下分布于小腿后外上部的皮肤，并发出1条交通支与腓肠内侧皮神经吻合。

14. **腓肠神经** 多由腓肠内侧皮神经和腓肠外侧皮神经发出的交通支于小腿后区下部吻合而成，穿出深筋膜后，经外踝后方达足背外侧，分布于小腿后区下部及足背外侧的皮肤。

第八章　局部层次解剖

第一节　头部层次结构

头部与颈部相连，以下颌骨下缘、下颌角、乳突尖、上项线和枕外隆凸的连线为界，界线以上为头部，以下为颈部。头部又眶上缘、颧弓、外耳门上缘、乳突尖、上项线和枕外隆凸的连线为界，分为上方的**颅部**和前下方为**面部**。

一、颅部

（一）额顶枕区

额顶枕区的前界为眶上缘，后界为枕外隆凸和上项线，两侧借上颞线与颞区分界。该区由浅入深可分为皮肤、浅筋膜、帽状腱膜与枕额肌、腱膜下疏松结缔组织和颅骨外膜5层（图8-1）。

1. ***皮肤***　厚而致密，血管丰富，外伤时出血较多。因含有大量毛囊、汗腺和皮脂腺等，较易感染，好发疖肿和皮脂腺囊肿，在施行针刺治疗时应注意消毒。

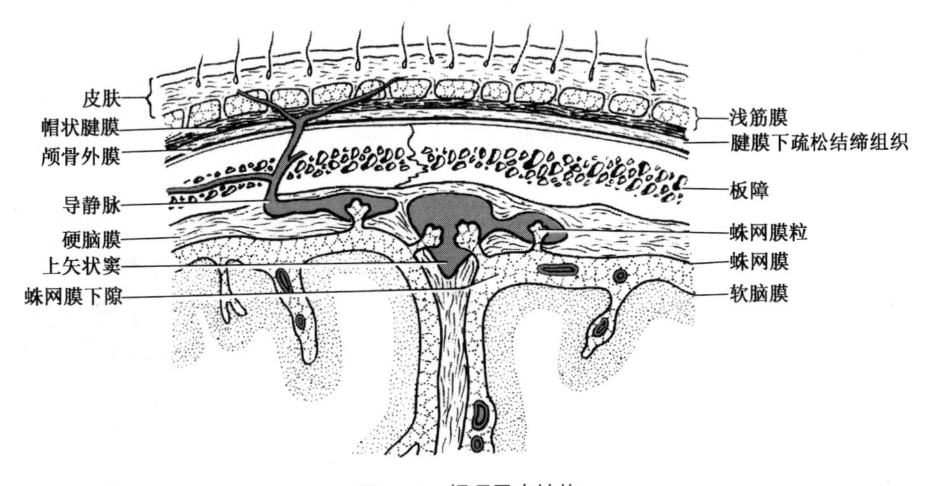

图8-1　颅顶层次结构

2. *浅筋膜* 由致密结缔组织和脂肪组织构成，致密结缔组织形成许多纵行的纤维隔，使皮肤与帽状腱膜紧密相连，并将脂肪组织分隔成许多纤维小格，内有丰富的血管和神经通过。此层感染时，炎症渗出物不易扩散，早期即可压迫神经末梢引起剧烈疼痛。小格内的血管多被周围结缔组织紧密固定，创伤时血管不易回缩闭合，故出血较多，常需压迫或缝合止血。浅筋膜内的血管和神经多伴行呈辐辏状走行，由四周基底部向颅顶走行，按其位置和分布范围，可分为前组、外侧组和后组（图8-2）。

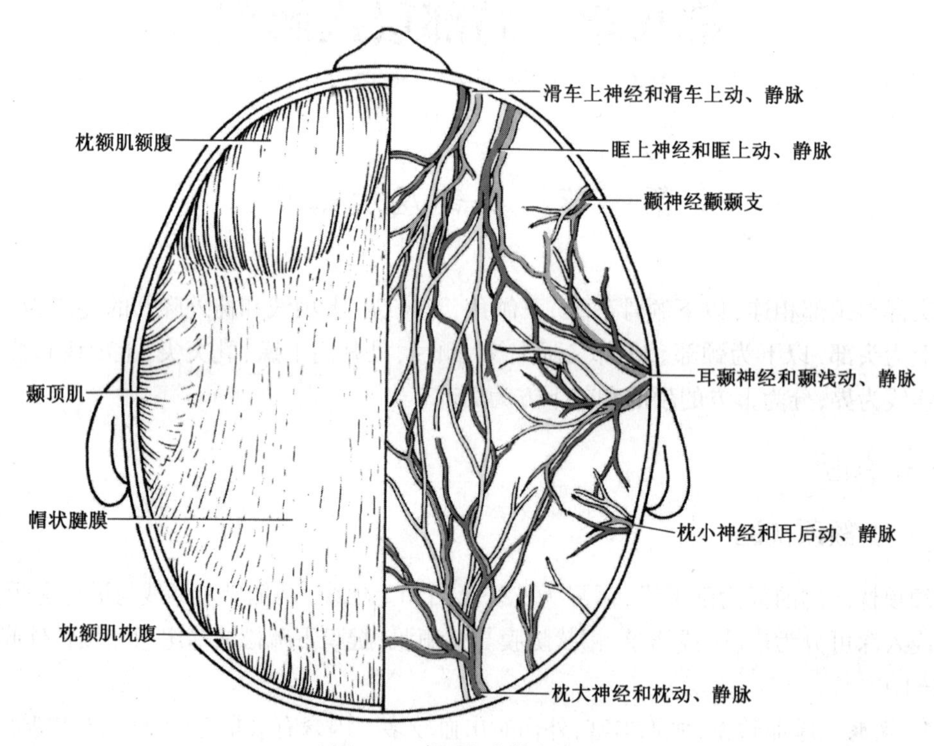

图8-2 颅顶部血管和神经

（1）**前组** 又分前内侧组和前外侧组。前内侧组距前正中线约2 cm，有滑车上动、静脉和滑车上神经，经眶上缘内侧至额区。滑车上动脉为眼动脉的终末支，滑车上神经为三叉神经第1支眼神经的分支。前外侧组距前正中线约2.5 cm，有眶上动、静脉和眶上神经，经眶上切迹（孔）至额顶区。眶上动脉起自眼动脉，眶上神经为三叉神经第1支眼神经的分支。

（2）**外侧组** 又分为耳前组和耳后组。耳前组有颞浅动、静脉和耳颞神经，三者伴行，出腮腺上缘，越颧弓至颞区。颞浅动脉为颈外动脉的终支之一，于下颌颈的后方起自颈外动脉；耳颞神经为三叉神经第3支下颌神经的分支；耳后组有耳后动、静脉和枕小神经，分布于耳郭的后部和枕区的外侧。耳后动脉起自颈外动脉，枕小神经为颈丛的皮支。

（3）**后组** 有枕动、静脉和枕大神经，分布于枕区。枕动脉起自颈外动脉，枕大神经为第2颈神经后支。

3. *帽状腱膜与枕额肌* 帽状腱膜前连枕额肌的额腹，后连枕额肌的枕腹，两侧逐渐变薄，续于颞筋膜。整个帽状腱膜坚韧而致密，与浅层的皮肤、浅筋膜紧密相连，临床上统称为头皮。针刺头部穴位时，针尖刺及帽状腱膜时，针感阻力加大，若继续强行进入，患者感觉疼痛加剧。

4. **腱膜下疏松结缔组织**　是位于帽状腱膜与颅骨外膜之间的薄层疏松结缔组织。头皮借此层与颅骨外膜疏松连接，故移动性较大。其内有导静脉通过，将颅外静脉经板障静脉与颅内静脉窦相沟通，故此层感染可经上述途径继发颅骨骨髓炎，也向颅内扩散引起颅内感染，因此临床上常称此层为颅顶部的“危险区”。针刺头部穴位时，以斜刺和平刺为主，将针身刺入腱膜下疏松结缔组织内，少提插，多行捻转手法，或接通电针代替捻转手法，因此层疏松易形成大的血肿，故出针后立即按压针孔。

5. **颅骨外膜**　为一层薄而致密的结缔组织膜，借少量结缔组织与颅骨表面相连。

（二）颞区

颞区位于颅的两侧，其上界为上颞线，下界为颧弓上缘，前界为颧骨的额突和额骨的颧突，后界为上颞线的后下段。该区由浅入深分为皮肤、浅筋膜、颞筋膜、颞肌和颅骨外膜5层。

1. **皮肤**　此处皮肤移动性较大。

2. **浅筋膜**　此层脂肪组织较少，内含有耳前组的颞浅动、静脉和耳颞神经以及耳后组的耳后动、静脉和枕小神经。

3. **颞筋膜**　上方附着于上颞线，向下分浅、深两层，浅层附着于颧弓的外面，深层附着于颧弓的内面，两层之间夹有脂肪组织。

4. **颞肌**　该肌深面有颞深动、静脉和颞深神经，颞深动脉起自上颌动脉，颞深神经来自下颌神经。

5. **颅骨外膜**　较薄，紧贴颞骨表面，不易分离。

二、面部

（一）面部浅层结构

1. **皮肤**　薄而柔软，富有弹性，含有丰富的皮脂腺、汗腺和毛囊，是疖肿和皮脂腺囊肿的好发部位。

2. **浅筋膜**　由疏松结缔组织构成，其中颊部脂肪较多，聚集成团块状，称为颊脂体。浅筋膜内有神经、血管、淋巴管、面肌和腮腺管等结构。

3. **面肌**　属于皮肌，较薄弱，起自筋膜或面颅骨，止于皮肤。当面肌收缩时，牵拉皮肤，呈现各种表情，故又称表情肌。某些表情肌还参与咀嚼及语言活动。面肌多位于眼裂、口裂和鼻孔周围，可分为环行肌和辐射肌两种，前者使孔裂变小，后者使孔裂开大。面肌由面神经支配，面神经受损时，可引起面瘫。

4. **血管和神经**

（1）**面动脉**（图8-3）　起自颈外动脉，经下颌下腺深面，在咬肌止点前缘绕下颌体下缘，行向前上，经口角与鼻翼外侧上行至目内眦，改称**内眦动脉**。

（2）**面静脉**（图8-3） 起自内眦静脉，伴行于面动脉的后方，位置表浅。

（3）**面神经**（图8-3） 由茎乳孔出颅，向前进入腮腺，先分为上下两干，然后再分支并相互交织成丛，最后呈扇形分为颞支、颧支、颊支、下颌缘支和颈支5组分支，由腮腺上缘、前缘和下端穿出，支配面肌和颈阔肌。

（4）**三叉神经**（图6-31） 为混合性脑神经，其躯体运动纤维支配咀嚼肌，躯体感觉纤维分布于头面部的皮肤、眶内结构、鼻腔、口腔等处，管理痛温觉和触觉。三叉神经的三大分支是眼神经、上颌神经和下颌神经，分别经眶上裂、圆孔和卵圆孔出颅。其终末支穿面颅骨各孔，分布于相应区域的皮肤。主要的终末支有（图8-3）：① **眶上神经**：为眼神经的分支，与同名血管伴行，经眶上切迹（孔）至皮下，分布于额部的皮肤。② **眶下神经**：为上颌神经的分支，与同名血管伴行，由眶下孔穿出，分布于下睑、鼻背外侧及上唇的皮肤。③ **颏神经**：为下颌神经的分支，与同名血管伴行，由颏孔穿出，分布于下唇及颏区的皮肤。

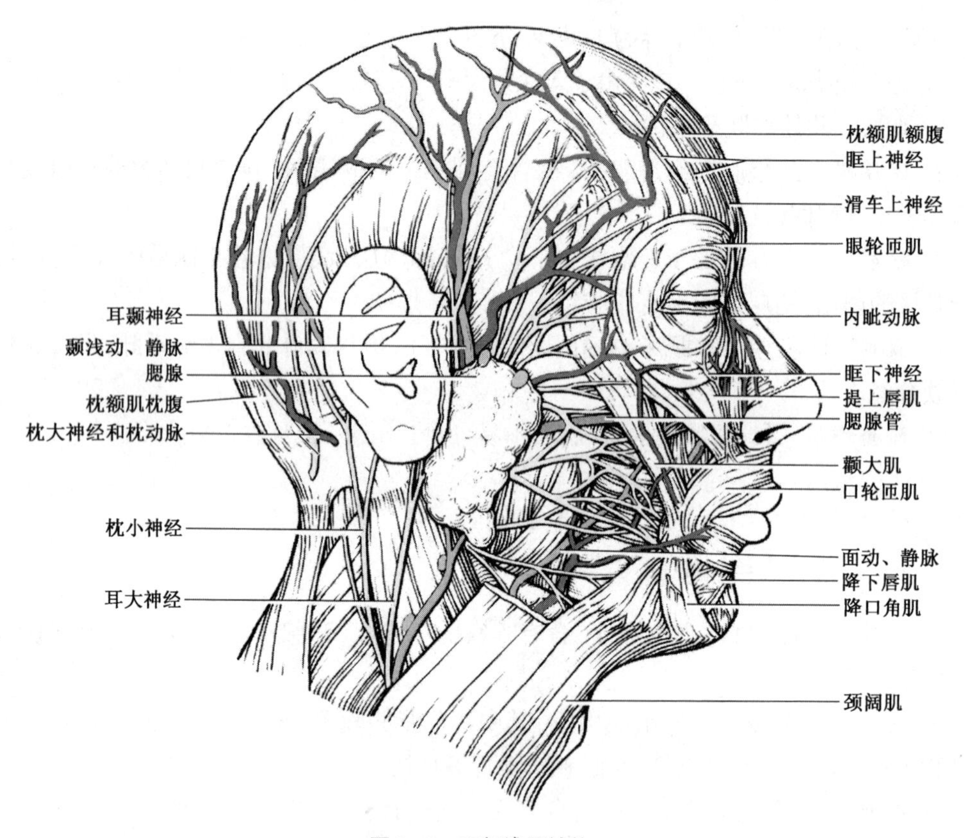

图8-3 面部浅层结构

（二）腮腺咬肌区

腮腺咬肌区的上界为颧弓与外耳道，下界为下颌骨下缘，前界为咬肌前缘，后界为乳突和胸锁乳突肌上部前缘。此区由浅入深大致分为皮肤、浅筋膜、浅层血管及神经、腮腺管、腮腺咬肌筋膜、腮腺和穿经腮腺的血管、神经及咬肌等结构。这里重点叙述腮腺、穿经腮腺的血管和神经、咬肌等。

1. **腮腺**（图8-3） 位于耳郭前下方，上缘邻近颧弓、外耳道和颞下颌关节，下缘平下颌角，前邻咬肌、下颌支和翼内肌的后缘，后邻乳突前缘和胸锁乳突肌上部前缘。腮腺呈不规则的锥体形，底向外侧，尖向内侧突向咽旁。腮腺的深面与茎突诸肌及深部血管神经相邻。由茎突诸肌、颈内动脉、颈内静脉、舌咽神经、迷走神经、副神经和舌下神经共同形成腮腺床，紧贴腮腺的深面，并借茎突与位于其浅面的颈外动脉分开。

2. **腮腺咬肌筋膜** 此筋膜来自颈筋膜浅层，在腮腺后缘分为浅深两层，包裹腮腺形成腮腺鞘，两层在腮腺前缘处融合，覆盖于咬肌表面，称为咬肌筋膜。

3. **穿经腮腺的血管和神经**（图8-3） 纵行于腮腺内部的结构有颈外动脉、颞浅动脉、颞浅静脉、下颌后静脉、耳颞神经；横行于腮腺内部的结构有上颌动脉、上颌静脉、面横动脉、面横静脉、面神经及其分支。上述血管神经的位置关系，由浅入深依次为面神经及其分支、下颌后静脉、颈外动脉及耳颞神经。

4. **咬肌** 该肌后上部被腮腺覆盖，表面覆以咬肌筋膜，浅面有面横动脉、面横静脉、腮腺管、面神经颊支和下颌缘支横过。

（三）面侧深区

面侧深区位于颅底下方，口腔及咽的外侧，为顶、底和四壁围成的腔隙。其顶为蝶骨大翼的颞下面，底平下颌骨下缘，前壁为上颌骨体的后面，后壁为腮腺深部，外侧壁为下颌支，内侧壁为翼突外侧板和咽侧壁，内有翼内肌、翼外肌、上颌动脉、翼静脉丛、下颌神经及其分支等结构。

1. **翼内、外肌**（图8-4） 位于下颌支内侧深面。其中翼内肌在颞下窝的下内侧部；翼外肌在颞下窝的上外侧部，两肌腹间有血管和神经穿行。

2. **上颌动脉**（图8-4） 为颈外动脉的终支之一，平下颌颈处起自颈外动脉，经下颌颈的深面入颞下窝，行于翼外肌的浅面或深面，经翼外肌两头之间入翼腭窝。

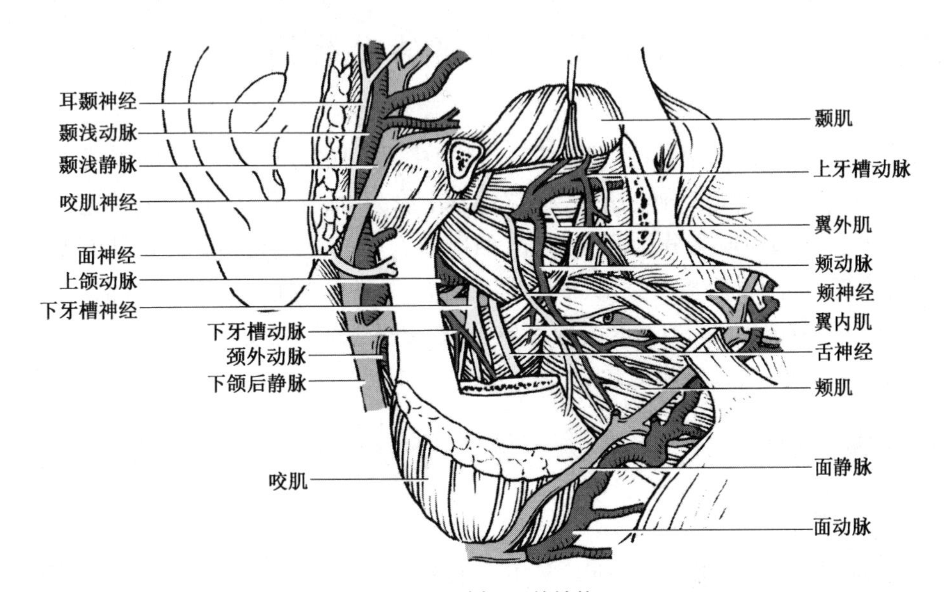

图8-4 面侧深区的结构

3. **翼静脉丛** 位于颞下窝内，在翼内、外肌与颞肌之间，由上颌静脉及其属支相互吻合而成的静脉丛。

4. **下颌神经**（图6-31） 为三叉神经的最大分支，经卵圆孔出颅进入颞下窝，位于翼外肌的深面。下颌神经发出运动支支配咀嚼肌，包括翼内肌神经、翼外肌神经、颞深前神经、颞深后神经和咬肌神经，还发出颊神经、耳颞神经、舌神经和下牙槽神经4条感觉支。

（四）眶区

眶区包括眶、睑、眼球、眼副器和眶内神经、血管等结构，此处仅对眶内的神经、血管作简要的介绍。

1. **眼动脉** 是颈内动脉入颅后的分支，走行于视神经下外侧，经视神经管入眶内，分支分布于眼球、眼球外肌、泪器等结构。

2. **眼上、下静脉** 眼上静脉沿眶上壁后行，经眶上裂，与海绵窦相连。眼下静脉贴眶下壁后行，分为两支：一支与眼上静脉吻合，另一支经眶下裂与翼静脉丛相交通。

3. **视神经** 连于眼球与间脑之间，经视神经管入颅内，传导视觉。

4. **眼神经** 为三叉神经第1支，经眶上裂入眶，其分支有泪腺神经、鼻睫神经和额神经等，分布于泪腺、鼻黏膜（嗅部除外）、眼球、泪囊、泪阜以及额顶部和鼻背的皮肤。

5. **动眼神经** 经眶上裂入眶，分支支配上直肌、下直肌、内直肌、下斜肌、提上睑肌、瞳孔括约肌和睫状肌。

6. **滑车神经** 经眶上裂入眶，分支支配上斜肌。

7. **展神经** 经眶上裂入眶，分支支配外直肌。

8. **上颌神经** 为三叉神经第2支，经眶下裂入眶，走行于眶下沟、眶下管，再由眶下孔穿出，改称**眶下神经**，分支主要分布于眼裂和口裂之间的皮肤、上颌的牙齿、鼻腔和口腔的黏膜。

第二节 颈部层次结构

颈部的上界是以下颌体下缘、下颌角、乳突尖、上项线和枕外隆凸的连线，与头部分界；下界是沿胸骨颈静脉切迹、胸锁关节、锁骨上缘、肩峰至第7颈椎棘突的连线，与胸部及上肢分界。颈部一般又分为两大部分，两侧斜方肌前缘之间和脊柱颈部前方的部分，称为**固有颈部**，即通常所指的**颈部**；斜方肌覆盖的深部与脊柱颈部之间的部分，称为**项部**（详见本章第四节内容）。颈部的层次繁多，结构复杂，为了方便学习和临床的实际应用，又将颈部分为颈前部、颈外侧区和颈根部（图8-5）。

一、颈前部

（一）颈部浅层结构

1. **皮肤** 颈部的皮肤薄，移动度大，皮纹横行。

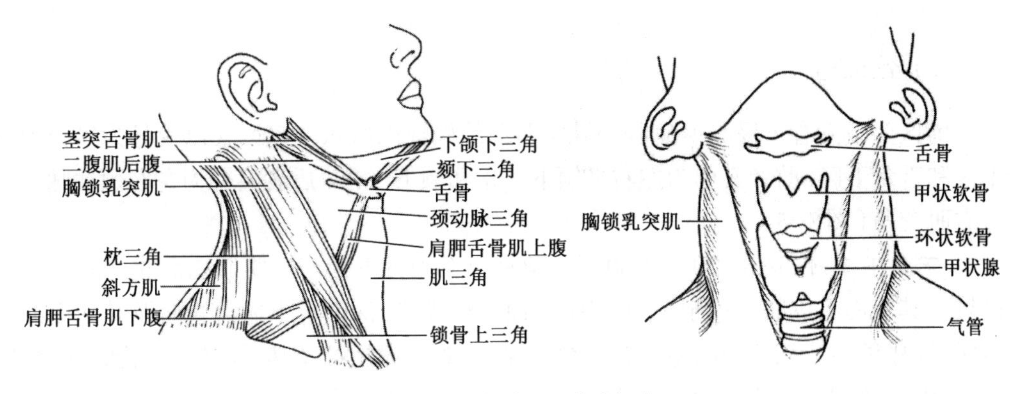

图8-5　颈部分区和体表标志

2. *浅筋膜*　为一薄层含有脂肪的疏松结缔组织，内有颈阔肌、浅静脉和神经等（图8-6）。

（1）**颈阔肌**　位于颈前外侧部浅筋膜脂肪层的深面，为一层菲薄而宽阔的皮肌，由面神经颈支支配。

（2）**浅静脉**　主要有颈前静脉和颈外静脉，位于颈阔肌深面。

（3）**面神经颈支**　自腮腺下端穿出后，入颈阔肌深面，行向前下方，支配该肌。

（4）**颈丛皮支**　有枕小神经、耳大神经、颈横神经和锁骨上神经，均于胸锁乳突肌后缘的中点浅出深筋膜，分布于颈部、枕部、耳部、肩部和胸前壁上部的皮肤。

3. *颈筋膜*　即颈深筋膜，位于颈浅筋膜的深面，分层包绕颈项部诸肌和器官，并形成筋膜鞘及筋膜间隙。颈筋膜可分为浅层、中层和深层，详见第四章内容。

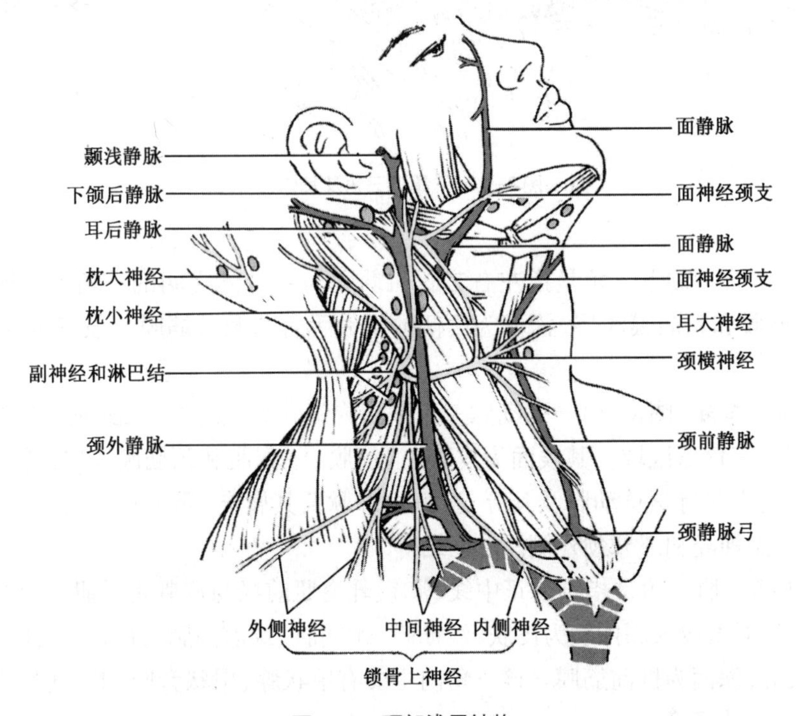

图8-6　颈部浅层结构

（二）颈前区

颈前区为下颌骨下缘与两侧胸锁乳突肌前缘围成的区域。该区又以舌骨为界分为舌骨上区和舌骨下区，前者又分为左右下颌下三角和颏下三角；后者又分为左右颈动脉三角和左右肌三角（图8-5）。

1. **下颌下三角**（图8-7） 下颌下三角是指下颌骨下缘与二腹肌前后腹之间的三角形区域。其浅面有皮肤、浅筋膜、颈阔肌和颈筋膜浅层，深面有下颌舌骨肌及其深面的舌骨舌肌、咽中缩肌。该三角内主要有下颌下腺、下颌下淋巴结及其周围的面动脉、面静脉、舌动脉、舌静脉、舌下神经和舌神经等。

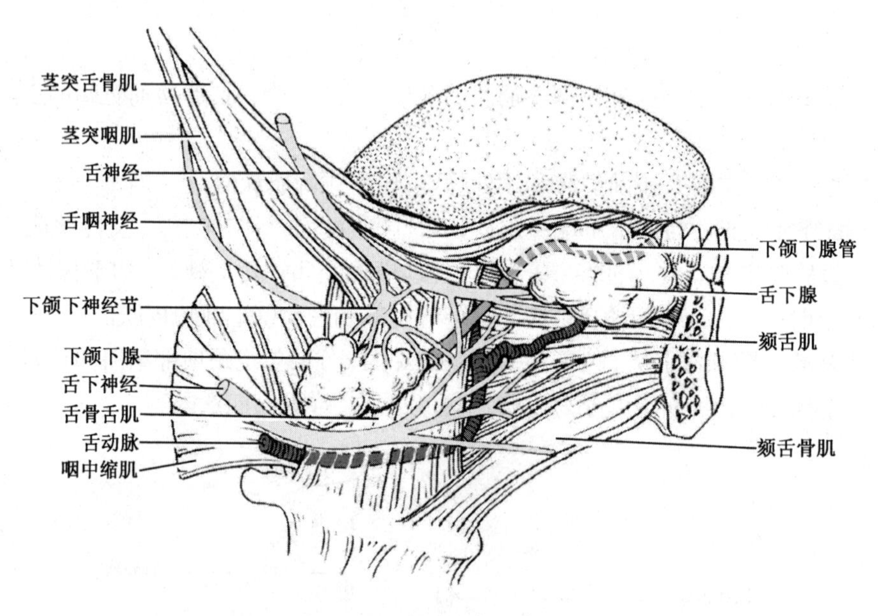

图8-7 下颌下三角及其内容

2. **颏下三角** 颏下三角是指左右二腹肌前腹与舌骨体之间的三角形区域。其浅面为皮肤、浅筋膜和颈筋膜浅层，深面为两侧的下颌舌骨肌及其筋膜。该三角内有1～3个颏下淋巴结。

3. **颈动脉三角**（图8-8） 颈动脉三角是指胸锁乳突肌前缘、二腹肌后腹与肩胛舌骨肌上腹之间的三角形区域。其浅面为皮肤、浅筋膜、颈阔肌和颈筋膜浅层，深面为椎前筋膜。该三角内主要有颈总动脉及其分支、颈内静脉及其属支、舌下神经及其降支、迷走神经及其分支、副神经和部分颈外侧深淋巴结等。

4. **肌三角** 肌三角是指颈前正中线、胸锁乳突肌前缘与肩胛舌骨肌上腹之间的三角形区域。其浅面由浅入深依次为皮肤、浅筋膜、颈阔肌、颈前静脉与皮神经、颈筋膜浅层以及舌骨下肌群，深面为椎前筋膜。该三角内主要有甲状腺、甲状旁腺、喉、气管颈部、咽、食管颈部及血管、神经等。

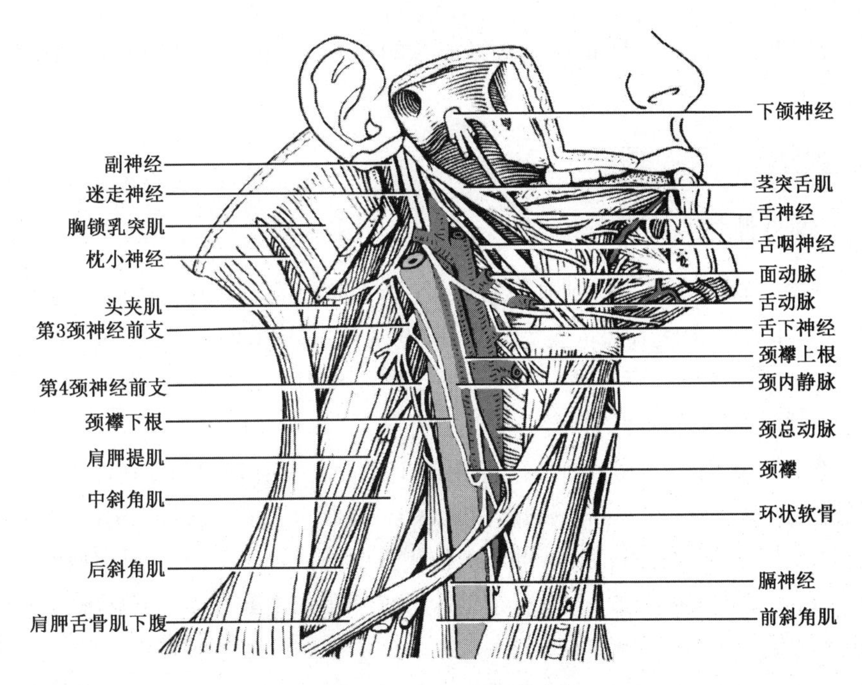

图8-8 颈动脉三角及其内容

（三）胸锁乳突肌区

胸锁乳突肌区是指该肌所在的区域。该区的皮肤较薄，浅筋膜中有颈阔肌、浅静脉和皮神经，其深面主要有颈襻、颈动脉鞘及其内容、颈丛和颈交感干等。

1. **颈襻** 颈襻由第1～3颈神经前支的分支构成。其中第1颈神经前支的部分纤维随舌下神经走行，在颈动脉三角内离开舌下神经，称为**舌下神经降支（颈襻上根）**，沿颈内动脉、颈总动脉浅面下行；第2、第3颈神经前支的纤维经过颈丛联合发出降支，称为**颈襻下根**，沿颈内静脉浅面或深面下行。上下两根在颈动脉鞘浅面合成颈襻，位于肩胛舌骨肌中间腱的上缘附近，适平环状软骨弓水平。颈襻分支支配肩胛舌骨肌、胸骨舌骨肌和胸骨甲状肌。

2. **颈动脉鞘及其内容** 颈动脉鞘上起颅底，下续纵隔。鞘内有颈内动脉、颈总动脉、颈内静脉和迷走神经组成的颈血管神经束，其中动脉位于内侧，静脉位于外侧，迷走神经位于两者之间的后方。鞘的浅面有胸锁乳突肌、胸骨舌骨肌、胸骨甲状肌、肩胛舌骨肌下腹、颈襻及甲状腺上、中静脉；鞘的后方有甲状腺下动脉横过（左侧还有胸导管弓横过），隔椎前筋膜有颈交感干、椎前肌及颈椎横突；鞘的内侧有咽、食管、喉、气管、甲状腺侧叶及喉返神经等。

3. **颈丛** 颈丝由第1～4颈神经前支构成，位于胸锁乳突肌上部的深面，肩胛提肌和中斜角肌的浅面，有皮支和肌支。

4. **颈交感干** 位于脊柱两侧，椎前筋膜的深面，由颈上、中、下交感神经节及其节间支组成。颈上神经节最大，呈菱形，长约3 cm，位于第2、第3颈椎横突前方。颈中神经节最小，位于第6颈椎横突前方，可缺如。颈下神经节多与第1胸神经节融合成**颈胸神经节**，又称**星状神经节**，长1.5～2.5 cm，位于第1肋颈的前方。上述3个神经节各发出一心支，参与心丛的组成。

二、颈外侧区和颈根部

（一）颈外侧区

1. **枕三角** 枕三角是指胸锁乳突肌后缘、斜方肌前缘与肩胛舌骨肌下腹上缘之间的三角形区域。其浅面由浅入深依次为皮肤、浅筋膜和颈筋膜浅层，深面为椎前筋膜及其覆盖的中斜角肌、后斜角肌、肩胛提肌和头夹肌。该三角内主要有副神经、颈丛及其分支、臂丛的分支（肩胛背神经、肩胛上神经和胸长神经等）。

2. **锁骨上三角**（图8-9） 锁骨上三角位于锁骨上缘中1/3上方，在体表呈明显凹陷，故又称**锁骨上大窝**。该三角是指胸锁乳突肌后缘、肩胛舌骨肌下腹和锁骨之间的三角形区域。其浅面由浅入深依次为皮肤、浅筋膜及位于其中的锁骨上神经、颈外静脉末段、颈阔肌及颈筋膜浅层，深面为斜角肌下份及椎前筋膜。该三角内主要有锁骨下静脉、锁骨下动脉、臂丛及其分支等。

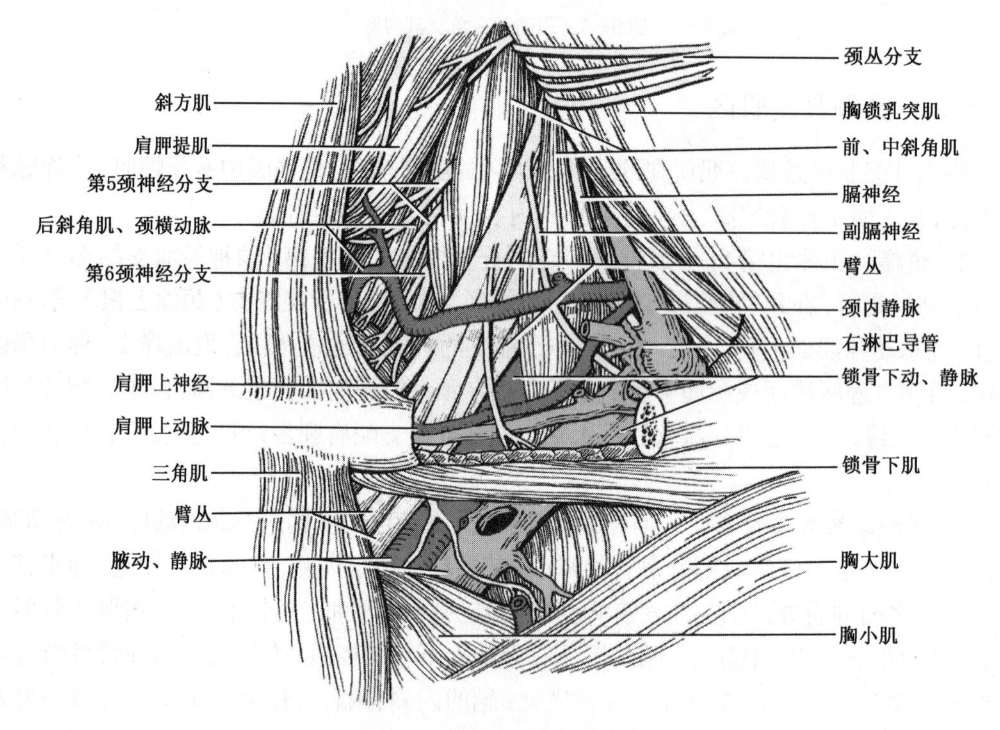

图8-9 锁骨上三角及其内容

（二）颈根部

颈根部是指颈、胸、上肢之间诸多重要结构接连的区域。其前界为胸骨柄，后界为第1胸椎体，两侧为第1肋。前斜角肌为该部重要的标志，其前内侧有胸膜顶及颈根部的纵行结构，前后方及外侧有胸部、颈部与上肢之间的横行血管和神经（图8-10）。

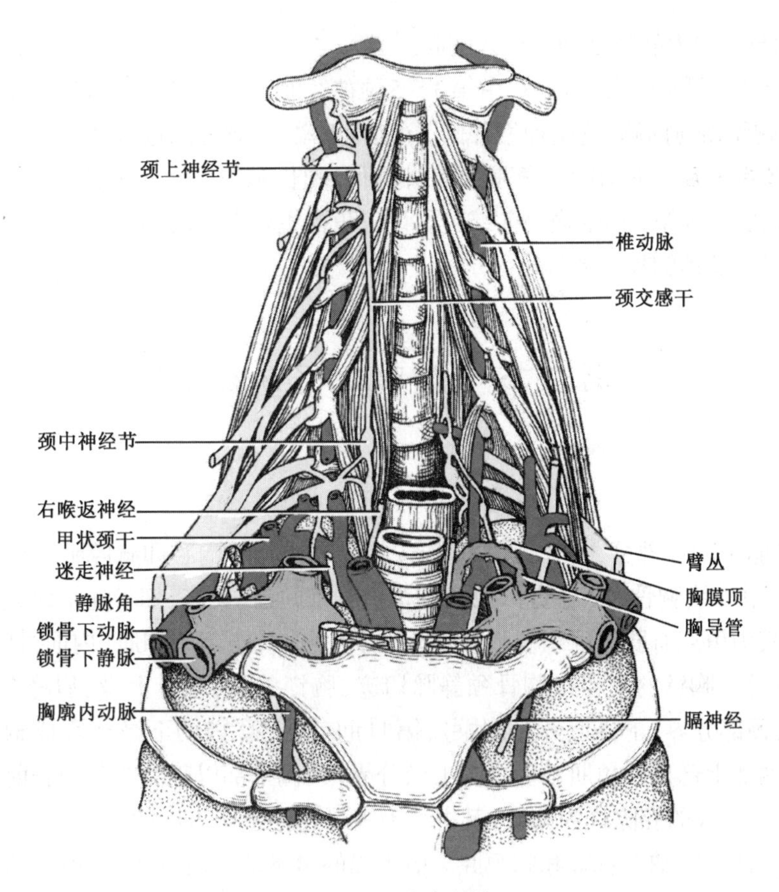

图8-10　颈根部结构

1. **胸膜顶**　胸膜顶为肋胸膜和纵隔胸膜向上连续的部分，包于肺尖上方的壁胸膜，突入颈根部，高出锁骨内侧1/3上方2～3 cm。胸膜顶的前外侧有斜角肌群；前内侧有胸廓内动脉、锁骨下动脉、锁骨下静脉和气管等；后内侧有臂丛、颈下神经节、最上肋间动脉、椎动脉和食管（左侧还有胸导管）；上方有臂丛。臂丛麻醉、颈根部手术及针灸时，应熟练掌握胸膜顶和肺尖的位置及毗邻结构，避免引起气胸。

2. **锁骨下动脉**　左侧起自主动脉弓，右侧起自头臂干，两者呈弓形越过胸膜顶的前方，穿斜角肌间隙至第1肋外侧缘，移行为腋动脉。以前斜角肌为界，将该动脉分为3段：第1段动脉的分支有椎动脉、胸廓内动脉、甲状颈干和肋颈干；第3段有时发出颈横动脉或肩胛上动脉。

3. **锁骨下静脉**　在第1肋外侧缘续于腋静脉，在锁骨后方、前斜角肌止点前方，向内侧与颈内静脉汇合成头臂静脉，汇合处为静脉角。该静脉壁与第1肋、锁骨下肌和前斜角肌的筋膜相愈着，故此处管壁破裂后易导致气栓。

4. **胸导管与右淋巴导管**　胸导管沿食管左侧出胸腔上口至颈部，平第7颈椎高度，弯向下内注入左静脉角。右淋巴导管为一短干，注入右静脉角。

5. **迷走神经**　在颈根部，右迷走神经下行于右颈总动脉和右颈内静脉之间，在右锁骨下动脉第1段前面发出右喉返神经，勾绕该动脉下面和后方返回至颈部；左迷走神经在左颈总动脉与左颈内静脉之间下行入胸腔。

6. *膈神经* 膈神经发自颈丛，由第3～5颈神经前支组成，位于前斜角肌前面，椎前筋膜深面；在胸膜顶前内侧、迷走神经外侧，穿锁骨下动、静脉之间进入胸腔。

7. *椎动脉三角* 椎动脉三角是指前斜角肌、颈长肌外侧缘和锁骨下动脉第1段围成的三角形区域，尖为第6颈椎横突前结节。该三角内主要有椎动、静脉，甲状颈干及甲状腺下动脉，交感干及颈胸神经节等。

第三节 胸腹部层次结构

一、胸部

胸部是躯干的一部分，位于颈部与腹部之间，由胸壁、胸腔和胸腔脏器组成。胸廓是胸部的支架，由1块胸骨、12对肋和12块胸椎借胸椎间盘、关节、韧带连结而成。各肋之间为肋间隙，其中填充有肋间组织。胸廓外面被以皮肤、皮下组织和肌，内面衬以胸内筋膜，共同构成胸壁。胸壁的上界以胸骨颈静脉切迹、胸锁关节、锁骨上缘、肩峰至第7颈椎棘突的连线与颈部分界，下界以剑突、肋弓、第11肋前端、第12肋下缘至第12胸椎的连线与腹壁分界，两侧上部以三角肌前后缘与上肢分界，两侧下部以腋后线分为胸前外侧壁和背部。胸廓和膈围成的腔隙称为胸腔，其中部为纵隔，有心、出入心的大血管、气管、食管、胸导管等器官，两侧容纳左右肺和胸膜腔。由于膈的穹窿部突向胸腔，使胸腔的范围与上述胸壁的下界不完全一致，胸壁比胸腔长，腹腔上部的某些器官突向胸部，被肋弓所遮盖（如肝、脾等）而受到保护；因肺尖突出胸廓上口达颈根部，故在颈根部针刺、手术和臂丛麻醉时，应注意保护这些结构和器官，以免造成气胸。

胸部可划分为胸前区、胸外侧区和胸背区。**胸前区**又称胸前部，为胸前两侧上自锁骨，下至肋弓，介于前正中线与腋前线之间的区域。**胸外侧区**又称侧胸部，为胸部外侧介于腋前线和腋后线之间的区域，上界为腋前后襞下缘中点连线高度，并借此与腋区相邻，下界即胸部在此区的下界。**胸背区**又称背部（详见本章第四节内容）。

（一）胸壁浅层结构

1. *皮肤* 胸前外侧壁的皮肤较薄，其中锁骨下窝、胸骨处和乳头区最薄，除胸骨表面的皮肤外，其余部分均有较大的活动性。

2. *浅筋膜* 胸前外侧壁的浅筋膜与颈部、腹部及上肢的浅筋膜相延续，各部厚薄与个体发育和营养等因素有关，胸骨前面较薄，其余部分较厚。浅筋膜内含有脂肪组织，胸廓内动脉和肋间后动脉的穿支，胸腹壁静脉，肋间神经的前皮支和外侧皮支，淋巴结和乳房等。

（二）胸壁深层结构

1. *深筋膜* 位于浅筋膜的深面，根据其位置，分为浅深两层。浅层较为薄弱，位于胸大肌和前锯肌的表面，向上附着于锁骨，向下续于腹外斜肌表面的深筋膜，向内侧附着于胸骨表面，并与胸骨骨膜相连，向后与背部深筋膜相续。深层贴于胸大肌深面，向上附着于锁骨，向下包绕锁骨下肌和胸小肌。位于喙突、锁骨下肌和胸小肌上缘之间的深筋膜称为锁胸筋膜。胸肩峰动脉的分支和胸外侧神经穿出该筋膜至胸大肌，头静脉和淋巴管穿该筋膜进入腋窝，分别注入腋静脉和腋淋巴结。

2. *肌层*　由胸上肢肌和部分腹肌组成。胸上肢肌均起自胸廓外面，止于上肢带骨或肱骨，主要有胸大肌、胸小肌、锁骨下肌和前锯肌。在胸廓的下部有腹肌覆盖。

3. *肋间隙*　肋与肋之间的间隙称为肋间隙，内有筋膜、肋间肌、血管和神经等结构。

4. *胸内筋膜*　胸内筋膜是一层致密的结缔组织膜，衬于胸骨、肋和肋间肌的内面，向上覆于胸膜顶的上面，向下覆于膈的上面。此筋膜厚薄不匀，在胸骨、肋和肋间肌内面的部分较厚，脊柱两侧较薄。

5. *壁胸膜*　位于胸壁最内面的一层，是被覆于胸腔各壁内面的一层浆膜，依其被覆的部位不同分为肋胸膜、膈胸膜、纵膈胸膜和胸膜顶四部。胸膜顶高出锁骨内侧1/3上方2～3 cm，胸内筋膜与壁胸膜之间有疏松的结缔组织，脊柱两旁较发达，两层膜易于分离。

二、腹部

腹部是躯干的一部分，位于胸部和盆部之间，包括腹壁、腹腔及其脏器等。腹壁的上界即胸廓下口，由剑突、肋弓、第11肋前端、第12肋下缘和第12胸椎围成，下界是耻骨联合上缘、耻骨嵴、耻骨结节、腹股沟韧带、髂前上棘、髂嵴至第5腰椎棘突的连线，两侧以腋后线为界，分为腹前外侧壁和腹后壁（腰部）。腹壁及膈所围成的内腔即腹腔，腹腔的上界是膈穹窿，下界是骨盆上口。由于右侧和左侧的膈穹窿可分别高达第4和第5肋间隙水平，小肠等腹腔脏器也经常由骨盆上口进入盆腔，因此腹腔的实际范围比腹壁的体表界线要大。腹腔内有消化系统、泌尿系统及脾、肾上腺等脏器，在大部分脏器的表面和腹壁的内面均覆盖有腹膜。

（一）腹壁浅层结构

1. *皮肤*　腹前外侧壁的皮肤较薄，富于弹性。除在腹前正中线和腹股沟韧带等处外，其余与深部皮下组织连接均较为疏松，易于活动，伸展性较大。

2. *浅筋膜*　腹前外侧壁的浅筋膜主要由脂肪组织和疏松结缔组织构成，与胸前外侧壁相比脂肪相对较厚，其厚薄因人的胖瘦而异。浅筋膜内有肋间后动脉、肋下动脉和腰动脉的分支，腹壁浅动脉和旋髂浅动脉，胸腹壁静脉、腹壁浅静脉和旋髂浅静脉，第7～11肋间神经、肋下神经和第1腰神经的前皮支和外侧皮支等。

（二）腹壁深层结构

1. *深筋膜和肌层*　腹前外侧壁的深筋膜共有4层，分隔腹前外侧壁3层阔肌。位于腹前正中线两侧有腹直肌，该肌被腹直肌鞘所包裹。腹外侧3层阔肌由浅入深依次为腹外斜肌、腹内斜肌和腹横肌，它们的腱膜在腹直肌外侧缘移行为腹直肌鞘。

腹直肌鞘位于腹前壁，呈封套状，包裹腹直肌和锥状肌。该鞘由腹外侧壁3个阔肌的腱膜构成，分为前后两层。前层由腹外斜肌腱膜与腹内斜肌腱膜的前层愈合而成；后层由腹内斜肌腱膜的后层与腹横肌腱膜愈合而成。在脐下4～5 cm以下，腹内斜肌腱膜的后层与腹横肌腱膜全部转至腹直肌前面与其前层愈合，后层完全缺如。因此，腹直肌鞘的后层由于腱膜的中断而形成一呈凸向上的弧形分界线，称为**弓状线**（**半环线**），此线以下腹直肌后面直接与腹横筋膜相贴（图8-11）。

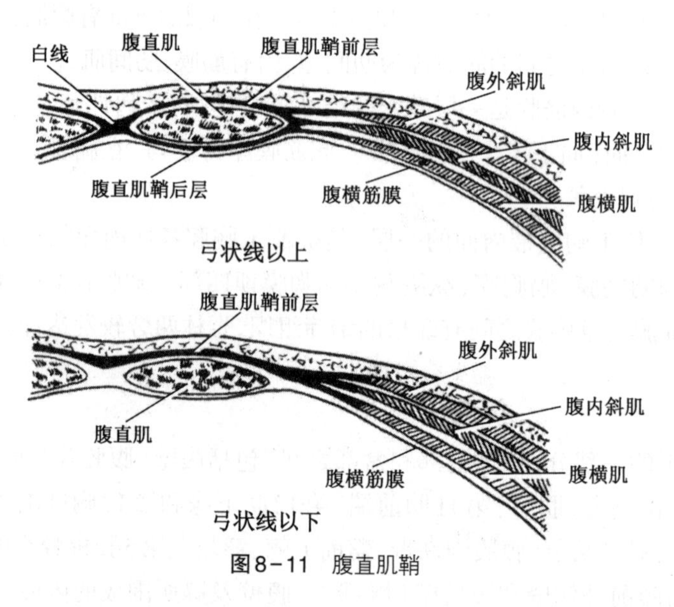

图8-11 腹直肌鞘

2. **血管和神经** 腹壁深层结构的动脉主要有下5对肋间后动脉、肋下动脉、4对腰动脉、腹壁上动脉、腹壁下动脉和旋髂深动脉，静脉与同名动脉伴行。神经主要为下5对肋间神经、肋下神经、髂腹下神经和髂腹股沟神经，均斜行于腹内斜肌和腹横肌之间，主要分布于腹前外侧壁肌、下腹部和会阴部的皮肤。

3. **腹横筋膜** 腹横筋膜是腹内筋膜的一部分。腹内筋膜是被覆于腹壁各部肌肉深面的一层筋膜，由于其被覆的部位不同而有不同的名称。其中，位于腹横肌深面的部分称为腹横筋膜，位于膈下的部分称为膈下筋膜，位于腹后壁的部分称为腰方肌筋膜、腰大肌筋膜和肾筋膜，位于髂窝的部分称为髂腰筋膜，位于盆腔内的部分称为盆筋膜。由此可见，相邻各部的腹内筋膜是互相延续的。

4. **腹膜外筋膜** 腹膜外筋膜位于腹横筋膜与壁腹膜之间，为一层疏松结缔组织，含有脂肪，故又称为腹膜下筋膜或腹膜外脂肪。

5. **壁腹膜** 壁腹膜为腹前外侧壁的最内层，向上移行于膈下腹膜，向下延续于盆腔的腹膜。

（三）腹股沟区

腹股沟区为腹前壁下部的一个三角形区域，其内侧界为腹直肌外侧缘，下界为腹股沟韧带，上界为髂前上棘至腹直肌外侧缘的水平线。腹外斜肌在此区已移行为较薄的腱膜，腹内斜肌和腹横肌的下缘不能到达腹股沟韧带的内侧部，因而此区内侧部没有肌肉遮盖，男性的精索或女性的子宫圆韧带在此区走出腹前壁而形成潜在性裂隙，上述因素使得该区较为薄弱。此外，当人体站立时，腹股沟区所承受的压力比较高。由于以上解剖和生理特点，腹壁疝多发生于此区。

1. **腹股沟管**（图3-13）　腹股沟管位于腹股沟韧带内侧半的上方，是由外上斜向内下的肌肉筋膜裂隙。在成年人，腹股沟管长4～5 cm。腹股沟管有上、下、前、后4个壁及内、外2个口。该管的前壁为腹外斜肌腱膜，其外侧1/3部分尚有腹内斜肌起始部加强；后壁为腹横筋膜，其内侧1/3部分有腹股沟镰内侧部加强；上壁为腹内斜肌和腹横肌形成的弓状下缘；下壁为腹股沟韧带。内口为腹股沟管深环，位于腹股沟韧带中点上方一横指处，腹壁下动脉的外侧，是腹横筋膜向外突出形成的一个卵圆形孔；外口称为腹股沟管浅环，是腹外斜肌腱膜在耻骨结节外上方形成的一个三角形裂隙。

男性腹股沟管内有精索、髂腹股沟神经和生殖股神经的生殖支通过，女性腹股沟管内有子宫圆韧带、髂腹股沟神经和生殖股神经的生殖支通过。

2. **腹股沟三角**（图8-12）　腹股沟三角又称**海氏三角**，其内侧界是腹直肌外侧缘，外侧界是腹壁下动脉，下界为腹股沟韧带内侧半。该三角浅表处为腹股沟管浅环，结构较为薄弱，如果腹内脏器从腹壁下动脉的内侧经腹股沟三角处突出，即不经过腹股沟管深环，称为腹股沟直疝。若腹内脏器从腹壁下动脉外侧的腹股沟管深环进入腹股沟管，可出浅环入阴囊，称为腹股沟斜疝。故腹壁下动脉可作为手术时鉴别腹股沟直疝与斜疝的标志。

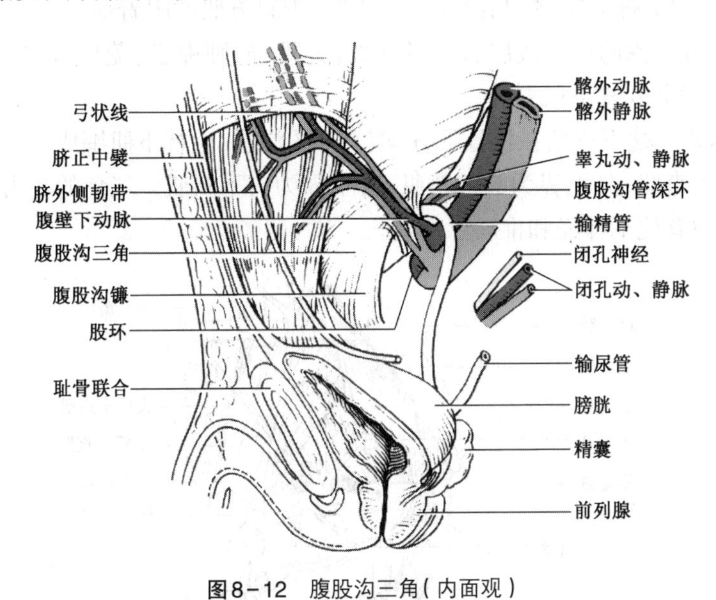

图8-12　腹股沟三角（内面观）

第四节　项背腰骶部层次结构

项背腰骶部又称脊柱区，是指脊柱及其后方和两侧的软组织所共同配布的区域。项部的上界为枕外隆凸和上项线，下界为第7颈椎棘突至两侧肩峰的连线，两侧界为斜方肌前缘。背部的上界即项部的下界，下界为第12胸椎棘突向两侧沿第12肋至腋后线的连线，两侧界为腋后线。腰骶部的上界即背部的下界，下界为沿髂嵴后份、髂后上棘向下至尾骨尖的连线，两侧界为腋后线至髂嵴。

一、项部

（一）浅层结构

1. **皮肤** 厚而致密，移动性小，有丰富的毛囊、皮脂腺和汗腺。

2. **浅筋膜** 肥厚而坚韧，含有较多的脂肪。浅筋膜内的浅动脉有主要来自枕动脉、颈浅动脉和肩胛背动脉等分支，皮神经为来自颈神经后支的皮支，其中较粗大的有枕大神经和第3枕神经。

（二）深层结构

1. **深筋膜** 项部深筋膜分为浅深两层。浅层属封套筋膜的一部分，在后正中线附着于项韧带和第7颈椎棘突，向两侧延伸包绕斜方肌。深层为椎前筋膜向后的延伸部分，称为项筋膜，位于斜方肌的深面，包裹夹肌和半棘肌，内侧附于项韧带。

2. **项韧带** 项韧带位于项部正中线上，呈矢状位三角形的板状韧带，由弹性纤维构成。其上方附着于枕外隆凸；下方附着于第7颈椎棘突，续于棘上韧带；前缘附着于寰椎后结节及下6个颈椎棘突尖端；后缘游离而肥厚，为斜方肌的附着部。

3. **肌层** 分浅深两层。浅层肌有斜方肌、夹肌、肩胛提肌、菱形肌和上后锯肌；深层肌有竖脊肌、半棘肌和枕下肌群等。

4. **枕下三角** 枕下三角在枕骨下方、项上部的深层，由枕下肌围成的三角形区域。其内上界为头后大直肌，外上界为头上斜肌，外下界为头下斜肌。三角的底为寰枕后膜和寰椎后弓。三角内有枕下神经和椎动脉经过。

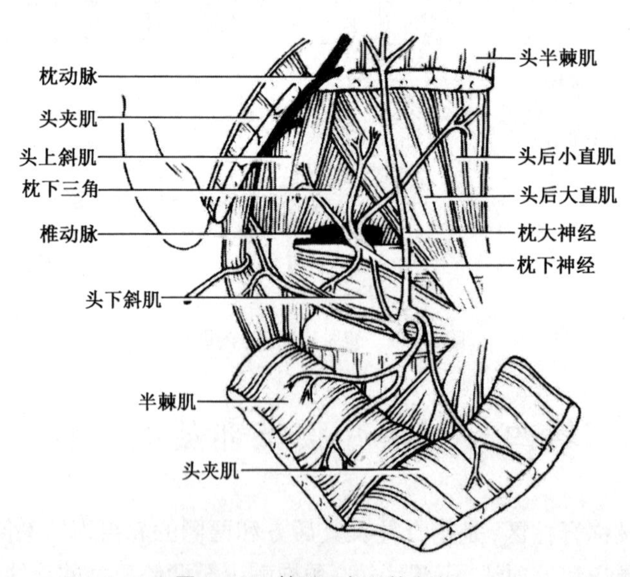

图8-13 枕下三角及其内容

二、背部

（一）浅层结构

1. *皮肤*　厚而致密，并以许多结缔组织纤维束与深筋膜相连，故移动性小。

2. *浅筋膜*　较厚，含有较多的脂肪。浅筋膜内的浅动脉来自肋间后动脉、肩胛背动脉和胸背动脉等分支，皮神经主要为胸神经后支的分支。

（二）深层结构

1. *深筋膜*　背部深筋膜属于胸腰筋膜的一部分，覆于竖脊肌表面。

2. *肌层*　分浅深两层。浅层肌又分为3层：第1层为斜方肌和背阔肌，第2层为菱形肌，第3层为上后锯肌和下后锯肌。深层肌为竖脊肌和横突棘肌等。

3. *血管和神经*　动脉有肩胛背动脉和颈浅动脉，神经有副神经、胸背神经和肩胛背神经。

三、腰骶部

（一）浅层结构

1. *皮肤*　其结构特点基本与“背部”相同。

2. *浅筋膜*　较厚，含脂肪较多，但骶骨后面的浅筋膜较薄且缺乏脂肪。浅筋膜内的浅动脉主要有来自腰动脉、臀上动脉、臀下动脉和骶外侧动脉的分支。皮神经有来自腰神经后支后支、骶神经后支和尾神经后支的分支。

（二）深层结构

1. *深筋膜*　分浅、中、深3层，合称胸腰筋膜。浅层最厚，位于竖脊肌的后面；中层分隔竖脊肌和腰方肌，并与浅层在外侧愈合构成竖脊肌鞘；深层覆盖腰方肌的前面。

2. *肌层*　由浅入深为背阔肌、下后锯肌、竖脊肌、多裂肌、腰方肌和腰大肌等。

3. *血管和神经*　动脉有肋下动脉、腰动脉后支以及臀上下动脉，神经有腰神经后支以及骶、尾神经后支。

四、脊柱

脊柱由椎骨借椎间盘、关节和韧带连结而成。

（一）椎管

椎管是由游离椎骨的椎孔和骶骨的骶管与椎骨之间的骨连结共同连成的骨纤维管。其内容物有脊髓、脊髓被膜、脊神经根、血管及结缔组织等。

1. *椎管壁的构成*　其前壁由椎体后面、椎间盘后缘和后纵韧带构成，后壁为椎弓板、黄韧带和关节突关节，两侧壁为椎弓根和椎间孔。椎管骶段由融合的骶椎椎孔连成，又称骶管。

2. **椎骨间的连结** 有寰枕关节、寰枕前膜、寰枕后膜、寰枢关节、寰椎十字韧带、钩椎关节、关节突关节、后纵韧带、黄韧带、棘上韧带、棘间韧带、横突间韧带、项韧带等。

（二）脊髓被膜和脊膜腔

1. **脊髓被膜** 椎管容纳脊髓及其被膜等结构。脊髓上端平枕骨大孔续于延髓，下端成人终于第1腰椎体下缘。脊髓表面有3层被膜覆盖，由外向内为硬脊膜、脊髓蛛网膜和软脊膜。

2. **脊膜腔** 脊髓各层被膜之间及硬脊膜与椎管之间存在腔隙，由外向内依次为硬膜外隙、硬膜下隙和蛛网膜下隙。位于硬脊膜与椎管内面的骨膜和黄韧带之间的疏松间隙称为**硬膜外隙**，内有脂肪、椎内静脉、窦椎神经和淋巴管等，并有脊神经根及其伴行血管通过。位于硬脊膜与脊髓蛛网膜之间的潜在性腔隙称为**硬膜下隙**，内有少量液体。位于脊髓蛛网膜与软脊膜之间的腔隙称为**蛛网膜下隙**，内充满脑脊液。

第五节 上肢层次结构

上肢与颈、胸和背部相连，各部之间相互移行。上肢以锁骨上缘的外侧1/3段和肩峰至第7颈椎棘突连线的外侧1/3段与颈部为界，以三角肌前后缘上端与腋前后襞下缘中点的连线与胸背部为界。按部位，上肢可分为肩部、臂部、肘部、前臂部、腕部和手部。**肩部**是指位于肩关节周围和肩胛骨后面的区域，分为腋区、三角肌区和肩胛区。腋区位于肩关节下方，臂与胸上部之间；三角肌区是指该肌所在的区域；肩胛区是指肩胛骨后面的区域。**臂部**位于肩部与肘部之间，上界为腋前、后襞外侧端在臂部的连线，下界为通过肱骨内、外上髁连线近侧两横指的环形线。借肱骨和臂内、外侧肌间隔分为臂前区和臂后区。**肘部**位于臂部与前臂部之间，以肱骨内、外上髁连线上下各两横指的环形线为其上界和下界。通过肱骨内、外上髁的冠状面将肘部分为肘前区和肘后区。**前臂部**位于肘部与腕部之间，上界为肘部的下界，下界为桡、尺骨茎突连线近侧两横指的环形线。以桡、尺骨和前臂骨间膜为界分为前臂前区和前臂后区。**腕部**位于前臂部与手部之间，以桡、尺骨茎突连线上下各两横指的环形线为其上界和下界。通过桡、尺骨茎突的冠状面将腕部分为腕前区和腕后区。**手部**是指腕部以远的部位，包括前面的手掌、后面的手背和远端的手指三部分。

一、肩部

（一）腋窝

1. **腋窝的构成** 腋窝位于肩关节下方，为四面锥体形，由一顶、一底和四壁构成。顶：为腋窝上口，向上内与颈根部相通，由第1肋、锁骨中1/3段和肩胛骨上缘所围成。底：朝向下方，被皮肤、浅筋膜和腋筋膜所封闭，皮肤借纤维隔与腋筋膜相连。前壁：由胸大肌、胸小肌、锁骨下肌和锁胸筋膜构成。后壁：由肩胛骨、肩胛下肌、大圆肌和背阔肌构成。由于有肱三头肌长头在小圆肌和大圆肌之间穿过，所以在腋窝后壁上形成2个肌间隙。内侧者称为**三边孔**，其上界为小圆肌，下界为大圆肌，外侧界为肱三头肌长头，内有旋肩胛血管通过。外侧者称为**四边孔**，其上界为小圆肌，下界为大圆肌，内侧界为肱三头肌长头，外侧界为肱骨外科颈，内有腋神经和旋肱后血管通过（图8-14）。内侧壁：由前锯肌、上4个肋骨和肋间肌构成。外侧壁：由肱骨结节间沟，肱二头肌长、短头和喙肱肌构成。

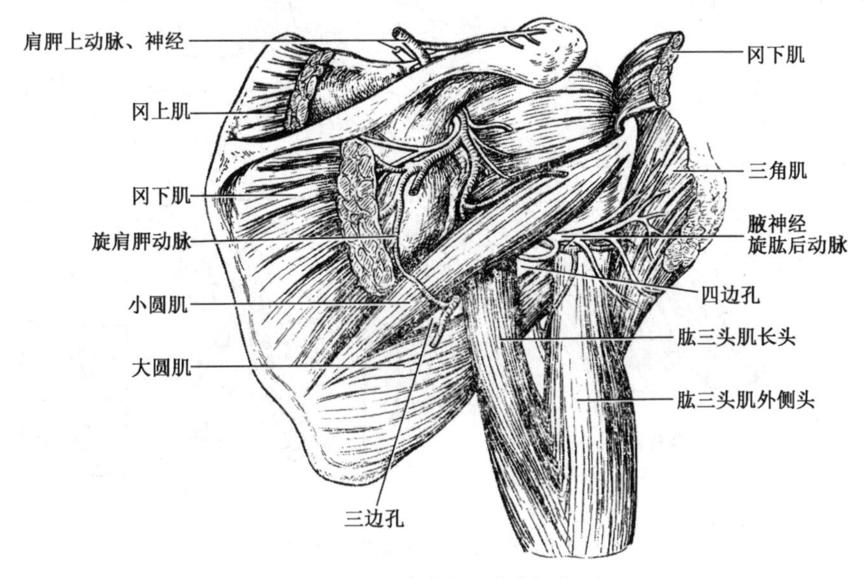

图8-14 三边孔和四边孔（后面）

2. *腋窝的内容* 窝内除大量脂肪和疏松结缔组织外，主要有腋动脉及其分支、腋静脉及其属支、臂丛及其分支、腋淋巴结（图8-15）。

（1）**腋动脉** 自第1肋外侧缘接续锁骨下动脉，沿喙肱肌内侧缘行走，至大圆肌腱和背阔肌的下缘移行为肱动脉。腋动脉以胸小肌为标志可分为3段：第1段位于第1肋外侧缘与胸小肌上缘之间，分支有胸上动脉和胸肩峰动脉。第2段位于胸小肌后方，分支有胸外侧动脉。第3段位于胸小肌下缘和大圆肌下缘之间，主要分支有肩胛下动脉（又分为旋肩胛动脉和胸背动脉）、旋肱前动脉和旋肱后动脉。

（2）**腋静脉** 通常是在大圆肌下缘由肱静脉延续而来，至第1肋外侧缘改名为锁骨下静脉。腋静脉在腋窝始终位于腋动脉的前内侧，除在近侧端接受头静脉外，其他属支基本上与腋动脉分支相同。

（3）**臂丛** 位于腋窝内的是臂丛的锁骨下部，围绕腋动脉周围，形成内、外侧束和后束。外侧束主要有胸外侧神经、肌皮神经和正中神经外根。内侧束主要有胸内侧神经、臂内侧皮神经、前臂内侧皮神经、尺神经、正中神经内侧根。后束主要有肩胛下神经、胸背神经、桡神经和腋神经。

（4）**腋淋巴结** 在腋窝的疏松结缔组织内，有10～20个，依其位置可分为外侧淋巴结、胸肌淋巴结、肩胛下淋巴结、中央淋巴结和尖淋巴结5群。

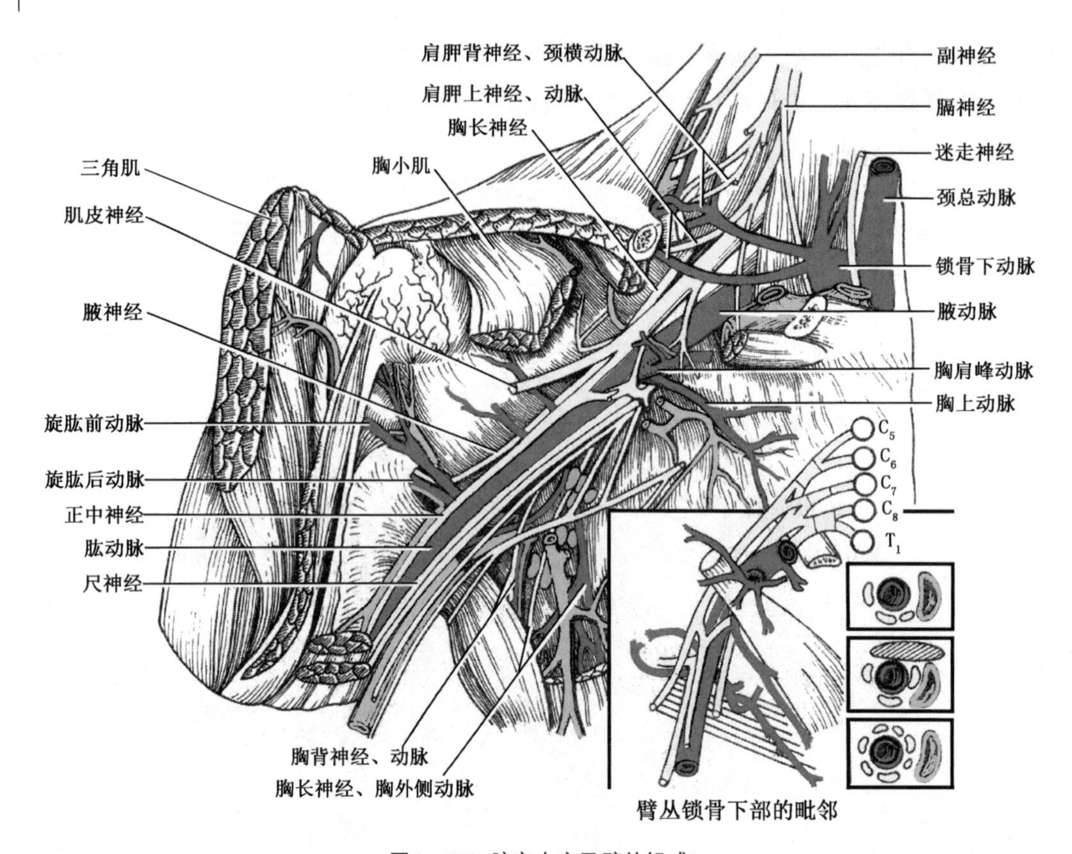

图8-15 腋窝内容及臂丛组成

（二）三角肌区

此区的皮肤较厚，浅筋膜较致密，脂肪组织较少。臂外侧上皮神经从三角肌后缘浅出，分布于该区的皮肤。三角肌呈三角形，从前方、后方和外侧包绕肩关节，使肩部呈圆隆状。三角肌深面与肱骨大结节之间有一滑膜囊，称为三角肌下囊，可与肩峰下囊相通。腋神经支配三角肌和小圆肌。

（三）肩胛区

此区的皮肤较厚，与致密的浅筋膜紧密相连。覆盖于冈上肌、冈下肌表面的深筋膜比较发达，分别称为冈上筋膜和冈下筋膜。肩胛区深层结构如下：

1. **肌层** 肩胛骨后面的肌有斜方肌、冈上肌、冈下肌、小圆肌和大圆肌。

2. **肌腱袖** 冈上肌、冈下肌、小圆肌和肩胛下肌的肌腱经过肩关节上、后、前方时，与关节囊愈着，围绕肩关节形成一接近环形的腱板，称为肌腱袖。

3. **肩峰下囊** 位于肩峰与冈上肌腱之间的滑膜囊。

4. **血管和神经** 肩胛上动脉是来自锁骨下动脉甲状颈干的分支，经肩胛上横韧带的上方进入冈上窝，绕肩胛颈切迹进入冈下窝，分支营养冈上肌和冈下肌等。肩胛上静脉与同名动脉伴行。肩胛上神经起自臂丛锁骨上部，经肩胛上横韧带的下方进入冈上窝，与肩胛上血管伴行进入冈下窝，支配冈上肌和冈下肌。

二、臂部

（一）臂前区

1. **浅层结构**　此区的皮肤较薄，移动性较大，浅筋膜含脂肪组织较少，故薄而松弛。该区臂外侧皮肤由臂外侧上皮神经和臂外侧下皮神经分布，臂内侧皮肤由肋间臂神经和臂内侧皮神经分布。浅静脉有头静脉和贵要静脉。

2. **深层结构**

（1）**深筋膜**　臂部的深筋膜称为臂筋膜。

（2）**臂前群肌**　肱二头肌、喙肱肌和肱肌。

（3）**血管和神经**　位于肱二头肌内侧沟内有肱动脉、肱静脉、正中神经、尺神经、臂内侧皮神经等。肌皮神经起自臂丛外侧束，穿过喙肱肌至肱二头肌深面与肱肌之间，发肌支支配臂前群肌；其终支在肘外上方肱二头肌外侧沟下部浅出，称为前臂外侧皮神经。

（二）臂后区

1. **浅层结构**　该区的皮肤较厚，浅筋膜较致密，内有臂外侧上皮神经、臂外侧下皮神经和臂后皮神经分布以及1条前臂后皮神经通过。

2. **深层结构**

（1）**深筋膜**　臂后区的深筋膜较臂前区发达，厚而坚韧。

（2）**臂后群肌**　主要为肱三头肌。

（3）**桡血管神经束**　该束由桡神经和肱深血管组成，行于肱骨肌管内。肱三头肌的长头及内外侧头与肱骨的桡神经沟形成一个绕肱骨中份后面的管道，称为**肱骨肌管**。

（4）**尺神经**　与尺侧上副动脉伴行，自臂内侧肌间隔穿出后，沿肱三头肌内侧头前面下行至肘后区的尺神经沟内。

三、肘部

（一）肘前区

1. **浅层结构**　此区的皮肤薄而柔软，有一定的移动性。浅筋膜为疏松结缔组织，含脂肪较少。该区外侧的浅筋膜中有头静脉和前臂外侧皮神经，内侧有贵要静脉和前臂内侧皮神经，中间有肘正中静脉或前臂正中静脉。

2. **深层结构**

（1）**深筋膜**　肘前区的深筋膜，又称肘筋膜。

（2）**肱二头肌腱膜**　从肱二头肌腱内侧离开该肌腱，斜向内下，移行于前臂筋膜。

（3）**肘窝**　肘窝是肘前区的三角形凹陷，其尖端朝向上肢远端。其上界为肱骨内、外上髁的连线，下内侧界为旋前圆肌，下外侧界为肱桡肌。顶由浅入深依次为皮肤、浅筋膜、肘筋膜和肱二头肌腱膜，底由肱肌、旋后肌和肘关节囊构成。肱二头肌腱位于肘窝正中，是肘窝内的中心标志。其内侧有肱动脉及2条伴行的肱静脉，再内侧为正中神经；其外侧有前臂外侧皮神经、桡神经及其分支。

（二）肘后区

1. *浅层结构* 此区的皮肤较厚而松弛，移动性较大，浅筋膜不甚发达。

2. *深层结构* 肱三头肌以扁腱止于尺骨鹰嘴。尺神经行于肱骨内上髁后下方的尺神经沟内，临床上把此处称为肘管。

四、前臂部

（一）前臂前区

1. *浅层结构* 此区的皮肤较薄，移动性较大。浅筋膜内有头静脉、贵要静脉、前臂正中静脉、前臂外侧皮神经、前臂内侧皮神经等。

2. *深层结构*

（1）**深筋膜** 前臂的深筋膜称为前臂筋膜，薄而坚韧。

（2）**前臂前群肌** 共9块，分4层。第1层：从桡侧向尺侧依次为肱桡肌、旋前圆肌、桡侧腕屈肌、掌长肌和尺侧腕屈肌；第2层：指浅屈肌；第3层：桡侧为拇长屈肌，尺侧为指深屈肌；第4层：旋前方肌。

（3）**血管神经束** 共有4个，包括桡血管神经束、尺血管神经束、正中血管神经束和骨间前血管神经束。

（二）前臂后区

1. *浅层结构* 此区的皮肤较厚，移动性小。浅筋膜内有头静脉和贵要静脉的属支以及前臂后皮神经分布。

2. *深层结构*

（1）**深筋膜** 此区的深筋膜厚而坚韧。

（2）**前臂后群肌** 共11块，分浅深两层。浅层：从桡侧向尺侧依次为桡侧腕长伸肌、桡侧腕短伸肌、指伸肌、小指伸肌、尺侧腕伸肌和肘肌；深层：自桡侧向尺侧依次为旋后肌、拇长展肌、拇短伸肌、拇长伸肌和示指伸肌。

（3）**骨间后血管神经束** 由骨间后血管和神经组成。

五、腕部

（一）腕前区

1. *浅层结构* 此区的皮肤薄而柔软，移动性较大。浅筋膜内有前臂内、外侧皮神经的分支分布。

2. *深层结构*

（1）**深筋膜** 为前臂筋膜在腕前区的延续，可分为浅深两层：浅层为腕掌侧韧带，深层为屈肌支持带。

（2）**骨筋膜鞘** **腕尺侧管**由腕掌侧韧带的远侧部与屈肌支持带的尺侧端共同围成，内有尺动、静脉和尺神经通过。**腕管**由屈肌支持带和腕骨沟共同围成，内有指浅、深屈肌腱及屈肌总腱鞘、拇长屈肌腱及其腱鞘和正中神经通过。在炎症、骨折等病理情况下，管内的正中神经受压，引起腕管综合征。屈肌支持带的桡侧端分两层分别附着于手舟骨结节、大多角骨结节，其间的间隙称为**腕桡侧管**，内有桡侧腕屈肌腱及其腱鞘通过。

（二）腕后区

1. *浅层结构* 此区的皮肤较腕前区厚。浅筋膜薄而松弛，头静脉和贵要静脉分别位于腕后区桡侧和尺侧的浅筋膜内。桡神经浅支与头静脉伴行，越过腕背侧韧带的浅面下行至手背。尺神经手背支在腕关节上方由尺神经分出，经尺侧腕屈肌腱深面下行至手背。

2. *深层结构*

（1）**伸肌支持带** 由腕后区深筋膜增厚形成。此韧带向深面发出5个纤维隔，形成6个骨纤维管，具体内容详见第四章肌的辅助装置。

（2）**鼻烟窝** 鼻烟窝的桡侧界为拇长展肌腱和拇短伸肌腱，尺侧界为拇长伸肌腱，近侧界为桡骨茎突，窝底为手舟骨和大多角骨，内有桡动脉通过。

六、手部

（一）手掌

1. *浅层结构* 手掌的皮肤厚而坚韧，角质层较厚，缺乏弹性和移动性，无毛囊和皮脂腺，但有丰富的汗腺。在鱼际和小鱼际处较疏松；在掌心部非常致密，有许多纤维隔穿行，将皮肤与掌腱膜紧密连接，并将浅筋膜分隔成无数小叶，浅血管、浅淋巴管和皮神经穿行其间。

2. *深层结构*

（1）**深筋膜** 分为浅深两层。浅层为覆盖于鱼际肌、小鱼际肌和掌心指屈肌腱浅面的致密结缔组织膜，此膜可分为鱼际筋膜、掌腱膜和小鱼际筋膜3部分。深层包括骨间掌侧筋膜和拇收肌筋膜，较浅层薄弱。

（2）**手肌** 分外侧群、中间群和内侧群三群。

（3）**血管** 手的血液供应来自桡动脉和尺动脉的分支，两动脉的分支彼此吻合成掌浅弓和掌深弓。

（4）**神经** 分布于手掌的神经是尺神经、正中神经及其分支。

（二）手背

1. *浅层结构* 手背的皮肤薄而柔软，富有弹性，移动性大，有毛囊和皮脂腺。浅筋膜薄而松弛，内有手背静脉网、桡神经浅支和尺神经手背支分布。

2. *深层结构*

（1）**手背筋膜** 手背筋膜为手背部的深筋膜，分为浅深两层。浅层：为伸肌支持带的延续，与指伸肌腱结合形成手背腱膜。深层：覆盖于第2～5掌骨和第2～4骨间背侧肌的背面，称为骨间背侧筋膜。

（2）**伸指肌腱**　伸指肌腱包括拇短伸肌腱、拇长伸肌腱、指伸肌腱、示指伸肌腱和小指伸肌腱。

（三）手指

1. *浅层结构*　手指掌侧的皮肤较背侧厚，富有汗腺，但无皮脂腺。手指掌侧的浅筋膜较厚，在指端脂肪组织常聚集成球状，存在于许多纤维隔之间。各手指均有2条指掌侧固有动脉和2条指背动脉，并分别与同名神经伴行。

2. *深层结构*

（1）**指屈肌腱**　指屈肌膜包括拇长、短屈肌腱以及指浅、深屈肌腱，它们行于各指的指腱鞘内。

（2）**指背腱膜**　指伸肌腱越过掌骨头后向两侧扩展，包绕掌骨头和近节指骨的背面，形成指背腱膜。

第六节　下肢层次结构

下肢的上端与躯干直接相连，其前面以腹股沟与腹部分界，外侧和后面以髂嵴与腰、骶部分界，内侧以阴股沟与会阴分界。下肢可分为臀部、股部、膝部、小腿部、踝部和足部。**臀部**为髋骨后面近似四边形的区域，其上界为髂嵴，下界为臀股沟，内侧界为骶、尾骨的外侧缘，外侧界为髂前上棘至股骨大转子之间的连线。**股部**前上方借腹股沟与腹部分界，后方以臀股沟与臀部分界，内侧与会阴相邻，下界为膝部的上界。以股骨内、外上髁各作一纵行线，将股部分为**股前内侧区**和**股后区**。**膝部**位于股部与小腿部之间，其上界为经髌骨底上方两横指处的环形线，下界为平胫骨粗隆的环行线。以股骨内、外上髁各作一纵行线，将膝部分为**膝前区**和**膝后区**。**小腿部**位于膝部与踝部之间，其上界为平胫骨粗隆的环行线，下界为内、外踝基部的环行线。以内、外踝最突出点各作一纵行线，将小腿部分为**小腿前外侧区**和**小腿后区**。**踝部**位于小腿部与足部之间，可分为踝前区和踝后区。**踝前区**的上界为内、外踝基部的环行线，下界为内、外踝尖在前面的连线；**踝后区**的上界为内、外踝尖在后面的连线，下界为足跟的下缘。**足部**为踝部以远的部分，可分为足背区、足底区和足趾。**足背区**的上界即踝前区的下界，两侧界为足内、外侧缘，远侧界为各趾根的连线；**足底区**的上界即踝后区的下界，两侧界及远侧界与足背区相同。

一、臀部

（一）浅层结构

臀部的皮肤较厚，富含皮脂腺和汗腺。浅筋膜丰厚，尤以后下部为甚，构成了坐位时承受体重的“脂肪垫”，内有臀上、中、下皮神经分布。

（二）深层结构

1. **深筋膜** 臀部深筋膜又称臀筋膜。上部与髂嵴愈着，向下续于阔筋膜，内侧与骶骨背面愈着。

2. **肌层** 臀肌属髋后群肌，分3层。浅层：为臀大肌。臀大肌与股骨大转子之间有臀大肌转子囊，与坐骨结节之间有臀大肌坐骨囊，两囊均为滑膜囊，可减少肌肉与骨面之间的摩擦。中层：自上而下依次为臀中肌、梨状肌、上孖肌、闭孔内肌腱、下孖肌和股方肌。深层：有臀小肌和闭孔外肌。

3. **梨状肌上、下孔及其通过的结构** 梨状肌起自骶骨前面第2～4骶前孔的外侧，向外穿坐骨大孔出盆腔，将坐骨大孔分为梨状肌上孔和梨状肌下孔两个间隙，孔内有血管、神经穿过（图8-16）。

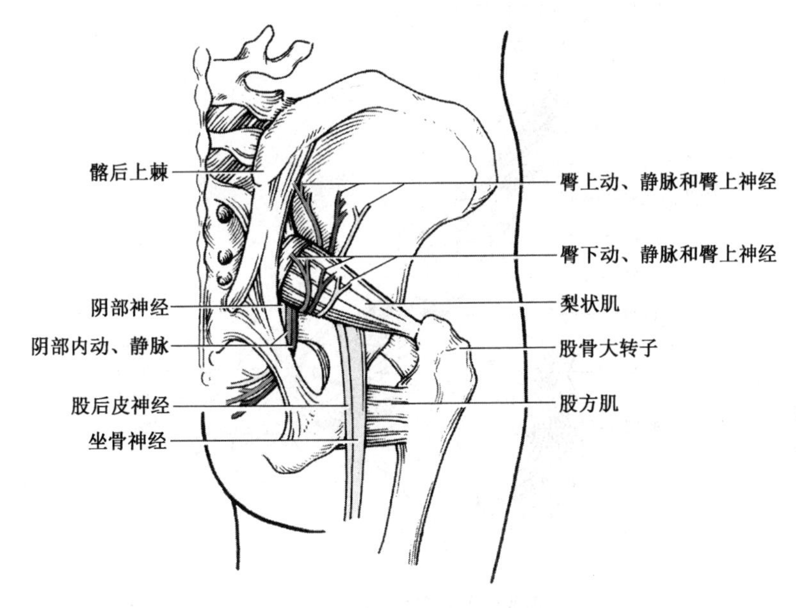

图8-16 臀部的血管和神经

（1）**通过梨状肌上孔的结构** 由外侧向内侧依次为臀上神经、臀上动脉和臀上静脉。

（2）**通过梨状肌下孔的结构** 由外侧向内侧依次为坐骨神经、股后皮神经、臀下神经、臀下动脉、臀下静脉、阴部内动脉、阴部内静脉和阴部神经。

4. **坐骨小孔及其通过的结构** 坐骨小孔由骶结节韧带、骶棘韧带和坐骨小切迹共同围成，孔内通过的结构由外侧向内侧依次为阴部内动脉、阴部内静脉和阴部神经。

二、股部

（一）股前内侧区

1. **浅层结构** 此区的皮肤厚薄不一，内侧部较薄，移动性较大，外侧部较厚，移动性较小。浅筋膜内有大隐静脉及其属支、股外侧皮神经、股神经前皮支、股神经内侧皮支、闭孔神经皮支、腹股沟浅淋巴结等。

2. *深层结构*

（1）**深筋膜** 大腿深筋膜又称阔筋膜，包裹着大腿，宽阔而坚韧，是全身面积最大、最厚的筋膜。

（2）**肌群** 肌群为大腿前群肌和大腿内侧群肌。大腿前群肌包括缝匠肌和股四头肌；大腿内侧群肌包括耻骨肌、长收肌、短收肌、大收肌和股薄肌。

（3）**肌腔隙和血管腔隙** 腹股沟韧带与髋骨之间被髂耻弓（连于腹股沟韧带与髋骨的髂耻隆起之间的结缔组织纤维束）分隔为外侧的肌腔隙和内侧的血管腔隙，两者是腹、盆腔与股前内侧区的通道。肌腔隙的前界为腹股沟韧带外侧部，后外界为髂骨，内侧界为髂耻弓，内有髂腰肌、股神经和股外侧皮神经通过。血管腔隙的前界为腹股沟韧带内侧部，后内界为耻骨梳韧带，后外界为髂耻弓，内侧界为腔隙韧带，内有股鞘、股动脉、股静脉、生殖股神经股支、股管以及淋巴管通过（图8-17）。

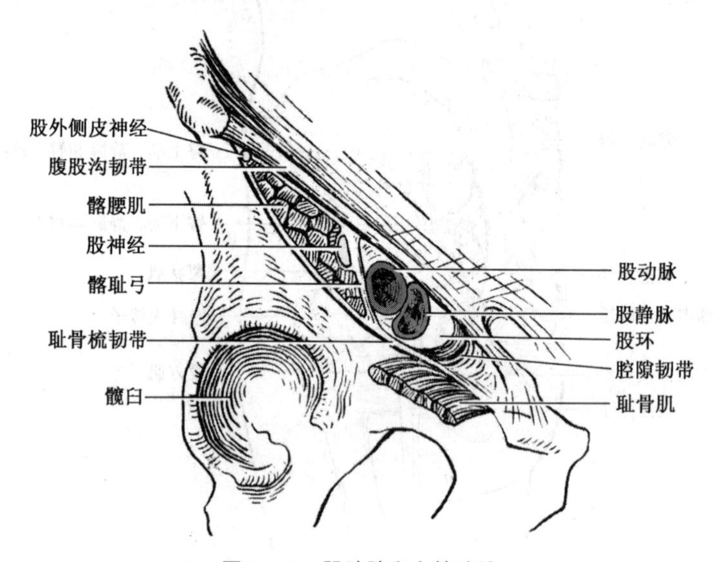

图8-17 肌腔隙和血管腔隙

股鞘为腹横筋膜与髂筋膜向下延伸并包绕股动脉、股静脉上段的筋膜鞘（图8-18），呈漏斗形，长3～4 cm，向下与股血管的外膜融合为血管鞘。股鞘内有两条纵行的纤维隔，将鞘腔分为三部分：外侧部容纳股动脉，中间部容纳股静脉，内侧部称为股管。

股管为股鞘内侧部呈漏斗状的潜在性腔隙，长1～1.5 cm。其上口为**股环**，与腹腔相通；下端是盲端，伸至隐静脉裂孔（卵圆窝）处（图8-18）。管内充填有疏松结缔组织及淋巴结等。当腹压增高时，腹、盆腔脏器可经股环进入股管，由隐静脉裂孔处突出形成**股疝**，女性多见。

（4）**股三角** 位于股前内侧区上部，为底向上、尖向下的三角形凹陷区域，其向下续于收肌管。其上界为腹股沟韧带，内侧界为长收肌内侧缘，外侧界为缝匠肌内侧缘，内有股鞘、股管、股神经、股动脉、股静脉、淋巴管、淋巴结和脂肪组织等。

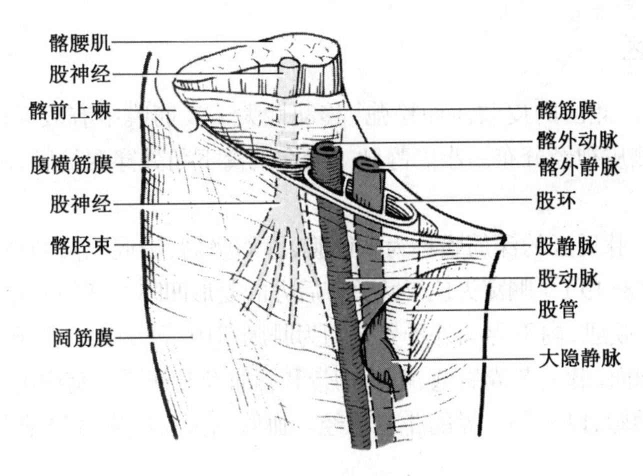

图8-18　股鞘与股管

（5）**收肌管**　位于大腿中部前内侧，缝匠肌深面，长约15 cm，呈三棱形的管道。其前壁是缝匠肌和张于大收肌与股内侧肌之间的收肌腱板，外侧壁为股内侧肌，后壁为长收肌和大收肌。在收肌管内的结构：前方为股神经发出的股内侧肌支和隐神经，中间为股动脉，后方为股静脉、淋巴管和疏松结缔组织。

（6）**闭孔血管和神经**　闭膜管是闭孔外上方的裂隙，内有闭孔血管和神经通过。

（二）股后区

1. *浅层结构*　该区的皮肤较薄，有一定的移动性。浅筋膜较股前内侧区更为丰厚，脂肪更多，内有股后皮神经分布。

2. *深层结构*

（1）**深筋膜**　股后区的深筋膜是阔筋膜在大腿后面的延续。

（2）**大腿后群肌**　包括位于外侧的股二头肌和位于内侧的半腱肌、半膜肌。

（3）**坐骨神经**　从臀大肌深面经坐骨结节与股骨大转子连线中点稍内侧下行至股后区，再沿股二头肌长头与大收肌之间下行至腘窝上角，分为胫神经和腓总神经两支。

三、膝部

（一）膝前区

1. *浅层结构*　此区的皮肤薄而松弛，移动性大。浅筋膜薄而少，股神经前皮支、股外侧皮神经的终末分支分别分布于膝前区的前上部和前外上部。

2. *深层结构*　膝前区的深筋膜为阔筋膜向下的延续，并与其深面的肌腱相融合。膝外侧部有髂胫束；内侧部有缝匠肌腱、股薄肌腱和半腱肌腱；中间部有股四头肌腱，附着于髌底及两侧缘，继而延伸为髌韧带，止于胫骨粗隆。在髌骨两侧，股四头肌腱与阔筋膜形成髌内、外侧支持带，向下附着于髌骨、髌韧带和胫骨内、外侧髁。股四头肌腱与股骨之间有一大的滑膜囊，称为髌上囊，此囊多与膝关节腔相通。

（二）膝后区

1. ***浅层结构*** 此区的皮肤薄而松弛，移动性大。浅筋膜中有股后皮神经的终末支、隐神经及腓肠外侧皮神经分布。小隐静脉一般在腘窝下角处穿深筋膜，注入腘静脉。

2. ***深层结构***

（1）**深筋膜** 膝后区的深筋膜称为腘筋膜，厚而坚韧，构成腘窝的顶。

（2）**腘窝**（图8-19） 腘窝为位于膝关节后方的菱形凹陷。其外上界为股二头肌腱，内上界为半腱肌和半膜肌，内下界和外下界分别为腓肠肌内、外侧头。其顶为腘筋膜，底自上而下依次是股骨腘面、膝关节囊后壁、腘斜韧带和腘肌及其筋膜。窝内由浅入深依次为：胫神经、腘静脉、腘动脉，以及外上界的腓总神经。血管周围有腘深淋巴结和疏松结缔组织。

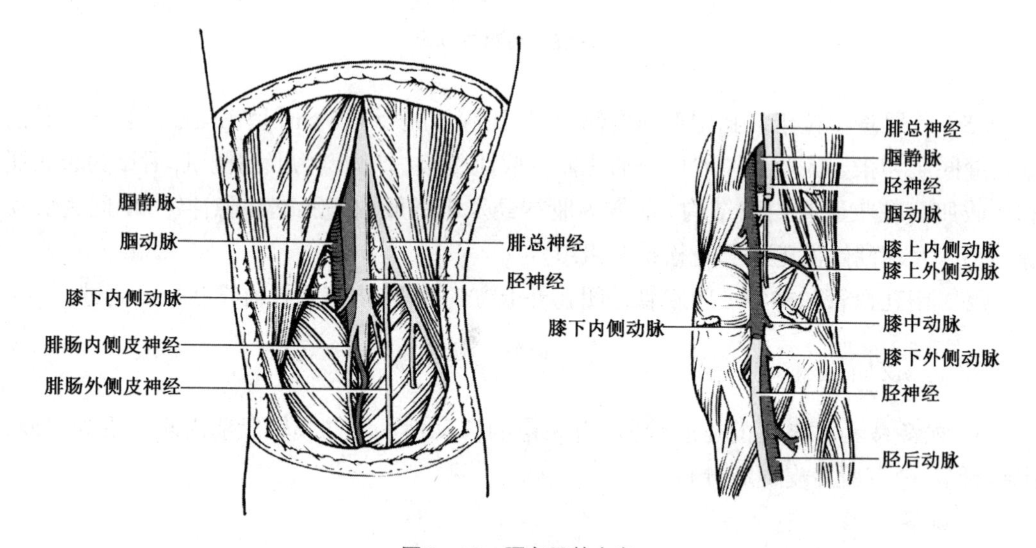

图8-19 腘窝及其内容

四、小腿部

（一）小腿前外侧区

1. ***浅层结构*** 此区的皮肤较厚，移动性小。浅筋膜疏松，脂肪含量少，缺乏弹性，内有大隐静脉、隐神经和腓浅神经。

2. ***深层结构*** 小腿前外侧区的深筋膜厚而致密，在内侧与胫骨体内侧面骨膜相融合。小腿前群肌包括胫骨前肌、踇长伸肌、趾长伸肌和第三腓骨肌；小腿外侧群肌包括腓骨长肌和腓骨短肌。主要有胫前动、静脉和腓深、浅神经。

（二）小腿后区

1. ***浅层结构*** 此区的皮肤柔软，血供丰富。浅筋膜较薄，内有小隐静脉、腓肠内侧皮神经、腓肠外侧皮神经和腓肠神经分布。

2. ***深层结构*** 小腿后区的深筋膜较致密。小腿后群肌：分浅深两层。浅层有小腿三头肌和跖肌；深层包括在近腘窝处的腘肌和在比目鱼肌深面的䠀长屈肌、胫骨后肌和趾长屈肌。主要有胫后动、静脉和胫神经。

五、踝部和足部

（一）踝前区和足背

1. *浅层结构*　踝前区和足背的皮肤较薄，移动性较大。浅筋膜疏松，浅静脉和皮神经穿行其内。浅静脉的主干在足背远侧部形成一个横行的足背静脉弓，该弓的内、外侧端分别向后沿足背两侧延续为大、小隐静脉。皮神经有在足背内侧与大隐静脉伴行的隐神经，在足背外侧前行的足背外侧皮神经（腓肠神经的终支），在足背中央部的足背内侧皮神经和足背中间皮神经（腓浅神经的终支）。此外，在第1、第2趾相对缘的背侧，还有腓深神经的终支分布。

2. *深层结构*

（1）**深筋膜**　踝前区的深筋膜为小腿深筋膜的延续，并向足背延伸，在踝前区增厚形成伸肌上、下支持带。伸肌下支持带位于踝关节前方的足背区，并向深部的骨面发出2个纤维隔，形成3个骨纤维管。内侧管有胫骨前肌腱通过，中间管有䠀长伸肌腱、足背血管、腓深神经通过，外侧管有趾长伸肌腱和第三腓骨肌腱通过，各肌腱表面均有腱鞘包裹。

（2）**足背肌**　位于趾长伸肌腱深面，包括䠀短伸肌和趾短伸肌。

（3）**足背动脉**　为胫前动脉的直接延续，在踝关节前方䠀长伸肌腱外侧可扪及其搏动。

（4）**腓深神经**　多行于足背动脉的内侧，分布于足背肌、跗跖关节和跖趾关节。

（二）踝后区

1. *浅层结构*　此区的皮肤移动性大，浅筋膜疏松，跟腱两侧脂肪较多，足跟处的皮肤角化层较厚。

2. *深层结构*　深筋膜在内踝与跟骨结节之间增厚形成屈肌支持带，在外踝后下方增厚形成腓骨肌上、下支持带。由屈肌支持带与内踝、跟骨内侧面共同围成踝管。屈肌支持带向深面发出3个纤维隔，将踝管分为4个骨纤维管。踝管内通过的结构由前向后依次为：胫骨后肌腱及其腱鞘，趾长屈肌腱及其腱鞘，胫后动、静脉和胫神经，䠀长屈肌腱及其腱鞘。

（三）足底

1. *浅层结构*　足底的皮肤厚而致密，以足跟部为最厚。浅筋膜较厚，但较致密，其中有致密结缔组织纤维束将皮肤和足底深筋膜紧密相连，故足底皮肤移动性差。

2. *深层结构*

足底的深筋膜可分浅深两层。浅层覆盖于足底肌表面，两侧部较薄，中间部特别增厚称为足底腱膜；深层覆盖于骨间肌的跖侧，并与跖骨骨膜愈合，称为骨间跖侧筋膜。足底肌相当于手肌，也分内侧群、外侧群和中间群。胫后血管与胫神经通过踝管至足底，即分为足底内、外侧血管与足底内、外侧神经。

附　录

一、跗骨窦

跗骨窦由距骨下面中部的距骨沟与跟骨后关节面前方的跟骨沟相合而成（图9-1）。依其腔的形态部位不同可分为前外侧部和后内侧部：前外侧部的腔隙较大，为跗骨窦腔；后内侧部分呈长管形，为跗骨窦管。附骨窦腔为漏斗形，由四壁二口组成，上壁为距骨的前下面，下壁为跟骨的前上面，内侧壁为距骨头和距骨颈，外侧壁为距骨体；外口朝前外侧，宽大；内口朝后内侧，狭小续为附骨窦管。在外踝的前内侧，可触摸到跗骨窦腔的外口。窦内有5条韧带（颈韧带、距跟骨间韧带和伸肌下支持带的外、中、内侧束）、脂肪组织、动脉吻合支、神经末梢、关节囊等。颈韧带位于跗骨窦腔外口稍后方，表面与深筋膜附着，封闭跗骨窦腔外口，此韧带连结距骨和跟骨，有限制距骨前移和内移，防止足过度内翻的作用。距跟骨间韧带位于跗骨窦腔内，较坚韧强厚，起自跗骨窦腔顶部距骨下方，斜向外下，止于跟骨后方关节面的前方，后部移行于距跟关节囊前壁，此韧带可稳定距下关节，防止距骨或跟骨后脱位。跗骨窦内有许多脂肪组织充填。跗骨窦血供非直接来自足背动脉，而是来自足背外侧区各动脉的吻合支，主要包括跗外侧动脉和外踝动脉，跗骨窦综合

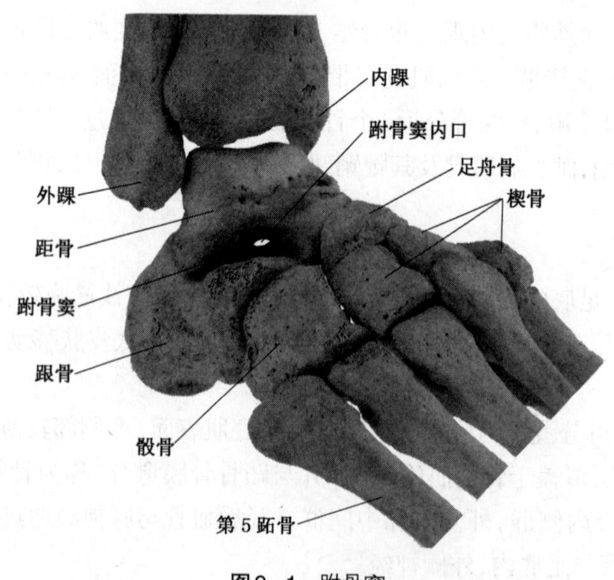

图9-1　跗骨窦

征患者中有30%有腓动脉穿支参与。腓深神经终支的外侧支分布于跗骨窦内，支配跗骨窦的感觉；腓浅神经分出的足背外侧皮神经，支配跗骨窦外口处的皮肤感觉。踝关节外伤、滑膜增厚、韧带损伤、腱鞘囊肿、痛风、类风湿关节炎、足部畸形等原因均可引起跗骨窦外口局部疼痛症状，临床称之为跗骨窦综合征。

二、侧隐窝

侧隐窝位于椎管的前外侧部分（图9-2）。其前面为椎体及椎间盘后缘，后面为黄韧带及其后的上关节突前面与椎板和椎弓根连合处，外面为椎弓根的内面，内面为硬脊膜外缘。其入口相当于上关节突前缘。侧隐窝为椎孔两侧向外陷入部分，向外下方形成脊神经根通道，与椎间孔相续。侧隐窝是椎管最狭窄部分，为神经根的通道，其矢径越小，横径越大，表示侧隐窝越窄越深。腰椎侧隐窝狭窄综合征是腰腿痛的原因之一。第5腰椎间孔最易引起侧隐窝狭窄，原因多为：① 椎间孔多呈三叶形。② 侧隐窝明显，矢径可小至2～3 mm。③ 上关节突增生变形较多。

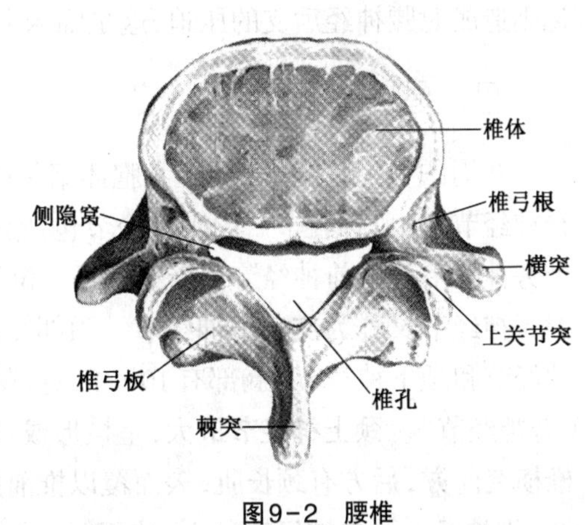

图9-2 腰椎

三、骨纤维孔与纤维管

骨纤维孔又称**脊神经后支骨纤维孔**，位于椎间孔的后外方，开口向后，与椎间孔的方向垂直。其上外侧界为横突间韧带的内侧缘，下界为下位椎骨横突的上缘，内侧界为下位椎骨上关节突的外侧缘，孔内有腰神经后支通过（图9-3）。该孔的体表投影：相当于同序数腰椎棘突外侧的第 1 腰椎棘突外侧2.3 cm和第5腰椎棘突外侧3.2 cm的连线上。

骨纤维管又称**脊神经后内侧支骨纤维管**，位于腰椎乳突与副突之间的骨沟处，自外上斜向内下。其前壁为乳突副突间沟，后壁为上关节突副突韧带，上壁为乳突，下壁为副突，有时后壁韧带钙化形成完全的骨管，管内有腰神经后内侧支通过（图9-3）。该管的

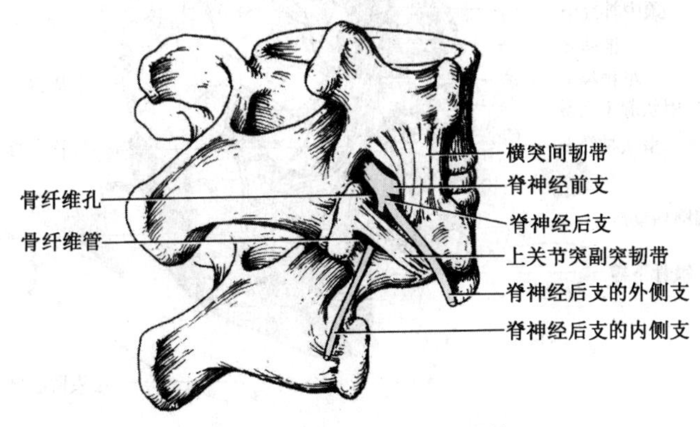

图9-3 骨纤维孔和骨纤维管

体表投影：相当于同序数腰椎棘突下外方的第1腰椎棘突外侧2.1 cm和第5腰椎棘突外侧2.5 cm的连线上。

腰神经后支及其分出的内外侧皮支在各自行程中，都分别经过横突、上关节突及韧带构成的骨纤维孔，及腰椎乳突与副突之间的骨纤维管，或穿胸腰筋膜裂隙。在正常情况下这些孔、管或裂对通过行其内的血管、神经有保护作用，但若孔、管周围骨质增生或韧带硬化则造成对腰神经后支的压迫，这是临床上腰腿痛的重要原因之一。

四、星状神经节

在周围神经系统中，神经元胞体聚集的地方，外形略膨大，称为**神经节**，如脑神经节、脊神经节、内脏神经节。内脏神经节包括交感神经节和副交感神经节，交感神经节又包括椎旁神经节和椎前神经节。椎旁神经节位于脊柱两旁，借节间支分别连成左右交感干，故椎旁神经节又称为**交感干神经节**。颈部交感干神经节有3对，分别称为颈上神经节、颈中神经节和颈下神经节；胸部有10～12对，腰部有4～5对，骶部有2～3对，尾部为1个单节（奇神经节）。**颈上神经节**最大，呈梭形或长扁平形，长2.5～4.5 cm。该节位于第2、第3颈椎横突前方，后方有颈长肌，表面覆以椎前筋膜，筋膜之前有颈内动脉、颈内静脉和迷走神经、副神经。**颈中神经节**最小，位于第6颈椎横突前方，形状不定，可缺如。**颈下神经节**多与第1胸神经节融合成**颈胸神经节**，又称**星状神经节**，形状不规则，可出现中间缩窄，有许多放射状分支，因此得名，长1.5～2.5 cm。星状神经节位于第7颈椎横突和第1肋骨颈的前方（图9-4）。肺尖、锁骨下动脉第1段和椎动脉起始部在星状神经节的前侧，椎动、静脉紧靠星状神经节的上端，肋颈干、胸廓内动脉、甲状腺下动脉、颈总动脉、颈内静脉、头臂

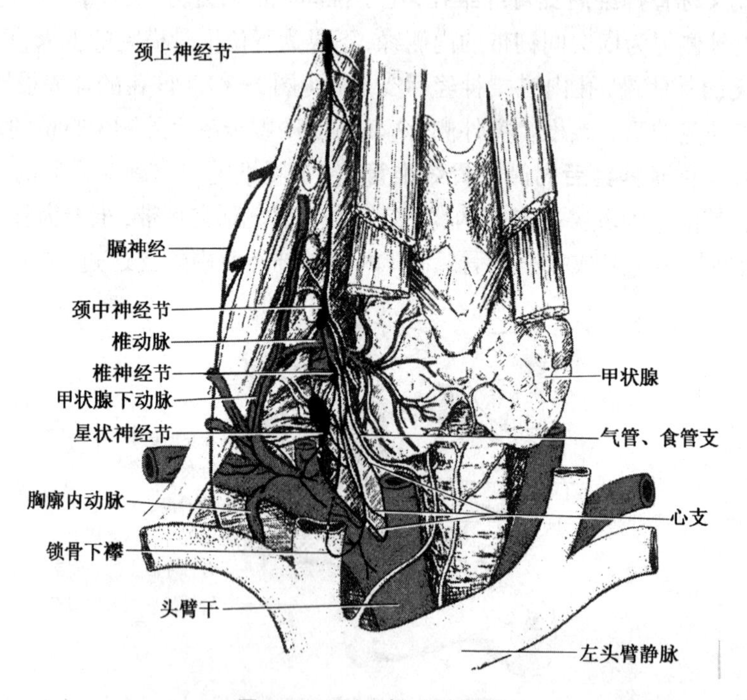

图9-4 颈上、中、下神经节

静脉、迷走神经、膈神经、右淋巴导管或胸导管等结构也都在星状神经节的前侧附近。星状神经节接受1支或更多的白交通支，来自第1胸神经，有时还有第2胸神经；发出的灰交通支至第8颈和第1胸神经，有时可至第7颈和第2胸神经。至每条脊神经的灰交通支内含有至臂丛的传出及传入交感纤维，它们随臂丛而分布于血管、汗腺、立毛肌、骨、关节等。

星状神经节阻滞术是指向星状神经节的疏松结缔组织内注入局部麻醉药，使其节前、节后纤维以及所支配区域的交感神经可逆性阻滞的方法，通过阻滞星状神经节可以治疗与该神经节相关的疼痛性或是部分非疼痛性疾病，其治疗适应证广，疗效可靠，自主神经系统、免疫系统、内分泌系统、心血管运动及疼痛传导等几乎遍布全身均是其治疗范围，在临床上得到了广泛的应用。研究表明，星状神经节阻滞在临床上对治疗面神经麻痹、头痛、颈椎病、过敏性鼻炎、心绞痛、失眠、痛经等疾病均取得了良好的治疗效果。

五、翼腭神经节

翼腭神经节，又称**蝶腭神经节**，属于副交感神经节，呈三角形，直径约5 mm。位于翼腭窝上部，上颌神经的下方。该神经节在翼腭窝内的确切位置，常因蝶窦的形态和大小不同而异。当蝶窦较小或极其狭窄时，神经节在其外侧；蝶窦较大或宽扁时，神经节在其下方；蝶窦的形态前后扁短时，神经节可能在其前方。翼腭神经节常被小静脉所包围，并有翼管动脉和蝶腭动脉的分支分布。

翼腭神经节有3个神经根：① **副交感根**：来自面神经的岩大神经，为内脏传出纤维。岩大神经至翼腭神经节内交换神经元，然后发出节后纤维，随神经节的分支（鼻支和腭支）和三叉神经的分支（上颌神经、颧神经和颧颞神经），分布于泪腺、腭及鼻黏膜的腺体，支配其分泌。② **交感根**：来自岩深神经，为交感神经的颈上神经节的节后纤维。③ **感觉根**：来自上颌神经向下的2～3条短的翼腭神经。

翼腭神经节发出的分支有（图9-5）：① **眶支**：经眶下裂入眶，沿眶内侧壁前行，分布于后筛小房和蝶窦的黏膜。② **鼻后支**：又分为鼻后上外侧支和鼻后上内侧支，主要分布于上中鼻甲、上鼻道后部、鼻中隔、咽鼓管咽口等处的黏膜。③ **腭神经**：此神经又分为腭大、中、小神经，穿翼腭管达口腔，主要分布于硬腭、软腭、扁桃体、中下鼻道等处黏膜。④ **咽**

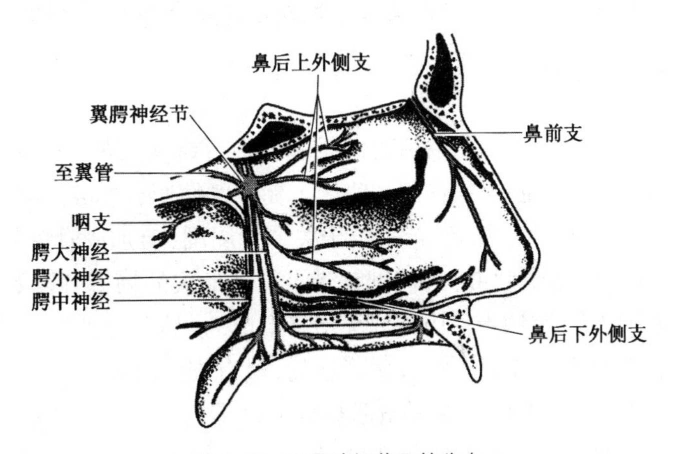

图9-5 翼腭神经节及其分支

支：经颅底咽管，主要分布于咽最上部和咽鼓管咽口的黏膜。

近年来针刺翼腭神经节治疗慢性鼻炎的报道很多，且疗效较好，但针刺操作难度较大，需掌握相关的解剖知识，在选针、取穴、进针方法、注意事项等方面尤其重要（李新吾. 针刺蝶腭神经节——“治鼻3”穴位治疗鼻部疾病的机制分析及有关针刺方法的介绍. 临床耳鼻咽喉头颈外科杂志，2011，25（5）：193-196）。

六、肌腱、中间腱、腱划、腱膜和中心腱

骨骼肌有肌腹和肌腱两部分构成。**肌腱**大都位于肌腹两端，附着于两块或两块以上的骨上，长肌的肌腱多呈条索状。中间腱、腱划、腱膜、中心腱均属肌腱的范畴，只是表现形式不同。阔肌的肌腱阔而薄，呈膜状，称为**腱膜**，如背阔肌腱膜、腹外斜肌腱膜。位于肌腹之间的肌腱，称为**中间腱**，如二腹肌的中间腱。将肌腹分成多个肌腹的肌腱，称为**腱划**，如腹直肌的腱划。位于肌的中心，呈板状的腱膜，称为**中心腱**，如膈肌的中心腱。肌腱的常见病变有：肌腱炎、肌腱拉伤、肌腱断裂、肌腱粘连、肌腱钙化等。

七、筋膜、肌间隔、筋膜鞘、骨筋膜鞘、被膜、韧带、支持带、腹直肌鞘和腱鞘

筋膜分浅深筋膜。**浅筋膜**，又称**皮下组织**（**皮下筋膜**），由疏松结缔组织和脂肪组织组成，内有浅静脉、浅动脉、皮神经、浅淋巴管等结构。**深筋膜**，又称**固有筋膜**，位于浅筋膜深面，由致密结缔组织构成，包被体壁、四肢的肌肉和血管神经等。深筋膜与肌的关系非常密切，随肌的分层而分层，如封套筋膜、气管前筋膜、椎前筋膜。在四肢，深筋膜伸入肌群之间，并附着于骨面，构成**肌间隔**，将功能、发育过程和神经支配不同的肌群分隔开来，如臂内、外侧肌间隔。深筋膜还包绕血管、神经形成血管神经的**筋膜鞘**，如颈动脉鞘、腋鞘、股鞘。由骨膜或有骨间膜、肌间隔、包绕肌群的深筋膜构成**骨筋膜鞘**，如臂前、后骨筋膜鞘、前臂前后骨筋膜鞘。深筋膜包裹腺体形成腺体的**被膜**，如甲状腺鞘、腮腺鞘，在某些部位深筋膜增厚形成**韧带**，如腹股沟韧带、腕横韧带。在某些部位深筋膜增厚形成**支持带**，如屈肌支持带、伸肌支持带。由腹外斜肌、腹内斜肌和腹横肌3块肌的腱膜包裹腹直肌形成的，称为**腹直肌鞘**。套在长腱周围的鞘管，称为**腱鞘**，多位于手足摩擦较大部位，如腕部、踝部，腱鞘有约束肌腱的作用，并可减少肌腱在运动时与骨面的摩擦。

八、韧带的概念和形式

韧带是白色带状的结缔组织，由弹力纤维和胶原纤维构成的，质地坚韧，富有弹性，具有连接关节或者固定某些脏器的作用。临床上韧带的病变有部分断裂、完全断裂、陈旧性损伤、钙化等情况。通常所说的韧带是位于关节囊周围，有加固骨关节作用的，如前交叉韧带、后交叉韧带、桡侧副韧带、尺侧副韧带。其他形式的韧带有以下多种：由肌腱形成的韧带，如腹股沟韧带、髌韧带。由深筋膜增厚形成的，具有构成管道、约束肌腱作用的韧带，如屈肌支持带、伸肌支持带。由腹膜形成的，具有维持内脏器官位置的韧带，如肺韧带、肝十二指肠韧带。由结缔组织和平滑肌构成的韧带，如卵巢悬韧带、子宫圆韧带。由血管闭塞后形成的韧带，如静脉韧带、动脉韧带。另外，还有耻骨梳韧带、腔隙韧带、反转

韧带、乳房悬韧带、肩胛上横韧带等。

九、气胸的处理与预防

1. **概念**　气胸是指针刺伤及肺组织，空气进入胸膜腔而出现的一系列症状和体征。

2. **现象**　患者突感胸闷、胸痛、气短、心悸，严重者呼吸困难、紫绀、冷汗、烦躁、恐惧，甚则血压下降，出现休克等危急现象。检查时，患侧肋间隙变宽，叩诊呈鼓音，听诊肺呼吸音减弱或消失，气管可向健侧移位。经X线检查，可见肺组织被压缩现象。有的针刺导致的创伤性轻度气胸者，起针后并不出现症状，而是过了一定时间才慢慢感到胸闷、胸痛、呼吸困难等症状。

3. **原因**　针刺胸背部及颈根部腧穴时，直刺过深，伤及肺组织，引起创伤性气胸。

4. **处理**　一旦发生气胸，应立即起针，并让患者采取半卧位休息，要求患者心情平静，切勿恐惧而翻转体位。一般漏气量少者，可自行吸收。医者要密切观察，随时对症处理，如给予镇咳、消炎类药物，以防止肺组织因咳嗽扩大创口，加重漏气和感染。对严重患者应立即由专科人员实施抢救，如胸腔排气、输氧、抗休克等。

5. **预防**　针刺时思想必须集中，选好适当体位。根据患者体形的肥瘦，掌握进针的深度和角度，提插手法的幅度不宜过大；胸背部及颈根部腧穴可采用斜刺、横刺，不宜直刺、长时留针。

十、刺伤内脏的处理与预防

1. **概念**　刺伤内脏是指由于针刺的角度和深度不正确而造成的相应内脏损伤。

2. **现象**　刺伤肝、脾，可引起内出血，肝区或脾区疼痛，有的可向背部放射，有的没有明显不适症状。如出血不止，腹腔聚血过多，会出现腹痛、腹肌紧张，并有压痛及反跳痛等急腹症症状。刺伤心脏时，轻者可出现强烈刺痛，重者有剧烈撕裂痛，引起心外射血，即刻导致休克等危重情况。刺伤肾脏，可出现腰痛，肾区叩击痛，血尿，严重时血压下降、休克。刺伤胆囊、膀胱、胃、肠等空腔脏器时，可引起疼痛、腹膜刺激征或急腹症等症状。

3. **原因**　主要是医者缺乏解剖学、腧穴学知识，对腧穴和脏器的部位不熟悉，加之针刺过深，或提插幅度过大，造成相应的内脏损伤。

4. **处理**　损伤轻者，卧床休息一段时间后，一般即可自愈。如损伤较重，或继续有出血倾向者，应加用止血药，或局部行冷敷止血处理，并加强观察；注意病情及血压变化。若损伤严重，出血较多，出现休克时，则必须迅速由专科人员采取急救措施。

5. **预防**　掌握腧穴的解剖结构，明了腧穴下的脏器组织；针刺胸腹、腰背部腧穴时，应控制针刺深度，行针幅度不宜过大；对肝肿大、脾肿大、心脏肥大、尿潴留的患者，针刺腹部腧穴时，不宜深刺。

十一、刺伤周围神经的处理与预防

1. **概念**　刺伤周围神经是指由于针刺操作不正确而造成的周围神经损伤。

2. **现象**　针刺腧穴时，当针尖刺入周围神经时，出现电击样的放射感觉后，如再反复实施提插捻转等手法，则有可能损伤神经纤维。由于神经损伤程度的不同而可引起受损神经的感觉或运动等功能障碍，如出现局部麻木、发热、疼痛、痛温触觉减退、肌肉瘫痪、反射性肌肉痉挛或挛缩等现象。

3. **原因** 多数由于穴位注射、穴位埋线、火针不当造成，少数为毫针引起。

4. **处理** 在损伤后24小时之内即采取措施，或以针灸、按摩、理疗、中药治疗，嘱患者加强功能锻炼。

5. **预防** 医者要学好解剖学知识，掌握腧穴的解剖结构，明了腧穴下面的神经干和主要的皮神经。针刺腧穴时，特别是穴位注射、穴位埋线，进针宜慢，若出现电击样的放射感觉后，不宜继续进针，应退针，然后改变针刺方向，再行针刺手法。

十二、刺伤延髓或脊髓的处理与预防

1. **概念** 刺伤延髓或脊髓是指由于针刺的角度和深度不正确而造成的延髓或脊髓损伤。

2. **现象** 由于延髓内有心跳、血压、呼吸等生命中枢，若误伤延髓时，可出现头痛、恶心、呕吐、呼吸困难、休克和神志昏迷等现象，甚至死亡；若刺伤脊髓，可出现触电样感觉向肢端放射，甚至引起暂时性肢体瘫痪，有时可危及生命。

3. **原因** 针刺项部、督脉等一些腧穴，如风府、哑门、风池、大椎、背部正中线第1腰椎以上棘突间腧穴和华佗夹脊穴时，若针刺过深，或针刺方向、角度不当，均可伤及延髓或脊髓，造成严重后果。

4. **处理** 当出现上述症状时，应及时出针。轻者，需安静休息，经过一段时间后，可自行恢复；严重患者应请专科人员实施抢救。

5. **预防** 凡针刺督脉第12胸椎以上腧穴及华佗夹脊穴，都要认真掌握针刺深度、方向和角度。如针刺风府、哑门穴，针尖不可向上斜刺、深刺；风池穴，不可向内侧斜刺、深刺；悬枢穴以上的督脉腧穴及华佗夹脊穴，均不可深刺。上述腧穴在行针时，只宜捻转手法，避免提插手法，禁用捣刺手法。

参考文献

1. 严振国.正常人体解剖学.普通高等教育“十五”国家级规划教材.北京：中国中医药出版社，2003
2. 严振国，杨茂有.正常人体解剖学.普通高等教育“十一五”国家级规划教材.北京：中国中医药出版社，2007
3. 邵水金.正常人体解剖学.全国中医药行业高等教育“十二五”规划教材.北京：中国中医药出版社，2012
4. 邵水金.人体解剖学.全国中医药行业高等教育“十三五”规划教材.北京：中国中医药出版社，2016
5. 杨茂有，邵水金.正常人体解剖学.全国普通高等教育中医药类精编教材.上海：上海科学技术出版社，2012
6. 柏树令，应大君.系统解剖学.“十二五”普通高等教育本科国家级规划教材.第8版.北京：人民卫生出版社，2013
7. 张朝佑.人体解剖学（上、下册）.第3版.北京：人民卫生出版社，2009
8. 邵水金，朱大诚.解剖生理学.卫生部“十二五”规划教材.北京：人民卫生出版社，2012
9. 邵水金，朱大诚.解剖生理学.国家卫生和计划生育委员会“十三五”规划教材.北京：人民卫生出版社，2016
10. 邵水金.局部解剖学.普通高等教育“十一五”国家级规划教材.上海：上海科学技术出版社，2012
11. 邵水金.局部解剖学.全国中医药行业高等教育“十二五”规划教材.北京：中国中医药出版社，2015
12. 王怀经.局部解剖学.普通高等教育“十五”国家级规划教材.北京：人民卫生出版社，2005
13. 邵水金，杨茂有.腧穴解剖学.普通高等教育“十一五”国家级规划教材.上海：上海科学技术出版社，2013
14. 邵水金.中医应用腧穴解剖学.全国中医药行业高等教育“十二五”规划教材.北京：中国中医药出版社，2014
15. 邵水金.正常人体解剖学速记.北京：中国中医药出版社，2015

参考文献

[illegible]